Innovations in
Modern Endocrine Surgery

现代内分泌外科创新

原著 ［美］Michael C. Singer　　［美］David J. Terris

主审 刘景丰 刘 辉　　主译 吴 宇

中国科学技术出版社
·北 京·

图书在版编目（CIP）数据

现代内分泌外科创新 / (美) 迈克尔·C. 辛格 (Michael C. Singer)，(美) 大卫·J. 特里斯 (David J. Terris) 原著；吴宇主译 . — 北京：中国科学技术出版社，2023.5

书名原文：Innovations in Modern Endocrine Surgery

ISBN 978-7-5236-0103-7

Ⅰ . ①现… Ⅱ . ①迈… ②大… ③吴… Ⅲ . ①内分泌腺—外科学 Ⅳ . ① R659

中国国家版本馆 CIP 数据核字 (2023) 第 040917 号

著作权合同登记号：01-2023-1279

策划编辑	丁亚红　焦健姿
责任编辑	丁亚红
文字编辑	张　龙
装帧设计	佳木水轩
责任印制	徐　飞

出　　版	中国科学技术出版社
发　　行	中国科学技术出版社有限公司发行部
地　　址	北京市海淀区中关村南大街 16 号
邮　　编	100081
发行电话	010-62173865
传　　真	010-62179148
网　　址	http://www.cspbooks.com.cn

开　　本	889mm×1194mm　1/16
字　　数	315 千字
印　　张	13
版　　次	2023 年 5 月第 1 版
印　　次	2023 年 5 月第 1 次印刷
印　　刷	北京盛通印刷股份有限公司
书　　号	ISBN 978-7-5236-0103-7/R·3032
定　　价	198.00 元

（凡购买本社图书，如有缺页、倒页、脱页者，本社发行部负责调换）

译者名单

主　审　刘景丰　刘　辉

主　译　吴　宇

副主译　朱有志　卢毅卓　郑正荣

译　者　（以姓氏笔画为序）

于永洋　朱冬冬　刘　畅　刘小瑜　江　珊　吴华灿

吴述平　吴艳娜　邹思平　张立永　陈　玲　陈轶洁

陈顺金　陈洪滨　郑晨曦　赵清泉　姜子荣　洪天姿

姚锡宇　徐孙旺　高　晨　郭俏楠　黄　凯　黄榕芳

龚麒麟　谢文焌

内容提要

　　本书引进自 Springer 出版社，由美国密歇根州底特律亨利·福特医院耳鼻咽喉头颈外科专家 Michael C. Singer 和美国奥古斯塔大学甲状腺和甲状旁腺中心的 David J. Terris 教授共同编写。全书共 21 章，内容涵盖甲状腺结节超声诊断、主动监测、分子检测等术前评估内容，以及甲状腺结节消融、甲状腺未分化癌的新辅助治疗方法，重点介绍了甲状腺及甲状旁腺外科手术的新进展和规范化的全程管理等内容。书中所述紧跟热点，遵循指南，从临床实际应用出发，紧密结合临床特点，有利于启发读者进一步理解与思考，非常适合国内甲状腺外科及相关医师阅读参考。

译者前言

列夫·托尔斯泰曾经说过，"理想的书籍，是智慧的钥匙"。本书是美国密歇根州底特律亨利·福特医院耳鼻咽喉头颈外科专家 Michael C. Singer 教授和美国奥古斯塔大学头颈外科和内分泌学知名教授 David J. Terris 联合多位世界知名甲状腺外科专家共同撰写的最新著作，涵盖了甲状腺外科领域的最新进展，内容全面，理念先进，是非常值得国内甲状腺外科医生阅读的一部参考书。

2019 年福建省抗癌协会甲状腺肿瘤青年委员会成立，汇聚了福建省甲状腺专业领域一群充满热情的学术青年，这些志同道合的年轻人一起做有意义的事是我们青年委员会成立的宗旨。我们青年委员会的 30 余人对本书进行了精心翻译和反复审校，希望能为国内从事甲状腺外科专业的同行提供一部实用的参考读物。

我要诚挚感谢福建省肿瘤医院刘辉教授，感谢他组织成立青年委员会，并独具慧眼选中了这本书。此外，我还要感谢全体参与本书翻译的青年专家，很荣幸与你们一起参与这项非常有意义的工作。在本书中文版即将付梓之际，用塞缪尔·厄尔曼（Samuel Ullman）的一句话与大家共勉："年岁有加，并非垂老。理想丢弃，方堕暮年。岁月悠悠，衰微只及肌肤。热忱抛却，颓废必至灵魂。"

吴　宇

原书前言

在过去的 20 年里，甲状腺和甲状旁腺疾病患者的管理已发生了改变。分子学、诊断学、放射学和外科学的发展影响了患者管理的所有元素，使得最终结果和满意度都得到了改善。

尽管进行甲状腺和甲状旁腺手术的外科医生试图努力跟上该领域的各种进步，但不断寻求进步仍极具挑战性。

本书是第一部专注于内分泌创新的著作，对现代内分泌手术的出现至关重要，可作为甲状腺外科医生寻求了解该领域最新发展和趋势的参考读物。书中许多章节的作者都是某种创新的主要支持者。他们能够在适当的环境中应用这些创新，这对理解创新的价值和推广应用至关重要。

根据书中介绍的内容，外科医生可以评估自己的实践，并选择整合可能改善患者预后的创新。

Michael C. Singer
Detroit, MI, USA

David J. Terris
Augusta, GA, USA

致　谢

致我的家人、朋友、同事和参与培训的学员，以及 30 年来为医学事业作出贡献的患者。最后，特别感谢我生命中三位非常重要的人——Amy、Bill 和 Dick。

David J. Terris

感谢我的父母 David 和 Judy Singer，以及我妻子的父母 Sam 和 Brenda Gewurz，感谢他们用自身优秀的价值理念与道德标准教导我，并为我的个人、职业及生活提供了信仰。

Michael C. Singer

目　录

第一篇　甲状腺疾病诊断与术前检查

第四篇　外科技术

第五篇　术后管理

第一篇 甲状腺疾病诊断与术前检查

Diagnosis and Preoperative Work-up of Thyroid Disease

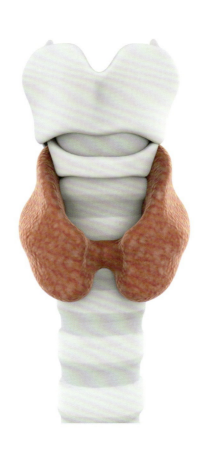

第1章 甲状腺结节超声恶性风险分层
Ultrasound for Thyroid Nodule Risk Stratification

Poorani N. Goundan Stephanie L. Lee 著

陈轶洁 译

超声（ultrasound，US）是评估甲状腺结节首选的影像学方法，也是治疗的参考依据。尽管甲状腺结节很常见，但仅有约 5% 是恶性的。历史上，为了对甲状腺结节进行危险分层，医生需要考虑患者的病史、家族史和体格检查。然而，这些因素对甲状腺良恶性结节的鉴别能力有限。使用非侵入性诊断工具对癌症风险进行评估，已经成为减少侵入性操作（包括活检和手术切除）的必要手段[1, 2]。

20 世纪 50 年代，Blume 及其同事演示了 A 型超声，即超声技术的早期版本之一，可以估测折射面到超声探头的距离。基于这种能力，探查和测量甲状腺结节的单一径线成为可能[3]。B 型超声的开发则可通过组合系列 A 超图像来创建二维图像[4]。20 世纪 60 年代，超声技术被首次应用于甲状腺结节的评估。藤本等于 1967 年公开发表了 184 例患者的数据，描述了甲状腺结节的四种基本类型：囊性、稀疏斑点、衰减增加伴内部无回声和恶性[5]。基本上，当时的技术可以识别大结节，但无法提供足够的信息鉴别良恶性结节。

20 世纪 70 年代，灰阶成像的发展和应用，使得甲状腺结节更多微观特征得以识别，并改善了与组织病理学的相关性[6, 7]。在接下来的数十年里，随着高频探头和图像后处理的加强，如组织谐波和复合空间成像，灰阶超声成像得到进一步优化[8, 9]。此外，随着与其他超声多模态相结合，其中包括多普勒和弹性成像，以及细针穿刺术（fine-needle aspiration，FNA），用以进一步提高超声的鉴别诊断价值，并帮助评估结节的恶性风险。为了融合声像图特征和癌症风险的关系，已经构建了几种风险分层系统[10-14]。

本章将探讨超声在甲状腺结节临床管理中的作用，并强调这项技术未来可能的发展方向。

一、超声设置和图像采集

为了获取高质量和一致的图像，患者体位和超声设置需要进行优化。应在患者肩膀后放置一个枕头，使其颈部呈过度伸展。甲状腺超声成像必须使用高分辨率超声，频率为 10～15MHz 或更高。聚焦、频率和增益应该调整到组织结构成像的适宜水平。根据结节深度调整焦点对于检测和描述结节的细节特征、内部回声和边缘至关重要（图 1-1）。完整的甲状腺超声检查包括甲状腺及其周围结构与颈部淋巴结的特征。最终超声报告应描述甲状腺实质及其大小，甲状腺结节的详细特征，以及是否存在异常的颈部淋巴结。

二、甲状腺结节的灰阶超声特征

不同的超声特征对判断甲状腺癌具有不同的敏感性、特异性和阳性预测值（positive predictive value，PPV）[15-19]（表 1-1）。表 1-2 解释并讨论了这些特征的描述、图像实例和癌症风险。高恶性风险结节的超声特征包括实性、低回声、纵横比>1、边缘不规则及微钙化。中断的结节周缘大钙化，尤其是结外软组织挤压，是一种高风险的超声特征，而孤立性结节内大钙化则不是[20, 21]。大多数与甲状腺癌相关的超声特征可识别最常见的甲状腺癌类型，即甲状腺乳头状癌（papillary thyroid cancer，PTC），尤其是经典型甲状腺乳头状癌。其他不太常见的甲状腺癌包括滤泡性甲状腺癌（follicular thyroid cancer，FTC）、滤泡性变异甲状腺乳头状癌和具有乳头状特征的非侵袭性滤泡性肿瘤（noninvasive follicular neoplasms with papillary-like features，NIFTP），可能是低回声的，但更常见的是等回声或高回声，与微钙化无关[18, 22, 23]。尽管甲状腺髓样癌倾向于低回声并

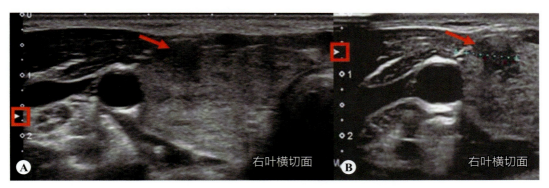

▲ 图 1-1 边缘有浸润的甲状腺前包膜下低回声结节（红箭）伴桥本甲状腺炎，图像质量和分辨率在优化超声设置前后的差异
A. 使用 14MHz 的超声探头和不正确的聚焦（红框）；B. 使用 18MHz 的超声探头和正确的焦点位置（红框）

表 1-1 甲状腺结节的超声特征与恶性风险[15-19]

结节特征	敏感性	特异性	阳性预测值
低回声	68%～87%	43%～81%	11%～61%
极低回声（类似于颈带状肌）	27%～69%	92%～98%	68%～96%
实性	89%～91%	33%～58%	26%～39%
微钙化	36%～59%	86%～98%	39%～85%
粗大钙化	2%～10%	96%～98%	25%～65%
边缘不规则 / 微分叶状	48%～84%	83%～92%	30%～81%
横切面上呈垂直位	32%～64%	91%～100%	67%～100%

表 1-2 "高危"甲状腺结节超声特征的解释

超声特征		定 义	解释 / 讨论
实性	 右叶横切面	以实性成分为主的结节	对甲状腺癌没有特异性，但几乎所有的癌结节都是实性的
	 右叶纵切面	如果是混合的囊实性结节，评估实性成分的特征，并估计其与囊壁之间的角度。囊壁与实性成分之间成锐角（＜90°）的结节可能比成钝角的结节恶性风险更高	
低回声	 左叶横切面	等回声是指等同于正常甲状腺实质和颌下腺的回声轻度。低回声是指结节回声比周围甲状腺实质回声减低。极低回声是指结节回声减低类似于颈部带状肌肉回声	在甲状腺实质呈低回声的情况下，检测低回声结节，尤其是具有边缘浸润的结节，可能很困难
边缘不规则	 左叶纵切面	微分叶状或边缘浸润	边缘模糊指的是结节边缘未清晰显示，不是边缘不规则，也不是高风险超声特征。常见于腺瘤样结节 右叶横切面

（续表）

超声特征	定 义	解释 / 讨论
纵横比	通常在横切面中描述。指的是甲状腺结节的前后径等于或大于横径（AP≥TR）	
微钙化	微钙化是指无声影的点状强回声	甲状腺结节中还有许多其他强回声（如彗星尾征和局灶性纤维化）可能误诊为微钙化
粗大钙化	粗大钙化表现为较大的强回声伴有后方声影	除甲状腺髓样癌外，孤立性结节内粗大钙化不是高恶性风险特征

C. 颈动脉；Tr. 器官

有结节内钙化，但其超声特征不太明确[24]。

良性结节有几种超声表现（图 1-2）。单纯囊性或海绵状结节几乎很少或从不需要 FNA，因为其恶性风险非常低。彗星尾征是由于胶质中回声信号的混响效应而产生的，这是一个良性的表现。然而，这可能很难与强回声、无声影的微钙化区分开来，因为后者可能与恶性相关。重要的是，必须将边缘模糊与边缘浸润区分开来。虽然边缘模糊不是低风险甲状腺结节的特异性特征，但它们通常发生在融合的等回声腺瘤样结节中，而不是恶性的高风险特征。超声诊断往往取决于仪器和操作者。研究表明，观察者间的变异在某些超声特征中更为明显，如结节体积、边缘和微钙化的存在[25-27]。为了尽量减少医生进行诊断时，观察者之间的差异，已经开始探讨应用机器识别超声特征和模式[28, 29]。

三、多普勒超声在甲状腺结节诊断中的应用

多普勒血流成像（Doppler flow imaging）提供了甲状腺结节的血流分布信息。彩色血流多普勒成像指示组织内血管流动的方向和速度。此外，能量多普勒不受频移的影响，代表不考虑血流方向的总血流量。能量多普勒在检测低速血流时更为敏感，因此受到一些人的青睐[30]。然而，它也具有更高的背景噪声，所以一些操作者更喜欢具有高特异性的彩色血流多普勒成像。甲状腺结节的血管密度可分为 1~4 级（图 1-3）：无血流（1 级）、周围型血流（2 级）、少量中央型血流（3 级）和丰富中央型血流（4 级）。2010 年，Moon 等公布的数据显示，血管形成不是恶性肿瘤的有效预测因子[31]。这与前人的研究结果相矛盾。在 1083 个结节中，17% 的恶性结节存在内部血流信号，60% 不存在；而良性结节中，这个数据分别为 31% 和 60%。本研究中的甲状腺癌主要是 PTC，其中包括小结节（即 < 1cm）。大多数评估甲状腺恶性肿瘤血流信号的研究，都以经典型 PTC 为主要研究对象，这使得结节内部血流信号作为恶性肿瘤标志物的敏感性较低。当专门观察滤泡性病变时，有证据显示了多普勒检测结节内部血流信号的作用[32, 33]。在一项研究中，在 FNA 分类为滤泡性病变的 305 个结节中，内部血流信号仅出现在 5% 的良性腺瘤样结节（3 级）、34% 的滤泡性腺瘤和 86% 的滤泡性癌（3~4 级）[32]。然而，其他研究表明，良性病变

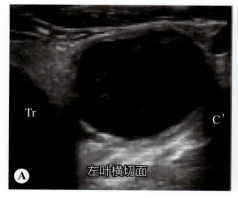
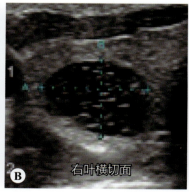
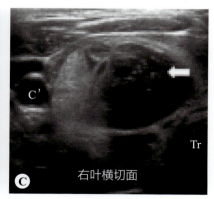

▲ 图 1-2　低风险甲状腺结节的超声特征

A. 囊性结节，无回声或低回声结节，后方回声增强，无实性成分；B. 海绵状结节，结节 50% 以上为微囊腔，后壁回声增强；C. 彗星尾征，囊性结节内可见的混响伪影。C'. 颈动脉；Tr. 器官

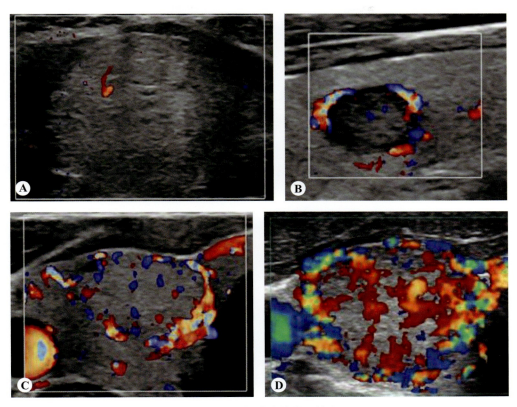

▲ 图 1-3　甲状腺结节的血管分级
A. 1 级，无血流或血流稀少；B. 2 级，以周围型血流为主；C. 3 级，少量中央型血流；D. 4 级，丰富中央型血流

和滤泡癌的血管模式有相当大的重叠，并且无法预测血管分布 [34, 35]。

四、弹性成像

弹性成像是利用声波测量来自外部压力引起的压缩形变来评估组织的硬度。在应变式弹性成像中，最常用的技术是依赖超声探头手动施加的间歇性外部压力，导致其依赖操作者这个很大的局限性。随后，研发出了定量弹性成像技术，以减少这一混杂因素。当根据结节及其周围组织的平均应变计算应变率时，观察者间的差异性有所改善 [36]。弹性对比指数则利用邻近颈动脉的脉动作为压力源，是一种在甲状腺结节中开发和研究的半定量方法 [37]。剪切波弹性成像利用来自探头的超声脉冲而不是手动压缩，以获得基于波传播

速度变化的硬度值。该方法已被证实较少依赖于操作员，且重复性更好 [38]。

研究表明，在恶性风险评估中，弹性成像与常规超声特征相结合是有价值的。当弹性成像与五种常规超声风险特征（低回声、微钙化、垂直位、边缘不规则和内部血流信号）相结合时，总体敏感性（与仅采用灰阶超声特征分析相比）从 85% 增至 97%，阴性预测值从 91% 增至 97%[39]。同样，在 FNA 细胞学分类不明确的 142 个结节中，弹性成像的特异性为 91.8%，而敏感性为 96.8%[40]。总的来说，多项研究表明，弹性成像可以作为甲状腺良性结节的预测指标。在一项仅使用剪切波弹性成像的前瞻性研究中，以 3.45m/s 为阈值，其敏感性为 79.3%，特异性为 71.5%。队列中的恶性率为 11.5%，PPV 和阴性预测值（negative predictive value，NPV）分别为 26.7%

和 96.3%[41]。

虽然弹性成像可以提供额外的有用信息，但它确实有缺点。除了存在观察者之间的差异外，剪切波弹性成像具有明显的操作者学习曲线。此外，当甲状腺结节中存在明显的囊性区域或钙化时，应变和剪切波弹性成像都不能使用。而且，其结果受结节深度和周围组织纤维化的影响，这限制了弹性成像方法的广泛应用。

五、风险分层系统

认识到单个超声特征的敏感性和特异性不足以预测甲状腺结节的良恶性，目前已经开发了包含多个超声特征的风险分层系统。其中一些系统是基于乳腺成像报告和数据系统（breast imaging reporting and data system，BI-RADS），采用了甲状腺成像报告与数据系统（thyroid imaging reporting and data system，TI-RADS）的名称。Horvath 及其同事于 2009 年开发并描述了甲状腺风险分层系统的最早版本之一[42]。自此以后，几个研究小组和专业协会开发了数次迭代的 TI-RADS。美国放射学会（American College of Radiology，ACR）提出的 TI-RADS 为每个超声特征赋分，总分决定风险类别——得分越高，表示癌症风险越高[11]。

相反，美国甲状腺协会（American Thyroid Association，ATA）指南依赖于模式识别来确定结节的癌症风险[12]，这类似于韩国放射学会（K-TI-RADS）、欧洲甲状腺协会（EU-TI-RADS）和美国临床内分泌医师协会（联合美国内分泌医师学院和医学内分泌协会）采取的模式识别方法[10, 13, 14]。所有方法都遵循相同的原则，即结节具有越多高风险超声特征，恶性风险类别也越高。当结合直径考虑是否活检时，这些系统旨在

提高超声和 FNA 的诊断准确性，减少不必要的甲状腺结节活检[10-14]。如前所述，重要的是要指出用于确定结节是否需要活检的高风险超声特征，对于低回声经典型 PTC，比等回声滤泡性变异 PTC、等回声滤泡性甲状腺癌和 NIFTP 更具特异性。

当比较美国两种常用的甲状腺结节风险分层系统时，即 ATA 超声风险分层和 ACR TI-RAD（表 1-3 至表 1-5）[11, 12]，得出以下几点结论。

• Ahmadi 等在对 323 个甲状腺结节（27.2% 恶性）的回顾性分析中显示，ATA 指南建议的癌症检测敏感性和特异性分别为 77.3% 和 76.6%，ACR TI-RADS 分别为 78.4% 和 73.2%[43]。Gao 等回顾了 2455 个结节（66.1% 为恶性），并确定 ATA 指南的敏感性较高，为 95.5%，而 ACR TI-RADS 为 81.6%[44]。一般来说，基于统计分析，与单个高风险特征相比，结合多个超声特征的风险分层系统将增加特异性，但同时也会降低敏感性。这是因为虽然很少有甲状腺癌具有所有高风险的超声特征，但具有这些特征的甲状腺癌很可能是恶性的。

• ATA 系统利用超声模式将结节进行风险分层。因此，如果严格遵循每个风险类别的定义，则若干结节被视为不可分类。不可分类的结节包括等回声或高回声结节，伴有其他高风险超声特征，如边缘不规则或微钙化。在一项研究中，1077 个甲状腺结节中的 54 个结节，与具有低危超声特征的结节相比，这些结节具有较高的高危细胞学风险（OR=7.2，CI 2.44～21.24）[45]。

• ATA 系统和 ACR TI-RADS 均建议在其最高风险类别（即高度怀疑和 TR5）中推荐结节活检的尺寸阈值为 1cm。亚厘米级肿瘤，在没有局部浸润或淋巴结增大、远处转移的情况下，通常是惰性的[46]。

表 1–3　美国甲状腺协会超声模式和恶性风险分层

超声模式	超声特征
高风险	低回声（实性结节或部分囊性结节的实性部分），具有以下一种或多种特征 • 边缘不规则 • 微钙化 • 垂直位 • 周缘钙化伴软组织挤压 • 甲状腺外延伸 • 存在异常或可疑的颈部淋巴结
中风险	实性低回声结节，边缘光滑，无其他高危超声特征
低风险	等回声或高回声实性结节，或部分囊性结节伴偏心实性区，无高危超声特征
极低风险	海绵状结节或部分囊性结节，无任何高、中、低危超声特征
良性	单纯囊性结节

表 1–4　ACR 甲状腺成像报告和数据系统（TI-RADS）汇总

第一步：为超声特征赋分			TI-RADS 分类
成分（选择一个）	• 囊性或海绵状结节 [a]（0 分） • 混合性囊实性结节（1 分） • 实性结节（2 分） （如果无法明确成分，则计 2 分）	从每个类别中添加分数	TR1（良性）：0 分
回声（选择一个）	• 无回声（0 分） • 高或等回声（1 分） • 低回声（2 分） • 极低回声（3 分） （如果无法确定回声，则计 1 分）		TR2（没有可疑）：2 分
形状（选择一个）	• 纵横比＜1（0 分） • 纵横比＞1（3 分）	→	TR3（轻度可疑）：3 分
边缘（选择一个）	• 光滑或模糊（0 分） • 分叶状或不规则（2 分） • 甲状腺外延伸（3 分） （如果无法确定边缘，则计 0 分）		TR4（中度可疑）：4～6 分
强回声斑（所有适用）	• 无或彗星尾征（0 分） • 粗大钙化（1 分） • 周缘（环状）钙化（2 分） • 微钙化（3 分）		TR5（高度可疑）：≥7 分

a. 如果是海绵状结节，不要因为回声、形状、边缘或强回声斑增加额外的分数

表 1–5　ATA 和 ACR TI-RADS 甲状腺结节风险分层系统和活检建议的比较（具有理论上的恶性风险）

ATA（2015）		ACR TI-RADS（2017）	
良性（0%）	不需要 FNA	TR1：良性（<2%）	不需要 FNA
极低风险（<3%）	如果≥2cm 考虑 FNA，否则继续观察	TR2：没有可疑（<2%）	不需要 FNA
低风险（5%～10%）	如果≥1.5cm 考虑 FNA	TR3：轻度可疑（<5%）	如果≥2.5cm 考虑 FNA；如果≥1.5cm 继续随访（第 1、3 年行超声检查）[b]
中度可疑（10%～20%）	如果≥1cm 考虑 FNA	TR4：中度可疑（5%～20%）	如果≥1.5cm 考虑 FNA；如果≥1cm 继续随访（分别于第 1 年、2 年、3 年、5 年行超声检查）[b]
高度可疑（>70%～90%）	如果≥1cm 考虑 FNA	TR5：高度可疑（至少 20%）	如果≥1cm 考虑 FNA；如果≥0.5cm 继续随访（于前 5 年每年行超声检查）[b]

a. 如果超声发现疑似转移的淋巴结，ACR TI-RADS 和 ATA 指南均建议对淋巴结进行 FNA 检查[11, 12]（译者注：原文无引见 a）

b. 如果 5 年内结节大小没有变化，可以停止随访；如果结节的 ACR TI-RADS 分类在随访中增加，则无论初始 TI-RADS 分类如何，都应在 1 年内重复超声检查

• ATA 指南提供了一个较低的尺寸阈值，即 1.5cm 和 1cm，用于对轻度和中度可疑结节进行活检。对于轻度可疑 TR3 和中度可疑 TR4 的等效 ACR TI-RADS 类别，建议分别对 > 2.5cm 和 > 1.5cm 的结节进行活检。多项研究表明，与 ATA 系统相比，ACR TI-RADS 可避免更多结节进行活检。据报道，ACR TI-RADS 的相对减少率为 40%～50%，假阴性率为 2%～3%[44, 47]。然而，在一项研究中，如果采用 TI-RADS，则不会进行活检的结节的恶性率高达 11.3%。有趣的是，当应用 ATA 指南时，该比率是相似的（10.1%）。如前所述，这些假阳性病例往往是等回声或高回声结节。值得注意的是，数据显示大于 2～2.5cm 的乳头状和滤泡状甲状腺癌，与远处转移的累积风险增加相关[48, 49]。

• 作为甲状腺结节评估指南的一部分，ATA 建议在 TSH 水平低的情况下进行核素扫描。这在 ACR TI-RADS 中没有概述，可能导致对恶性风险较低的"热"结节进行活检。在这种情况下，部分人担心在自主功能性结节上行 FNA 的假阳性（不明确的非典型性 / 滤泡病变）风险增加。然而，在这一点上看法并不一致[50, 51]。

• ACR TI-RADS 建议对不符合 FNA 标准的 TR3～TR5 类结节进行连续超声检查，时间长达 5 年，频率因风险类别而异。如果结节大小和超声特征不变，超声检查可以在 5 年后停止。它没有提供关于既往活检提示为良性结节随访的具体建议。

ATA 指南确实解决了这个问题。活检提示良性，他们建议 1 年内对高度可疑结节重复超声检查，1～2 年内对轻度至中度可疑结节再次进行超声检查。对于极低风险的结节（海绵状或囊性）和具有两次活检结果为良性的结节，可能不需要后续超声检查。在活检结果为良性的结节中，不是变大，而是可疑的超声特征决定是否需要重复活检[52]。应该注意的是，ATA 和 TI-RADS 分类

系统中的系列超声检查建议，是针对肿瘤的恶性风险，而不是针对良性结节的逐渐变大。尽管低风险的亚厘米级结节可能不需要长期随访，但较大的结节可能生长并发展导致压迫症状，则需要对大小进行间歇性评估[53]。

• ATA 指南和 ACR TI-RADS 均将甲状腺外浸润视为高风险特征，应将此类甲状腺结节置于高风险类别。结节大小决定是否需要进行活检，然而，笔者建议对不论多大的可疑甲状腺外浸润结节进行活检。如果在评估甲状腺结节时发现异常的颈部淋巴结，也不论结节大小，都建议进行活检。

• ATA 指南和 ACR TI-RADS 没有将弹性成像或血管成像作为评估甲状腺结节的工具。在 Russ 及其同事开发的一种联合使用弹性成像和灰阶超声特征的 5 层 TI-RADS 风险分层系统中，敏感性轻度增高，为 98.5%（991 例），而仅包含灰阶超声特征的分层系统，敏感性为 95.7%（3658 例）[54]。由于设备成本及操作员和超声仪器的多变性，弹性成像尚未得到广泛使用。然而，一些分类系统，如法国甲状腺 TI-RADS，已将其包含在内[55, 56]。

结论

目前，对甲状腺结节的评估包括评估甲状腺功能，甲状腺结节的灰阶特征，结合其他超声检查，其中包括多普勒分析、弹性成像及 FNA。与 ATA 系统相比，TI-RADS 甲状腺结节风险评估减少了活检，但可能与更多癌症漏诊相关（滤泡性甲状腺癌、滤泡性变异 PTC 和 NIFTP，通常为等回声）。包括超声造影、三维超声和定量超声在内的新技术正在研究，以扩展超声技术来评估甲状腺结节[57-59]。许多研究小组正在探索深度机器学习和人工智能的应用，以提高当前风险分层系统的诊断准确性，并避免图像解释中的错误[28, 29]。然而，尽管灰阶超声受到仪器和操作员的影响，它仍然是评估甲状腺结节恶性风险的首选成像方式。

参考文献

[1] Belfiore A, Giuffrida D, La Rosa GL, Ippolito O, Russo G, Fiumara A, et al. High frequency of cancer in cold thyroid nodules occurring at young age. Acta Endocrinol. 1989; 121(2):197-202.

[2] Werk EE Jr, Vernon BM, Gonzalez JJ, Ungaro PC, McCoy RC. Cancer in thyroid nodules. A community hospital survey. Arch Intern Med. 1984;144(3):474-6.

[3] Blum M, Weiss B, Hernberg J. Evaluation of thyroid nodules by A-mode echography. Radiology. 1971;101(3):651-6.

[4] Skolnick ML, Royal DR. A simple and inexpensive water bath adapting a contact scanner for thyroid and testicular imaging. J Clin Ultrasound. 1975;3(3):225-7.

[5] Fujimoto Y, Oka A, Omoto R, Hirose M. Ultrasound scanning of the thyroid gland as a new diagnostic approach. Ultrasonics. 1967;5:177-80.

[6] Crocker EF, McLaughlin AF, Kossoff G, Jellins J. The gray scale echographic appearance of thyroid malignancy. J Clin Ultrasound. 1974;2(4):305-6.

[7] Scheible W, Leopold GR, Woo VL, Gosink BB. High-resolution real-time ultrasonography of thyroid nodules. Radiology. 1979;133(2):413-7.

[8] Lin DC, Nazarian LN, O'Kane PL, McShane JM, Parker L, Merritt CR. Advantages of real-time spatial compound sonography of the musculoskeletal system versus conventional sonography. AJR Am J Roentgenol. 2002;179(6):1629-31.

[9] Szopinski KT, Wysocki M, Pajk AM, Slapa RZ, Jakubowski W, Szopinska M. Tissue harmonic imaging of thyroid nodules: initial experience. J Ultrasound Med. 2003;22(1):5-12.

[10] Gharib H, Papini E, Garber JR, Duick DS, Harrell RM, Hegedus L, et al. American Association of Clinical Endocrinologists, American College of Endocrinology, and Associazione Medici Endocrinologi medical guidelines for clinical practice for the diagnosis and management of thyroid nodules--2016 update. Endocr Pract. 2016;22(5):622-39.

[11] Grant EG, Tessler FN, Hoang JK, Langer JE, Beland MD, Berland LL, et al. Thyroid Ultrasound Reporting Lexicon: White Paper of the ACR Thyroid Imaging, Reporting and Data System (TIRADS) Committee. J Am Coll Radiol. 2015;12(12 Pt A):1272-9.

[12] Haugen BR, Alexander EK, Bible KC, Doherty GM, Mandel SJ, Nikiforov YE, et al. 2015 American Thyroid Association management guidelines for adult patients with thyroid nodules and differentiated thyroid cancer: the American Thyroid Association guidelines task force on thyroid nodules and differentiated thyroid cancer. Thyroid. 2016;26(1):1-133.

[13] Russ G, Bonnema SJ, Erdogan MF, Durante C, Ngu R, Leenhardt L. European thyroid association guidelines for ultrasound malignancy risk stratification of thyroid nodules in adults: the EU-TIRADS. Eur Thyroid J. 2017;6(5):225-37.

[14] Shin JH, Baek JH, Chung J, Ha EJ, Kim JH, Lee YH, et al. Ultrasonography diagnosis and imaging-based management of thyroid nodules: revised Korean Society of Thyroid Radiology consensus statement and recommendations. Korean J Radiol. 2016;17(3):370-95.

[15] Ahn SS, Kim EK, Kang DR, Lim SK, Kwak JY, Kim MJ. Biopsy of thyroid nodules: comparison of three sets of guidelines. AJR Am J Roentgenol. 2010;194(1):31-7.

[16] Kim EK, Park CS, Chung WY, Oh KK, Kim DI, Lee JT, et al. New sonographic criteria for recommending fine-needle aspiration biopsy of nonpalpable solid nodules of the thyroid. AJR Am J Roentgenol. 2002;178(3):687-91.

[17] Moon WJ, Jung SL, Lee JH, Na DG, Baek JH, Lee YH, et al. Benign and malignant thyroid nodules: US differentiation--multicenter retrospective study. Radiology. 2008;247(3): 762-70.

[18] Papini E, Guglielmi R, Bianchini A, Crescenzi A, Taccogna S, Nardi F, et al. Risk of malignancy in nonpalpable thyroid nodules: predictive value of ultrasound and color-Doppler features. J Clin Endocrinol Metab. 2002;87(5):1941-6.

[19] Lee YH, Kim DW, In HS, Park JS, Kim SH, Eom JW, et al. Differentiation between benign and malignant solid thyroid nodules using an US classification system. Korean J Radiol. 2011;12(5):559-67.

[20] Moon HJ, Sung JM, Kim EK, Yoon JH, Youk JH, Kwak JY. Diagnostic performance of gray-scale US and elastography in solid thyroid nodules. Radiology. 2012;262(3):1002-13.

[21] Park YJ, Kim JA, Son EJ, Youk JH, Kim EK, Kwak JY, et al. Thyroid nodules with macrocalcification: sonographic findings predictive of malignancy. Yonsei Med J. 2014; 55(2):339-44.

[22] Brito JP, Gionfriddo MR, Al Nofal A, Boehmer KR, Leppin AL, Reading C, et al. The accuracy of thyroid nodule ultrasound to predict thyroid cancer: systematic review and meta-analysis. J Clin Endocrinol Metab. 2014;99(4):1253-63.

[23] Jeh SK, Jung SL, Kim BS, Lee YS. Evaluating the degree of conformity of papillary carcinoma and follicular carcinoma to the reported ultrasonographic findings of malignant thyroid tumor. Korean J Radiol. 2007;8(3):192-7.

[24] Kim SH, Kim BS, Jung SL, Lee JW, Yang PS, Kang BJ, et al. Ultrasonographic findings of medullary thyroid carcinoma: a comparison with papillary thyroid carcinoma. Korean J Radiol. 2009;10(2):101-5.

[25] Brauer VF, Eder P, Miehle K, Wiesner TD, Hasenclever H, Paschke R. Interobserver variation for ultrasound determination of thyroid nodule volumes. Thyroid. 2005;15(10):1169-75.

[26] Lee HJ, Yoon DY, Seo YL, Kim JH, Baek S, Lim KJ, et al. Intraobserver and interobserver variability in ultrasound measurements of thyroid nodules. J Ultrasound Med. 2018;37(1):173-8.

[27] Wienke JR, Chong WK, Fielding JR, Zou KH, Mittelstaedt CA. Sonographic features of benign thyroid nodules: interobserver reliability and overlap with malignancy. J Ultrasound Med. 2003;22(10):1027-31.

[28] Wu H, Deng Z, Zhang B, Liu Q, Chen J. Classifier model based on machine learning algorithms: application to differential diagnosis of suspicious thyroid nodules via sonography. AJR Am J Roentgenol. 2016;207(4):859-64.

[29] Zhang B, Tian J, Pei S, Chen Y, He X, Dong Y, et al. Machine learning-assisted system for thyroid nodule diagnosis. Thyroid. 2019;29(6):858-67.

[30] Cerbone G, Spiezia S, Colao A, Di Sarno A, Assanti AP, Lucci R, et al. Power Doppler improves the diagnostic accuracy of color Doppler ultrasonography in cold thyroid nodules: follow-up results. Horm Res. 1999;52(1):19-24.

[31] Moon HJ, Kwak JY, Kim MJ, Son EJ, Kim EK. Can vascularity at power Doppler US help predict thyroid malignancy? Radiology. 2010;255(1):260-9.

[32] Fukunari N, Nagahama M, Sugino K, Mimura T, Ito K, Ito K. Clinical evaluation of color Doppler imaging for the differential diagnosis of thyroid follicular lesions. World J Surg. 2004;28(12):1261-5.

[33] De Nicola H, Szejnfeld J, Logullo AF, Wolosker AM, Souza LR, Chiferi V Jr. Flow pattern and vascular resistive index as predictors of malignancy risk in thyroid follicular neoplasms. J Ultrasound Med. 2005;24(7):897-904.

[34] Choi YJ, Yun JS, Kim DH. Clinical and ultrasound features of cytology diagnosed follicular neoplasm. Endocr J. 2009;56(3):383-9.

[35] Trimboli P, Sorrenti S. Low value of color flow-doppler in predicting malignancy of thyroid follicular neoplasms. Diagn Cytopathol. 2009;37(5):391-2.

[36] Xing P, Wu L, Zhang C, Li S, Liu C, Wu C. Differentiation of benign from malignant thyroid lesions: calculation of the strain ratio on thyroid sonoelastography. J Ultrasound Med. 2011;30(5):663-9.

[37] Lim DJ, Luo S, Kim MH, Ko SH, Kim Y. Interobserver agreement and intraobserver reproducibility in thyroid ultrasound elastography. AJR Am J Roentgenol. 2012; 198(4):896-901.

[38] Sebag F, Vaillant-Lombard J, Berbis J, Griset V, Henry JF, Petit P, et al. Shear wave elastography: a new ultrasound

imaging mode for the differential diagnosis of benign and malignant thyroid nodules. J Clin Endocrinol Metab. 2010;95(12):5281-8.

[39] Trimboli P, Guglielmi R, Monti S, Misischi I, Graziano F, Nasrollah N, et al. Ultrasound sensitivity for thyroid malignancy is increased by real-time elastography: a prospective multicenter study. J Clin Endocrinol Metab. 2012;97(12):4524-30.

[40] Rago T, Scutari M, Santini F, Loiacono V, Piaggi P, Di Coscio G, et al. Real-time elastosonography: useful tool for refining the presurgical diagnosis in thyroid nodules with indeterminate or nondiagnostic cytology. J Clin Endocrinol Metab. 2010;95(12):5274-80.

[41] Azizi G, Keller J, Lewis M, Puett D, Rivenbark K, Malchoff C. Performance of elastography for the evaluation of thyroid nodules: a prospective study. Thyroid. 2013;23(6):734-40.

[42] Horvath E, Majlis S, Rossi R, Franco C, Niedmann JP, Castro A, et al. An ultrasonogram reporting system for thyroid nodules stratifying cancer risk for clinical management. J Clin Endocrinol Metab. 2009;94(5):1748-51.

[43] Ahmadi S, Oyekunle T, Jiang XS, Scheri R, Perkins J, Stang M, et al. A direct comparison of the ATA and TI-RADS ultrasound scoring systems. Endocr Pract. 0(0).:null.

[44] Gao L, Xi X, Jiang Y, Yang X, Wang Y, Zhu S, et al. Comparison among TIRADS (ACR TI-RADS and KWAK-TI-RADS) and 2015 ATA guidelines in the diagnostic efficiency of thyroid nodules. Endocrine. 2019;64(1):90-6.

[45] Lauria Pantano A, Maddaloni E, Briganti SI, Beretta Anguissola G, Perrella E, Taffon C, et al. Differences between ATA, AACE/ACE/AME and ACR TI-RADS ultrasound classifications performance in identifying cytological high-risk thyroid nodules. Eur J Endocrinol. 2018;178(6):595-603.

[46] Ito Y, Miyauchi A, Kihara M, Higashiyama T, Kobayashi K, Miya A. Patient age is significantly related to the progression of papillary microcarcinoma of the thyroid under observation. Thyroid. 2014;24(1):27-34.

[47] Hoang JK, Middleton WD, Farjat AE, Langer JE, Reading CC, Teefey SA, et al. Reduction in thyroid nodule biopsies and improved accuracy with American College of Radiology Thyroid Imaging Reporting and Data System. Radiology. 2018;287(1):185-93.

[48] Machens A, Holzhausen HJ, Dralle H. The prognostic value of primary tumor size in papillary and follicular thyroid carcinoma. Cancer. 2005;103(11):2269-73.

[49] Nguyen XV, Choudhury KR, Eastwood JD, Lyman GH, Esclamado RM, Werner JD, et al. Incidental thyroid nodules on CT: evaluation of 2 risk-categorization methods for work-up of nodules. AJNR Am J Neuroradiol. 2013;34(9):1812-7.

[50] Burch HB, Shakir F, Fitzsimmons TR, Jaques DP, Shriver CD. Diagnosis and management of the autonomously functioning thyroid nodule: the Walter Reed Army Medical Center experience, 1975-1996. Thyroid. 1998;8(10):871-80.

[51] Dirikoc A, Polat SB, Kandemir Z, Aydin C, Ozdemir D, Dellal FD, et al. Comparison of ultrasonography features and malignancy rate of toxic and nontoxic autonomous nodules: a preliminary study. Ann Nucl Med. 2015;29(10):883-9.

[52] Rosario PW, Purisch S. Ultrasonographic characteristics as a criterion for repeat cytology in benign thyroid nodules. Arq Bras Endocrinol Metabol. 2010;54(1):52-5.

[53] Durante C, Costante G, Lucisano G, Bruno R, Meringolo D, Paciaroni A, et al. The natural history of benign thyroid nodules. JAMA. 2015;3:313(9):926-35.

[54] Russ G, Royer B, Bigorgne C, Rouxel A, Bienvenu-Perrard M, Leenhardt L. Prospective evaluation of thyroid imaging reporting and data system on 4550 nodules with and without elastography. Eur J Endocrinol. 2013;168(5):649-55.

[55] Russ G. Risk stratification of thyroid nodules on ultrasonography with the French TI-RADS: description and reflections. Ultrasonography (Seoul, Korea). 2016;35(1):25-38.

[56] Russ G, Bigorgne C, Royer B, Rouxel A, Bienvenu-Perrard M. [The thyroid imaging reporting and data system (TIRADS) for ultrasound of the thyroid]. J Radiol 2011; 92(7-8):701-13.

[57] Jang M, Kim SM, Lyou CY, Choi BS, Choi SI, Kim JH. Differentiating benign from malignant thyroid nodules: comparison of 2- and 3- dimensional sonography. J Ultrasound Med. 2012;31(2):197-204.

[58] Nemec U, Nemec SF, Novotny C, Weber M, Czerny C, Krestan CR. Quantitative evaluation of contrast-enhanced ultrasound after intravenous administration of a microbubble contrast agent for differentiation of benign and malignant thyroid nodules: assessment of diagnostic accuracy. Eur Radiol. 2012;22(6):1357-65.

[59] Rouyer J, Cueva T, Yamamoto T, Portal A, Lavarello RJ. In vivo estimation of attenuation and backscatter coefficients from human thyroids. IEEE Trans Ultrason Ferroelectr Freq Control. 2016;63(9):1253-61.

第 2 章 甲状腺结节的分子评估

Molecular Assessment of Thyroid Nodules

Mayumi Endo　Dina M. Elaraj　Neda A. Moatamed　Richard T. Kloos　著
黄榕芳　译

多数甲状腺结节为良性，然而 10% 为恶性肿瘤。因此，若临床或超声检查提示恶性肿瘤，需要进行细针穿刺（FNA）[1, 2]。据估计，2018 年美国行细针穿刺术 540 000 例 [3]。尽管为寻求明确的良性或恶性诊断，15%～30% 甲状腺结节患者考虑广泛采纳的甲状腺细胞病理学 Bethesda 报告系统（Bethesda system for reporting thyroid cytopathology，TBSRTC），但仍被诊断为"不确定性病变"[4]。这些结节的临床处理具有挑战性，因为它们的癌症风险极低，并且从历史上看，尽管多数被证明为良性，但还是接受了诊断性手术。在此，我们讨论当前的细胞学报告术语、回顾细胞基因组学、评估当前细胞学不确定性结节的基因组检测、考虑手术的选择、探索基因组学在"可疑"和"恶性"细胞学类别中的作用，最后思考未来的方向。

一、甲状腺结节的细胞学报告术语

甲状腺细胞病理学 Bethesda 报告系统编写于 2007 年，采用 6 级分类系统，旨在建立标准的甲状腺结节细胞病理学报告 [4, 5]。细胞病理学医生使用 TBSRTC 与转诊和治疗医生交流甲状腺细针穿刺诊断结果。在此系统中，诊断分类如下 [4]。

Ⅰ：标本无法诊断或不满意。

Ⅱ：良性病变。

Ⅲ：意义不明确的细胞非典型病变（atypia of undetermined significance，AUS）或意义不明确的滤泡性病变（follicular lesion of undetermined significance，FLUS）。

Ⅳ：滤泡性肿瘤（follicular neoplasm，FN）或可疑滤泡性肿瘤（suspicious for a follicular neoplasm，SFN）。

Ⅴ：可疑恶性肿瘤。

Ⅵ：恶性肿瘤。

TBSRTC 中每一分类均有恶性风险度评估及临床处理建议。新版 TBSRTC[6] 更新讨论了甲状腺 FNA 的分子检测，以及新描述的具有乳头状核特征的非浸润性甲状腺滤泡性肿瘤（NIFTP）[7]。2017 年修订版重申所有甲状腺 FNA 报告均以 6 个诊断分类其中之一开头。新版中分别对 NIFTP 诊断为良性病变和恶性肿瘤时各分类的恶性风险度进行了评估 [6]。值得注意的是，Bethesda Ⅲ 和 Ⅳ 类增加了分子检测的选择 [6]。

甲状腺结节 Bethesda Ⅲ 和 Ⅳ 类为不确定类别，对病理医生诊断具有挑战性。Bethesda Ⅲ 类（AUS/FLUS）是指标本内滤泡细胞具有结构和（或）核非典型性，但不足以诊断为"可疑滤泡性肿瘤""可疑恶性肿瘤"或"恶性肿瘤"（图 2-1，图 2-2）。

Bethesda Ⅳ 类（FN/SFN）标本的特征是大部分滤泡细胞具有明显结构改变，可表现为滤泡细胞拥挤、重叠至微滤泡形成[4]。此类病变包括滤泡性腺瘤和滤泡癌，只有通过外科组织病理学分析包膜和血管侵犯才能明确区分（图 2-3）。更困扰的是，甲状旁腺腺瘤细针穿刺标本内的细胞与拥挤重叠的滤泡细胞相似，常被诊断为 FLUS 或 FN（图 2-4）。

Hürthle 细胞为强嗜酸性，细胞边界清楚，细胞质为颗粒状。甲状腺细胞学标本内细胞全部（或几乎全部）由 Hürthle 细胞组成，常见于桥本甲状腺炎或多结节性甲状腺肿内的 Hürthle 细胞增生。然而，Hürthle 细胞肿瘤可有类似的细胞学形态。因此，这些类型的 FNA 被诊断为 AUS/

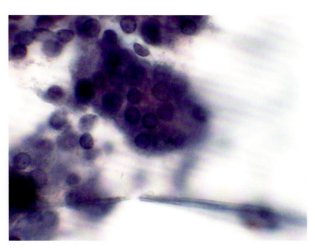

▲ 图 2-1　FNA 细胞学 Bethesda Ⅲ 类（AUS/FLUS）示例，具有细胞非典型性，局灶细胞核淡染

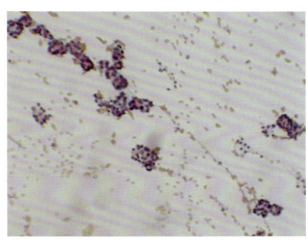

▲ 图 2-3　FNA 细胞学 Bethesda Ⅳ 类（FN/SFN）显示微滤泡，手术病理为 NIFTP

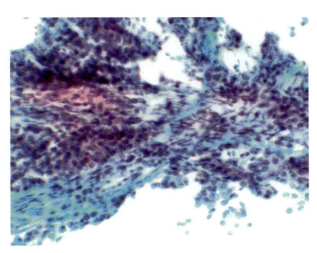

▲ 图 2-2　FNA 细胞学 Bethesda Ⅲ 类（AUS/FLUS）示例，具有结构非典型性，含乳头状结构

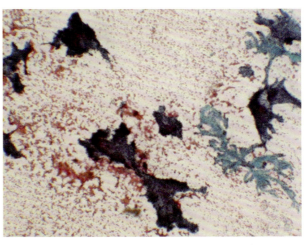

▲ 图 2-4　甲状旁腺腺瘤细针穿刺，细胞排列拥挤，呈片状，与滤泡细胞相似

FLUS 或 FN/SFN（Hürthle 细胞型）（图 2-5）[8]。

多数甲状腺原发性恶性肿瘤（包括乳头状癌和甲状腺髓样癌），具有独特的细胞学特征，在 FNA 标本中容易诊断为"恶性肿瘤"（Bethesda Ⅵ类）。但有些标本因量和（或）质不足以明确诊断时，称为"可疑恶性肿瘤"（Bethesda Ⅴ类）。原因包括出现与其他甲状腺病变相重叠的细胞形态学特征（尤其是核的特征）。某些桥本甲状腺炎病例中，良性滤泡细胞的化生性改变与甲状腺乳头状癌（PTC）难以区分。Bethesda Ⅴ类的细胞学特征高度怀疑恶性肿瘤，但不足以进行结论性诊断[4]。

Bethesda Ⅵ类恶性肿瘤是指 FNA 标本具有诊断性细胞形态学特征。例如，涂片内细胞可见核内胞质假包涵体、核淡染、染色质粉尘状、核增大而拥挤及纵行核沟，呈乳头状和（或）单层排列，可确诊为甲状腺乳头状癌。此类别典型特征是包含携带 BRAFV600E 突变的癌（图 2-6）。涂片细胞量中等至丰富，细胞呈浆细胞样、多边形、圆形和（或）梭形，并有"椒盐样"染色质，则可疑恶性肿瘤细胞（甲状腺髓样癌）。通过辅助检查和免疫组化染色证实，这些标本可诊断为"恶性肿瘤"（Bethesda Ⅵ类），并归类为甲状腺髓样癌（图 2-7）。尽管如此，细胞学诊断的甲状腺髓样癌通常发生在不到 50% 的甲状腺髓样癌患者中[9]，表明需要额外的方法来确保所有甲状腺髓样癌患者得到最佳治疗（包括术前评估和手术治疗）。

二、不确定性结节的处理

当 NIFTP 被认为是恶性 / 需外科手术时，Bethesda Ⅲ 和 Ⅳ 类结节的恶性风险度评估约为 25%[4, 6]。不确定性结节造成临床困扰。诊断该

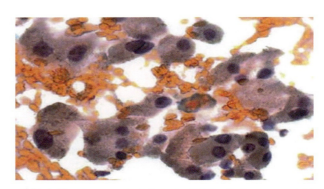

▲ 图 2-5　Hürthle 细胞示细胞质丰富、嗜酸性，核仁显著，细胞极性消失

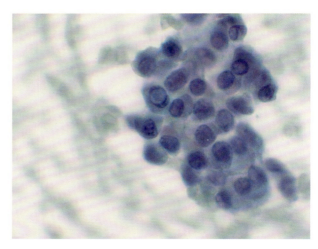

▲ 图 2-6　甲状腺乳头状癌 FNA 细胞学 Bethesda Ⅵ 类（恶性肿瘤）显微照片，此图显示染色质淡染、核内胞质假包涵体及核沟

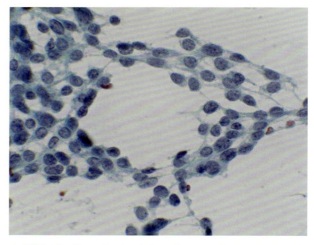

▲ 图 2-7　甲状腺髓样癌显微照片，细胞具有圆形细胞核和"椒盐样"染色质

Bethesda 类别结节的患者以往接受诊断性甲状腺切除，其中约 75% 的患者最终病理诊断仅为良性结节。采取更好的诊断策略能使医疗支付者避免不必要的手术费用，而患者和医生则可能避免侵入性手术和相关并发症的风险[10]。

2015 年美国甲状腺协会管理指南、2017 版 TBSRTC 和国家综合癌症网络指南提出了不确定性甲状腺结节的几种处理方法，其中包括分子检测和手术[1, 6, 11]。对于 Bethesda Ⅲ 类结节还可考虑监测、重复 FNA 和细胞学标本的二次诊断。不幸的是，这些诊断分类中观察者间和观察者内存在相对较高的不一致性（包括细胞学专家之间）[12]。而且第二次 FNA 标本诊断为良性（Bethesda Ⅱ 类）患者的恶性风险度已充分降低的数据并不令人信服[13-15]。此外，缺乏对第二次 FNA 结果为良性而未手术结节的长期随访研究。

过去十年中，我们对分子基因组学的理解发生了巨大变化，尽管不完整，但对甲状腺癌基因组学有了新的认识。这使得分子诊断工具的发展（本章稍后讨论）能将这些不确定性甲状腺结节区分为"可疑"或"良性病变"。

三、基因组学到表型的机制

在此，我们简要回顾基因组学的几个组成部分。致癌作用是一个复杂的过程，通常涉及关键（"核心"）癌基因或抑癌基因，还涉及其他内部因素（饮食、炎症、巨噬细胞、中性粒细胞活性氧和氮物质）、外部因素（吸烟、辐射、金属、病毒和基因毒素）、表观遗传学（非编码 RNA、甲基化、组蛋白修饰和染色质重塑）、DNA 修复缺陷及许多"外围"基因活动（先天遗传或后天获得）。归根结底，癌症是一种组织生长失调的疾病。遗传和表观遗传变异可以发生在多个层面，从全染色体的获得或缺失，到单个 DNA 核苷酸的突变，再到控制 100～500 个基因表达的 microRNA 的沉默或激活。癌基因可能是高水平过表达的正常基因或具有新特性的变异基因。抑癌基因抑制细胞分裂、存活或具有其他抑制生长的特性，通常因促肿瘤发生的遗传学变异而失去功能。此外，病毒还可能含有触发肿瘤生长的癌基因。

脱氧核糖核酸（DNA）携带的遗传信息可以从一代传递到下一代。遗传信息存储在连接的核苷酸序列中。这些碱基的配对提供了一种将遗传信息从现有核酸复制到新链的机制。基因是编码功能性分子的核苷酸序列。基因表达过程中，DNA 首先转录成 RNA（统称为转录组）。RNA 可以直接发挥功能，或者作为执行功能蛋白质（由氨基酸组成）的中间模板。蛋白质合成的模板由选定的称为外显子的 DNA 序列制成，该序列被转录为信使核糖核酸（mRNA）。遗传信息的流动取决于遗传密码：三个核苷酸碱基构成的序列称为一个密码子，决定一种氨基酸（翻译）用于蛋白质组装，这在所有生物体中几乎相同。

几乎所有人类 mRNA 的成熟都需要 mRNA 前体的剪接。选择性剪接通过选择剪接位点将 mRNA 前体加工成不同的成熟 mRNA，使单个基因能产生多种潜在蛋白质产物。已确认选择性剪接产生的特定 mRNA 异构体能在癌症中促进肿瘤转化、癌症进展和（或）治疗耐药性。

尽管哺乳动物中超过 90% 的 DNA 被转录，但随后仅约 2% 的基因组被翻译[16]。由 DNA 转录但未翻译成蛋白质的功能性 RNA 分子称为非编码 RNA（ncRNA）。一般而言，ncRNA 的功能是调节基因表达，并在异染色质形成、组蛋白修饰、DNA 甲基化靶向和基因沉默中发挥作用。ncRNA

主要分为两种类型：短 ncRNA（＜30 个核苷酸）和长 ncRNA（lncRNA）（＞200 个核苷酸）。

microRNA（miRNA）是一种短 ncRNA，可调节 mRNA 翻译或其稳定性，在细胞增殖和细胞死亡中起重要作用。因此认为 miRNA 异常表达在癌变过程中有一定作用。miRNA 失调被认作肿瘤特异性事件，影响肿瘤的类型、生物学行为及驱动肿瘤发展的分子变异，故而特定的 miRNA 可能具有作为诊断和预后标志物或治疗靶点的临床效用。癌组织中，作为癌基因过表达的 miRNA 被称为原癌 miRNA，而表达下调的 miRNA 则被称为抑癌 miRNA。甲状腺癌中已报道多种原癌 miRNA（miR-21、miR-31、miR-99-3p、miR-128a、miR-128b、miR-139、miR-141、miR-146a、miR-146b-3p、miR-146b-5p、miR-155、miR-181a、miR-181b、miR-187、miR-191、miR-200a、miR-200b、miR-200c、miR-220、miR-221、miR-222、miR-222-5p、miR-224、miR-375、miR-551b）或抑癌 miRNA（let-7、miR-1、miR-26a-1、miR-30、miR-30c、miR-138、miR-199、miR-219、miR-292、miR-300 及 miR-345）[17-21]。此外，每种甲状腺癌亚型可能有其自身 miRNA 谱。相较 PTC 而言，miR-182 和 miR-183 在 FVPTC 中有更多报道。miR-21、miR-22 的表达上调，以及 miR-204、miR-144-3p、miR-15a-5p、miR-20a-5p、miR-32-5p、miR-142-5p、miR-143-3p、miR-20b-5p 的表达下调，与经典型 PTC 的侵袭性行为有关[19-22]。另有报道称我们，miR-222-3p 上调可区分 FVPTC 与 NIFTP[19]。let-7e、miR-181b、miR-135a、miR-15b、miR-320 和 miR-484 胚系突变与家族性 PTC 有关[17]。

miRNA 失调作为治疗靶点的研究正在进行。正研究设计模拟 miRNA 以替代下调的抑癌 miRNA 的分子，这些分子与水凝胶、脂质体、微细胞、纳米颗粒、合成聚合物或病毒载体相结合，以更好地递送[18]。

lncRNA（对应短 ncRNA）异常也可能在甲状腺癌的发生中发挥作用。lncRNA 参与基因调控，其中包括基因表达调控、染色质修饰、蛋白质复合物组装、剪接和翻译。抑癌 lncRNA（NAMA、PTCSC1/2/3、MEG3、LING00271、CASC2、PANDAR）和原癌 lncRNA（MALAT1、HOTAIR、BANCR、PVT1、FAL1）均已被报道[16]。

然而，目前鲜有利用 ncRNA 的诊断产品，同时也没有治疗产品进入临床应用。此外，一种利用 miRNA 进行甲状腺诊断的方法仅短暂使用过[23]，另一种仍活跃在美国市场上（我们将在下文讨论）。

四、甲状腺癌基因组学

（一）甲状腺乳头状癌

甲状腺乳头状癌（PTC）的基因组分析显示出独特特征，使其有别于其他常见的成人癌症[22, 24]。最引人注目的一个发现是 0.41/Mb 的低突变负荷，整个外显子组中约四个基因组发生改变，远低于乳腺癌（中位 1.2/Mb）、结肠癌（3.2/Mb）和肺癌（8～10/Mb），与儿童癌症（0.1～0.3/Mb）相似[25, 26]。另一个发现是驱动突变明显互相排斥。"驱动"致癌作用的突变，或者更确切地说是一种赋予选择性细胞生长优势的突变称为驱动突变。我们可以看到典型互斥的基因变异共存[27]，其罕见性表明一旦通路被强驱动因素激活，则极小或没有选择性生长优势。

PTC 最常见的驱动突变是 BRAFV600E 突变（60%），其次是 RAS 突变（14%）。重要的是，读者要认识到，此处 PTC 不代表那些通常在细胞学为不确定性结节中发现的病例，不确定性结节的 BRAFV600E 突变不太常见。一项研究显示，在细胞学 Bethesda Ⅲ 和 Ⅳ 类中发现的 PTC 变异型，仅 11% 存在 BRAFV600E 突变[28]。尽管如此，癌症基因组图谱（the cancer genome atlas，TCGA）项目还是阐明了重要的机制。BRAF 和 RAS 编码的蛋白质都参与有丝分裂原活化蛋白激酶（mitogen-activated protein kinase，MAPK）通路（图 2-8），这是调节细胞增殖和细胞周期的关键细胞转导途径。BRAF 在滤泡型 PTC（FVPTC）中相对罕见（7%），而它是迄今为止经典型 PTC（71%）最常见的突变[22]。RAS 是 FVPTC 最常见的驱动突变（35%）。鉴于这种明显区别，TCGA 将 PTC 分为 BRAFV600E 样突变和 RAS 样突变（图 2-8）。由 BRAFV600E 驱动的肿瘤对 ERK 到 RAF 的负反馈没有反应，导致高 MAPK 信号传导[29]。相反，由 RAS 和 RTK 融合驱动的肿瘤通过 RAF 二聚体响应 ERK 反馈，导致较低 MAPK 信号传导。

不同的信号传导导致表型差异。例如，BRAFV600E 样肿瘤中负责碘摄取和代谢的基因表达大大降低[30]。相比之下，RAS 样肿瘤中这些基因的表达很大程度上得以保留[22]。TCGA 还发现，与对应的 BRAFV600E 样突变相比，RAS 样 PTC 分化良好，复发风险较低，与滤泡结构更相关。TCGA 关注肿瘤起始事件，因此多数是低风险 PTC（低分化和未分化癌被排除）。由于 PTC（和甲状腺滤泡癌）中发现的 RAS 突变、许多其他突变及融合也存在于非恶性肿瘤中，因此很明显，除了这些基因组变异外，还需要其他事件或因素才能形成甲状腺癌。

对这些额外事件的认识是一个活跃的研究领域。随后对甲状腺低分化癌（poorly differentiated thyroid cancer，PDTC）和间变性癌（anaplastic thyroid cancer，ATC）进行了基因组研究[31-34]，

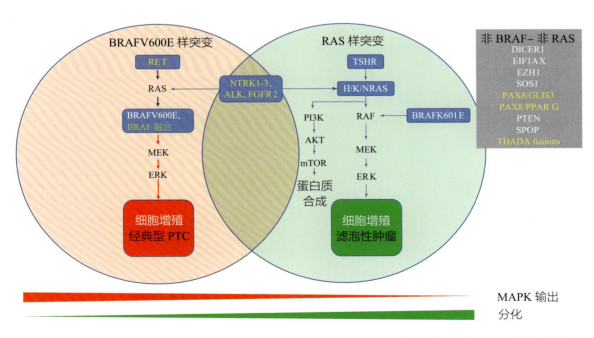

▲ 图 2-8　MAPK 通路。根据已发表文献 [22, 39] 对基因组突变和融合进行归类。突变和融合分别采用白色和黄色字体。RET 融合是 BRAFV600E 样突变。RET 点突变通常是甲状腺髓样癌。箭头的颜色表示通路信号的大小［例如，BRAFV600E 突变（红色）＞ RET 融合（紫色）＞ RAS 突变（蓝色）］，这可能解释了不同的肿瘤表型和生物学行为（图改编自已发表的文献 [22, 88]）

结果显示 BRAFV600E 和 RAS 仍是最常见的驱动突变。然而，总体突变负荷更高，伴有额外基因突变，如 TERT、TP53、MED12、RBM10、CDKN2A 和 CDKN2B。在 BRAFV600E 突变 PTC 小鼠模型中加入 TP53 突变，显著将惰性 PTC 转化为 PDTC/ATC[35]。这表明，除了最初的驱动事件外，随后的特定基因变异可能导致惰性分化的甲状腺癌转变为更具侵袭性的肿瘤。

（二）滤泡性腺瘤和甲状腺滤泡癌

尽管 FTC 预后较 PTC 更差[36-38]，但细胞学和基因组特征与良性滤泡性腺瘤（FA）明显重叠，这是独特的挑战。分子水平上，RAS 突变（NRAS、KRAS 和 HRAS）和 PAX8/PPARγ 易位在 FTC 中均常见，高达 50% 的病例可出现[39]。然而它们也出现在 FA 中，尽管频率较低（2%～25%）[39-41]，使得这些不可靠的分子标记自身无法区分 FTC 和 FA。事实上，在细胞病理学诊断 Bethesda Ⅲ 和 Ⅳ 类的结节中，PAX8/PPARγ、HRASQ61、BRAFK601E 和 NRASQ61R 的阳性预测值（PPV）分别为 55%、45%、42% 和 38%[42]。以上结果表明，这些基因组事件最有可能促成癌变的早期阶段，而发生腺瘤到癌的转化则需要额外基因组变异[39, 40, 43, 44]。

（三）Hürthle 细胞癌

Hürthle 细胞起源于甲状腺滤泡细胞，但其形态截然不同：体积较大，含丰富线粒体，并有明显核仁（图 2-5）[45-49]。Hürthle 细胞见于良性甲状腺疾病，如桥本甲状腺炎和良性结节性甲状腺肿。然而，由 75% 以上 Hürthle 细胞组成的肿瘤标为 Hürthle 细胞腺瘤（Hürthle cell adenomas，HCA）或 Hürthle 细胞癌（Hürthle cell carcinomas，HCC）[46]。与 FTC 类似，HCC 我们无法在细胞学上区分 HCC 与 HCA，因为二者的区分是基于组织学上包膜或血管侵犯。HCC 曾经被认为是 FTC 的变异型[49]。鉴于其独特的临床和细胞学特征，2017 年世界卫生组织将 Hürthle 细胞癌重新分类为一个独立的实体[49, 50]。与 FTC 不同，HCC 通常对放射性碘治疗抵抗，颈部淋巴结转移的可能性更高，并具有强的 ^{18}F- 氟 -2- 脱氧葡萄糖正电子发射计算机断层扫描亲和力。HCC 预后较 FTC 更差，特别是发生远处转移时[38]。最近的基因组分析揭示了 HCC 独特的基因组变异，特征是线粒体 DNA 变异，以及杂合性和染色体的广泛缺失[3, 45, 46, 48]。HCA 中也发现了杂合性缺失[3]。将这些信息与分子诊断检测相结合后，Hürthle 细胞病变的诊断性能提高了[3, 40, 51]。

（四）甲状腺髓样癌

甲状腺髓样癌（medullary thyroid cancer，MTC）起源于分泌降钙素的滤泡旁细胞。25%MTC 的发生是多发性内分泌腺瘤病 2 型（MEN2）的一部分，其余为散发性。散发性和遗传性 MTC 的基因组分析显示存在 RET、HRAS 和 KRAS 三个主要驱动突变[52-54]，它们相互排斥，多项研究中约占 MTC 75%，其中 RET 点突变最常见（50%～60%）。当前实践指南建议对假定的散发性 MTC 患者进行胚系 RET 突变检测[55]。

五、细胞学不确定性结果中的基因组学

由于不确定性病变存在恶性风险（10%～25%）[56]，对 Bethesda Ⅲ 和 Ⅳ 类结节进行更好诊断性检测的需求不断增加，导致在该人群中进行了大量基因组研究，以区分良性和恶性病变。该组中最常见的突变（60%）归类为非 BRAFV600E

样突变（NRAS、HRAS、KRAS、EIF1AX、BRAFK601E、PPARγ 融合、DICER1）；其次是没有明确驱动突变的组，其中包括拷贝数变异、插入/缺失（indels）和基因表达变异[40, 41]。令人沮丧的是，就像它们细胞学"不确定性"的结果一样，这些突变也不足以区分良性和恶性病变，因为它们同时发生在良性和恶性病变中[40]。此外，已知（或怀疑）BRAFV600E 样突变（BRAFV600E、BRAF 和 RET 融合）对癌症具有高度特异性（＞95%），当出现时，几乎确定存在甲状腺癌[42, 57]。然而，这些突变在细胞学不确定的人群中并不常见[58]。总体而言，每个观察到的突变都具有低敏感性，并且多数对诊断癌具有中等特异性。因此，需要分析多个基因组变异以实现整体的高灵敏度，但添加许多具有中等特异性的变异会导致整体 panel 特异性降低，这本身就无法高精度诊断癌症。我们将在下文讨论市面上最常见的分子检测。

六、商用甲状腺结节分子检测

（一）Afirma® 基因表达分类器和 Afirma 基因测序分类器

Afirma 基因表达分类器（gene expression classifer，GEC）于 2011 年推出（Veracyte 公司，South San Francisco，CA），作为一种"排除"甲状腺癌的分子诊断检测，以避免 Bethesda Ⅲ 和Ⅳ类结节进行诊断性手术。它通过利用 167 个基因微阵列定义的 mRNA 基因表达模式的算法，在分子上将不确定性结节分为"良性"或"可疑"。Afirma GEC 在一项前瞻性、双盲、多中心研究[59]中得到临床验证，该研究纳入了 265 例 Bethesda Ⅲ 和Ⅳ类结节。Bethesda Ⅲ 和Ⅳ类结节的敏感性、特异性、阳性预测值（PPV）和阴性预测值（NPV）

分别为 90%、52%、37% 和 94%，癌症发病率为 24%。所有病例均对组织病理参考结果不知情。随后进行了多项验证后研究，表明在不同环境下具有高敏感性和 NPV（表 2-1 和图 2-9）[60-64]。虽然它是一种很好的"排除检测"，但其相对较低的特异性使其无法用作"纳入检测"，在 Hürthle 细胞病变中表现得最为明显[65]。

随着对基因组理解、方法和机器学习工具的进步，第二代 Afirma 检测问世[3, 45, 46, 48]。Afirma 基因测序分类器（gene sequencing classifier，GSC）的开发旨在提高特异性。GSC 利用 RNA 测序平台，"良性"与"可疑"核心分类器包含 10 196 个基因[3, 51]。GSC 分类工作流程从测量 RNA 的数量和质量开始（图 2-10）。然后用四种上游"恶性肿瘤分类器"（甲状旁腺组织、MTC、BRAFV600E 变异、RET/PTC1 和 RET/PTC3 融合）对满意标本进行检测。如果这些分类器为阴性并且标本通过滤泡含量分类器，那么核心分类器将标本分为 GSC "良性"或"可疑"（图 2-10）[3, 51]。核心分类器与 Hürthle 细胞指数和 Hürthle 肿瘤指数相结合。分类器自动检测 Hürthle 细胞学标本，并允许核心分类器调整阈值处理非肿瘤标本，从而使更多低风险标本获得"良性"结果[3]。

Afirma GSC 采用与 GEC 相同的双盲、前瞻性、多中心甲状腺 FNA 样本队列进行临床验证[51, 59]。与 GEC 直接比较显示，特异性（68% vs. 52%）和 PPV（47% vs. 37%）均有所提高。GSC 于 2017 年用于商业。此后已经发表了 4 项独立的验证后研究（表 2-2，图 2-11）[66-69]，这些研究表明良性检出率有所提高，同时提高了特异性和 PPV，特别是伴有 HC 改变的结节。

Afirma Xpression Atlas（XA）是一种附加的检测方法，可在 Afirma GSC 可疑结节、Bethesda Ⅴ 和Ⅵ类结节和甲状腺癌转移中提供更多基因组

表 2-1 Afirma GEC 研究总结

作者	年份(年)	Bethesda	总数	良性(百分比)	手术例数(百分比)	癌症[a]例数(发病率)	敏感性(%)	特异性(%)	阳性预测值[b](%)	阴性预测值(%)
San Martin[69]	2019	III	103	47(46%)	85(48%)	16(18%)	94	64	37	98
		IV	75	26(35%)		17(26%)	100	54	44	100
Endo[68]	2019	III	228	115(50%)	117(51%)	28(12%)	93	61	27	98
		IV	115	50(40%)	63(50%)	26(21%)	96	61	45	98
Angell[67]	2019	III、IV	486	233(48%)	249(51%)	77(16%)	97	61	34	99
Harrell[66]	2018	III、IV	481	200(42%)	270(56%)	139(29%)	86	67	57	91
Azizi[90]	2018	III、IV	156	92(59%)	76(49%)	31(20%)	90	74	48	97
Deaver[91]	2018	III	118	61(52%)	48(41%)	17(14%)	100	69	39	100
		IV	41	12(29%)	27(66%)	6(15%)	100	38	23	100
Hang[92]	2017	III	293	141(48%)	133(45%)	47(16%)	100	68	42	100
		IV	78	28(36%)	42(54%)	10(13%)	90	47	23	96
Harrison(重复FNA)[93]	2017	III、IV	105	52(50%)	45(43%)	14(13%)	100	65	33	100
Kay-Rivest(圣约翰斯[队列])[95]	2017	III	21	12(57%)	9(43%)	2(10%)	100	63	22	100
		IV	42	17(41%)	24(57%)	15(36%)	100	63	63	100
Kay-Rivest(蒙特利尔[队列])[94,95]	2017	III	84	54(64%)	25(30%)	9(11%)	100	77	36	100
		IV	25	6(24%)	19(76%)	12(48%)	100	46	63	100
Samulski[94,96]	2016	III	159	99(62%)	56(35%)	20(13%)	95	77	40	99
		IV	118	45(38%)	65(55%)	24(20%)	92	55	39	96
Wu[97]	2016	III	217	102(47%)	107(49%)	55(25%)	93	73	58	96
		IV	28	11(39%)	21(75%)	8(29%)	100	58	50	100
Abeykoon[98]	2016	III、IV	34	17(50%)	16(47%)	12(35%)	100	81	75	100
Dhingra[99]	2016	III、IV	24	12(50%)	12(50%)	7(29%)	100	71	58	100

（续表）

作 者	年份（年）	Bethesda	总 数	良性（百分比）	手术例数（百分比）	癌症ᵃ例数（发病率）	敏感性（%）	特异性（%）	阳性预测值ᵇ（%）	阴性预测值（%）
Villabona[100]（仅首次 FNA 系列）	2016	III	48	21（44%）	21（44%）	14（29%）	100	75	67	100
Sacks[101]	2016	III、IV	120	48（40%）	58（48%）	18（15%）	100	57	33	100
Al-Qurayshi[102]	2016	III	114	48（42%）	84（74%）	36（32%）	78	64	55	83
	2016	IV	40	10（25%）	28（70%）	14（35%）	79	33	44	70
Witt[103]	2016	III	17	7（41%）	10（59%）	3（18%）	100	50	30	100
	2016	IV	12	7（58%）	5（42%）	3（25%）	100	78	60	100
Zhu[104]	2015	III、IV	44	23（52%）	10（23%）	6（14%）	100	85	60	100
Celik[105]	2015	III	8	2（25%）	6（75%）	4（50%）	100	50	67	100
	2015	IV	26	9（35%）	14（54%）	6（23%）	100	60	50	100
Marti MSK 系列[106]	2015	III、IV	94	24（26%）	44（47%）	24（26%）	100	57	57	100
Marti MSBI 系列[106]	2015	III、IV	71	37（52%）	26（37%）	3（9%）	100	67	14	100
McIver[107]	2014	III	5	0（0%）	5（100%）	1（20%）	100	0	20	Null
	2014	IV	55	16（29%）	31（56%）	5（9%）	80	40	15	94
Lastra[108]	2014	III	68	45（66%）	18（27%）	11（16%）	100	0	61	Null
	2014	IV	64	25（39%）	32（50%）	11（17%）	100	10	37	100
Alexander（汉辛辛那提大学）[60]	2014	III	16	7（44%）	6（38%）	2（13%）	100	64	33	100
	2014	IV	12	10（83%）	2（17%）	2（17%）	100	100	100	100
Alexanderᵈ[59]	2012	III	129	55（43%）	129（100%）	31（24%）	90	53	38	95
	2012	IV	81	32（40%）	81（100%）	20（25%）	90	49	37	94

a. 所有统计的恶性肿瘤均包含具有乳头状核特征的非浸润性甲状腺滤泡性肿瘤（NIFTP）。数据重叠的小型研究被排除
b. 所有统计中，未手术的分子良性结节被认为是真正良性，未手术的可疑结节被排除
c. 来自 Valderrabano 等的数据[94]
d. 临床验证研究[59]

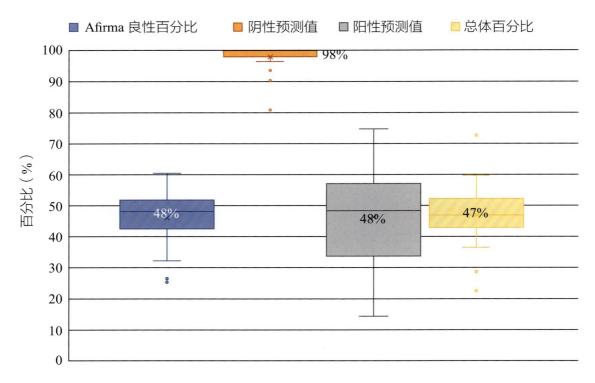

▲ 图 2-9　**Afirma GEC** 箱线图结合了表 **2-1** 中 **25** 项独立系列研究的 **Bethesda Ⅲ** 和Ⅳ类性能，显示了未加权平均值。箱子取决于四分位距（**interquartile range，IQR**）。触须从框的顶部向上延伸至框顶部上方 ≤ **1.5** 倍 **IQR** 的最大数据点，从框的底部向下延伸至框底部下方 ≤ **1.5** 倍 **IQR** 的最小数据点

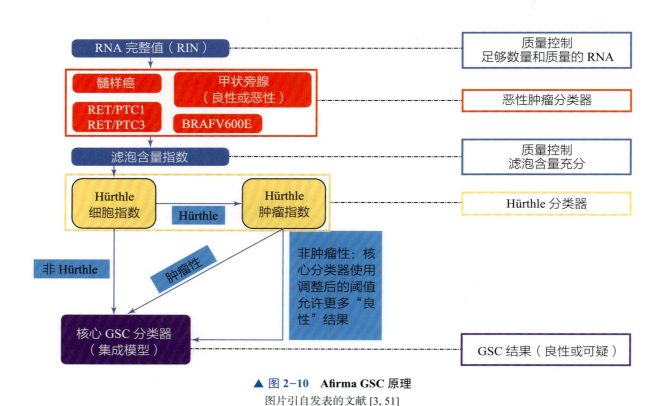

▲ 图 2-10　**Afirma GSC** 原理
图片引自发表的文献 [3, 51]

表 2-2　**Afirma GSC 研究总结** [a]

作　者	年份（年）	Bethesda	总　数	良性（百分比）	手术例数（百分比）	癌症[b]例数（发病率）	敏感性（%）	特异性（%）	阳性预测值（%）	阴性预测值（%）
San Martin[69]	2019	Ⅲ	76	58（76%）	42（35%）	14（19%）	86	95	80	97
		Ⅳ	45	24（54%）		18（42%）	94	92	90	96
Endo[68]	2019	Ⅲ	124	100（81%）	17（14%）	8（6%）	100	94	57	100
		Ⅳ	40	25（63%）	12（30%）	7（18%）	100	86	64	100
Angell[67]	2019	Ⅲ、Ⅳ	114	75（66%）	37（32%）	17（15%）	94	82	50	99
Harrell[66]	2018	Ⅲ、Ⅳ	139	85（61%）	45（32%）	29（21%）	97	90	76	99
Patel[c][51]	2018	Ⅲ	114	63（55%）	114（100%）	28（25%）	93	71	51	97
		Ⅳ	76	40（53%）	76（100%）	17（22%）	90	49	37	94

a. 所有统计中，未手术的分子良性结节被认为是真正良性，未手术的可疑结节被排除

b. 所有统计的恶性肿瘤均包含具有乳头状核特征的非浸润性甲状腺滤泡性肿瘤（NIFTP）

c. 临床验证研究

信息[70]。XA 采用 RNA 测序报告来自 511 个基因的 761 个 RNA 变异和 130 个 RNA 融合，以更好地了解活检结节或转移灶。在 GSC 可疑结节中，阴性结果并不能否定 GSC 可疑结节的恶性风险[70]。Yoo 等报道，经全面 RNA 测序发现，变异或融合呈阴性的恶性肿瘤往往为单灶性，缺乏甲状腺外浸润和局部及远处转移，且无疾病[39]。然而，这些发现与 TCGA 缺乏驱动突变或融合的 126 个（总 496 个）PTC 结果并不完全一致[22]。因此有必要对这一问题进行进一步研究。

另外，XA 阳性结果可能表示具有特定改变的 PPV 信息、可能的肿瘤类型、通路信号分类以及潜在存在的 FDA 批准或研究性治疗靶向的基因组变异，并可能识别出某种变异应及时考虑遗传咨询和胚系检测以了解遗传性综合征可能性（MEN2、Cowden、家族性腺瘤性息肉病/Gardner、DICER1、遗传性乳腺癌和卵巢癌等）（图 2-12）。这可能有助于制订临床处理方案，如

手术范围，以及是否可能进行额外治疗（如放射性碘治疗）。值得注意，目前无法检测 TERT 启动子突变，然而它们在 Bethesda Ⅲ 和 Ⅳ 类结节中相对罕见。这些概念将在下文"Bethesda Ⅲ 和 Ⅳ 类之外结节的分子诊断"中进行更充分的讨论。

（二）ThyroSeq

ThyroSeq 是由匹兹堡大学医学中心开发的多基因 panel 检测。其首个大型验证研究（7 基因 panel，最近称为 ThyroSeq v0）于 2011 年发表，是对来自匹兹堡大学医学中心 762 例患者，细胞学为不确定的 1056 份连续性甲状腺结节 FNA 标本进行的单中心回顾性分析和相关性研究[44]。充分评估后对来自 729 例患者的 967 份 FNA 标本进行最终分子分析，并对 479 例接受手术患者的 513 份 FNA 样本进行组织学相关性分析。检测的基因变异分别为 BRAFV600E、NRAS 密码

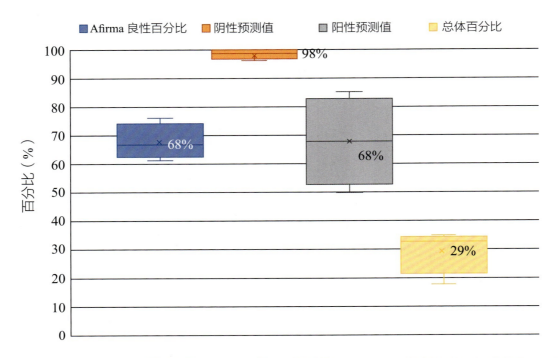

▲ 图 2-11　**Afirma GSC 箱线图结合了表 2-2 中 3 项独立系列研究的 Bethesda Ⅲ 和 Ⅳ 类性能，显示每个指标的未加权平均值**

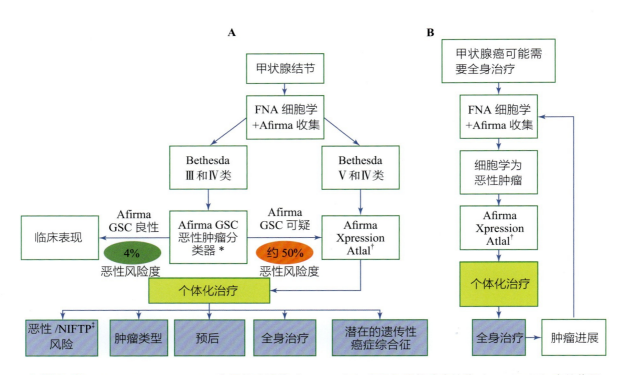

▲ 图 2-12　**Afirma Xpression Atlas 在甲状腺结节（panel A 组）和已知甲状腺癌转移（panel B 组）中的作用**

*. 恶性肿瘤分类器将每个标本报告为 MTC 分类器、BRAFV600E 分类器、甲状旁腺分类器和 CCDC6/RET（RET/PTC1）＋NCOA4/RET（RET/PTC3）融合的阳性或阴性

†. Xpression Atlas 中包含恶性肿瘤分类器

‡. 具有乳头状核特征的非浸润性甲状腺滤泡性肿瘤（改编自 Ali 等 [89]）

子 61、HRAS 密码子 61 和 KRAS 密码子 12/13 点突变，以及 RET/PTC1、RET/PTC3 和 PAX8/PPARγ 重排。总体而言，24% 细胞学不确定的结节最终病理为恶性[AUS/FLUS（Bethesda Ⅲ类）类别为 14%，FN/SFN（Bethesda Ⅳ类）类别为 27%，SMC（Bethesda Ⅴ类）类别为 54%]。如果多基因 panel 中发现任何突变，恶性肿瘤的总体风险（PPV）为 89%[AUS/FLUS（Bethesda Ⅲ类）类别为 88%，FN/SFN（Bethesda Ⅳ类）类别为 87%，SMC（Bethesda Ⅴ类）类别为 95%]，敏感性为 57%～68%，特异性为 96%～99%，NPV 为 72%～94%，取决于细胞学不确定的特定亚类。对这项研究的批评包括单中心设计和组织病理诊断时未对分子结果设盲。

自推出以来，ThyroSeq 分子检测平台和版本在不断发展。ThyroSeq v2 的临床验证及独立临床

实践研究已发表（表 2-3 和图 2-13）。ThyroSeq 目前可从 CBLPath（Rye Brook，NY）购得，通过二代测序方法检测 112 个基因组成的多基因 panel（ThyroSeq v3，表 2-4）。临床验证研究发表于 2018 年，是一项前瞻性、双盲、多中心研究，收集 10 家医学中心 782 例患者的 1031 份 FNA 活检标本，其中 9 家中心来自美国，1 家来自新加坡[40]。经排除和充分评估，对 232 例患者的 257 份细胞学不确定的结节进行最终分子分析。每个结节均有相关的组织学。11 个结节被诊断为 NIFTP，当报道 112 基因 panel 的性能时，同时分析了恶性肿瘤和 NIFTP。在接受分子检测和手术的 257 例细胞学不确定的结节中，76 例（30%）为癌或 NIFTP[其中 AUS/FLUS（Bethesda Ⅲ类）类别为 35/154（23%），FN/SFN（Bethesda Ⅳ类）类别为 33/93（35%），SMC（Bethesda Ⅴ

表 2-3 ThyroSeq v2 研究总结[a]

作 者	年份（年）	Bethesda	总数	阴性（百分比）	手术例数（百分比）	癌症[b]例数（发病率）	敏感性（%）	特异性（%）	阳性预测值（%）	阴性预测值（%）
Taye[109]	2018	Ⅲ、Ⅳ	153	51（67%）	60（39%）	12（8%）	83	79	27	98
Livhits[110]	2018	Ⅲ、Ⅳ	76	61（80%）	23（30%）	8（11%）	100	91	57	100
Valderrabano[111]	2017	Ⅲ	104	82（79%）	52（50%）	7（7%）	43	86	19	95
		Ⅳ	86	63（73%）	50（58%）	13（15%）	85	91	65	97
Nikiforov[c][112, 113]	2015 2014	Ⅲ	95	69（73）	69（100%）	22（23%）	91	92	77	97
		Ⅳ	143	101（71%）	143（100%）	39（27%）	90	93	83	96

a. 所有统计中，未手术的分子良性结节被认为是真正良性，未手术的可疑结节被排除

b. 所有统计的恶性肿瘤均包含具有乳头状核特征的非浸润性甲状腺滤泡性肿瘤（NIFTP）

c. 临床验证研究

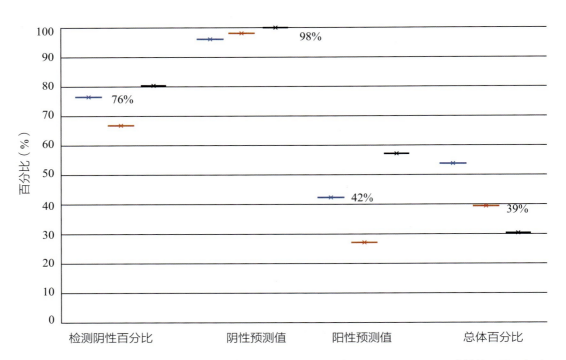

▲ 图 2-13　ThyroSeq v2 图结合了表 2-3 中 3 项独立系列研究的 Bethesda Ⅲ和Ⅳ类性能，显示每个指标的未加权平均值

表 2-4　ThyroSeq v3 研究总结

作　者	年份（年）	Bethesda	总　数	阴性（百分比）	手术例数（百分比）	癌症[a] 例数（发病率）	敏感性（%）	特异性（%）	阳性预测值（%）	阴性预测值（%）
Nikiforova[114]	2018	Ⅲ、Ⅳ	158	83（53%）	158（100%）	70（44%）	98	82	83	99
Steward [b][40]	2018	Ⅲ	154	104（68%）	154（100%）	35（23%）	91	85	64	97
		Ⅳ	93	46（49%）	93（100%）	33（35%）	97	75	68	98

a. 所有统计的恶性肿瘤均包含具有乳头状核特征的非浸润性甲状腺滤泡性肿瘤（NIFTP）
b. 临床验证研究

类）类别为 8/10（80%）]。该研究的主要结果是在 Bethesda Ⅲ和Ⅳ类中区分癌或 NIFTP 与良性结节的能力。39% 标本分子检测呈阳性，61% 标本呈阴性。Bethesda Ⅲ和Ⅳ联合类别中癌 /NIFTP 的发病率为 28%，ThyroSeq v3 多基因分类器的敏感性为 94%，特异性为 82%，PPV 为 66%，NPV 为 97%。整个队列中（包括 Bethesda Ⅴ类的 10 例

患者），癌 /NIFTP 的发病率为 30%，ThyroSeq v3 多基因分类器的敏感性为 93%，特异性为 81%，PPV 为 68%，NPV 为 97%。5 例（3%）假阴性是 T_1 或 T_2 PTC（n=4）或微小浸润型甲状腺滤泡癌（n=1）。作者还能够识别出以下与 100% 肿瘤疾病风险相关的变异基因：TERT、TP53 和 BRAFV600E 突变，以及 NTRK3、RET 和 BRAF

融合。有趣的是，在 34 例组织学上良性的检测阳性结节中［23 例（67%）腺瘤和 11 例（32%）增生结节］，32 例（94%）结节内大部分细胞表现出一个或多个克隆性改变，显示肿瘤（而非增生）的形成过程。这些结果表明了将分子信息与组织学相结合的潜在价值。除了前瞻性多中心设计外，这项研究的优势之一是集中完成所有组织病理学诊断，细胞学和病理学医生都不知道分子检测结果。值得注意的是，与 Afirma 相比，ThyroSeq 研究中恶性肿瘤发病率总体较高，这对其 PPV 产生了积极影响。这项研究的评价包括 10 家中心中 2 家提供了大部分样本，4 家中心的癌 /NIFTP 发病率为 43% 或更高，这提出了样本选择偏倚及结果在其他实践环境中的适用性问题。

最近发表了一项针对具有 Hürthle 细胞改变的不确定性结节的 ThyroSeq 临床实践研究。其中包括 188 例 Hürthle 细胞病变和 33 例手术随访[71]。所有病例均采用 ThyroSeq v2 检测，部分病例另采用 ThyroSeq v3 检测。其中 115 例（61%）检测结果为阴性，5 例接受手术，手术病理为良性。73 例检测结果呈阳性，28 例接受手术。手术病例中 Bethesda Ⅲ类结节的 PPV 和 NPV 分别为 55% 和 100%。Bethesda Ⅳ类结节 PPV 较低为 36%，NPV 为 100%。

（三）ThyGeNEXT+ThyraMIR

由 Interpace 诊断公司（Pittsburgh，PA）提供的 ThyGeNEXT+ThyraMIR 是一种独特的联合检测，采用二代外显子组测序检测基因突变 / 融合 panel 并协同 microRNA 分类器。尽管某些 miRNA 在甲状腺癌中优势表达[22, 72]，但低敏感性使其不足以单独作为诊断性检测[73]。ThyGeNEXT 包括对 10 个基因的突变及 38 个基因融合的分析。当 ThyGeNEXT 检测基因变异阴性或检测到较低的癌症特异性突变时，会反射性触发 ThyraMIR（miRNA 分类器）检测。ThyraMIR 根据 10 种 miRNA 的表达模式，将样本分为癌症低风险或高风险。标本采集推荐使用专用 FNA 活检针将标本收集于核酸保护剂中。尚未发表临床验证或独立的临床实践研究。从 Asuragen 公司（Austin，TX）获得的早期 7 基因突变 panel，采用多重 PCR 和液滴阵列平台报告 17 种基因组变异并联合 ThyraMIR，已在一项多中心横向研究中得到临床验证[74]，研究纳入 109 例具有组织病理参考结果的 Bethesda Ⅲ 和Ⅳ类结节的患者（表 2-5）。组织学诊断指定本中心完成，对 ThyraMIR 结果不知情，但对 7 基因 panel 结果不设盲。报道的敏感性、特异性、PPV 和 NPV 分别为 89%、85%、74% 和 94%，癌症发病率为 32%，相对较高。在 35 例癌症患者中，31 例确认检测阳性（24 例通过基因组突变或融合检测，20 例通过 ThyraMIR 检测）。虽然这项验证研究将该联合检测命名为 ThyGenX/ThyraMIR，但 Interpace 随后以相同的 ThyGenX 命名一个新的

表 2-5　ThyGenX/ThyraMIR 研究总结

作　者	年份（年）	Bethesda	总　数	阴性（百分比）	手术例数（百分比）	癌症例数（发病率）	敏感性（%）	特异性（%）	阳性预测值（%）	阴性预测值（%）
Labourier[a][74]	2015	Ⅲ、Ⅳ	109	67（61%）	109（100%）	35（32%）	89	85	74	94

a. 采用多重逆转录 PCR 平台（miRInform），出于商业用途，已被与 ThyGenX 相同命名的二代测序平台检测所取代。该检测或其替代品 ThyGeNEXT 的临床验证尚未发表

二代测序检测，检测增加了 PIK3CA 基因，还从超过 100 种基因变异中添加了基因组片段。该检测版本的临床验证尚未公布。据一项临床实践研究报道，在癌症风险为 14% 的队列中，Kaplan-Meier 分析显示 92% ThyGenX 和 ThyraMIR 检测结果为阴性的患者在 FNA 后 2 年无癌症发生。他们还研究了另一种报告系统，当 ThyGenX 显示"弱"驱动突变且 ThyraMIR 为阴性时，也将患者计为阴性。使用这种方法，通过 Kaplan-Meier 分析，87% 检测结果为阴性的患者在 FNA 后 2 年无癌症发生。与报道的癌症发病率基线相比，该研究报道的癌症减少似乎相当温和：在癌症发病率较高的常见人群中，可以合理预期无癌状态的发生率较低。

七、如何利用分子检测结果指导外科手术

分子检测出现前，多数细胞学诊断不确定的患者被推荐进行手术活检（切除）以明确诊断，这些结节多数证明为良性。手术活检常涉及甲状腺腺叶切除，伴随的风险有麻醉、可能需要再次手术的出血、喉返神经损伤、甲状旁腺损伤或无意切除，以及术后对甲状腺激素水平的影响。随着商业化分子检测平台的发展，大多数分子检测阴性的患者可以避免诊断性甲状腺腺叶切除。

随着 2016 年将包裹性滤泡型甲状腺乳头状癌（PTC）重新分类为具有乳头状核特征的非浸润性甲状腺滤泡性肿瘤（NIFTP）[7]，每个细胞学不确定亚类的恶性风险度 [6] 和分子检测平台的发展都发生了变化。然而如果分子检测的目标是确诊和手术切除 NIFTP，这种影响就会减弱。在对细胞学不确定的 FNA 活检进行任何分子检测之前，重要的是与患者讨论每个不确定亚类发生

恶性肿瘤的风险，以及与分子检测阴性（而非零）相关的恶性肿瘤风险。

一些患者更愿意对甲状腺结节进行明确诊断，这种情况下应与患者讨论手术而不要求分子检测。其他情况下，患者可能应该直接进行手术，其中包括甲状腺结节患者有其他任何甲状腺切除术指征（例如，引起压迫症状的结节，需要手术治疗甲状腺功能亢进的 Graves 病患者的结节，甲状腺肿伴气管压迫或胸骨下延伸的结节）；甲状腺结节具有高度怀疑的超声征象（例如，低回声伴微钙化，纵与横之比 > 1，边缘不规则，甲状腺外浸润或边缘钙化中断），其恶性肿瘤风险 > 70% ~ 90%[1]；或者甲状腺结节 FNA 活检属于 SMC（Bethesda V 类）类别 [6]。尽管如此，这些情况下，如果分子检测结果会改变手术范围或术前评估，如 MTC 的分子鉴定，则可提出考虑分子检测。

多数医生和患者都同意对分子检测结果呈阳性的甲状腺结节进行手术治疗，也就是采用 Afirma 基因测序分类器（GSC）获得"可疑"结果或通过多基因 panel 检测检出特定基因变异提示具有显著患癌风险时。采用 Afirma GSC 的"可疑"结果，恶性肿瘤风险约为 50%（敏感性为 91%，特异性为 68%）[51]，恶性肿瘤风险取决于 ThyroSeq v3、ThyGeNEXT 或 Afirma Xpression Atlas 多基因 panel 检测中所确定的特定基因变异。

细胞学不确定性甲状腺结节的分子检测似乎对 AUS/FLUS（Bethesda Ⅲ 类）和 FN/SFN（Bethesda Ⅳ 类）类别的 FNA 活检最有用，因为 FNA 活检中 70% ~ 94% AUS/FLUS（Bethesda Ⅲ 类）类别结节和 60% ~ 90% FN/SFN（Bethesda Ⅳ 类）类别结节将在组织病理学上证明为良性，取决于 NIFTP 是否被认为是恶性肿瘤 [6]。因此，在 FNA 活检结果属于这些类别之一的高比例患

者中，有可能避免诊断性手术。

有临床医生提出，分子检测也可能对FNA活检属于SMC（Bethesda V类）类别的患者有用，因为了解特定基因突变可能会改变计划的手术范围。例如，由于BRAFV600E突变已被报道与甲状腺外浸润、淋巴结转移和临床分期晚有关[75, 76]，一些临床医生可能会利用该信息推荐更广泛的初始手术，如对于本可以接受甲状腺腺叶切除治疗的小PTC患者，可能建议行甲状腺全切和中央颈清扫术。然而，由于缺乏使用分子检测信息影响此类临床决策的长期随访分析数据，因此，应慎重决定将分子检测结果用于此目的。

八、Bethesda Ⅲ和Ⅳ类之外结节的分子诊断

有人可能会说，目前甲状腺癌指南对于大部分甲状腺癌患者的初次甲状腺手术或术后放射性碘使用方面并不准确或没有帮助。对细胞学Bethesda V和Ⅵ类甲状腺结节和甲状腺癌转移或不可切除的局部疾病进行基因组评估，可能对为个体患者订制护理（如精准医疗）越来越重要。

根据第八版AJCC/UICC分期系统，近90%甲状腺乳头状癌患者处于Ⅰ期，5年疾病特异性生存率为99.7%[77]。然而，对于介于1～4cm且不伴有甲状腺外浸润和任何淋巴结转移临床证据的甲状腺癌患者（若经组织学证实，所有为Ⅰ期），2015年美国甲状腺协会管理指南[1]允许甲状腺单侧切除或甲状腺全切。同样，几乎所有患者都"可以考虑"或"考虑"术后放射性碘治疗。因此，可能会建议同一位患者接受单纯甲状腺单侧切除，或者接受甲状腺全切外加放射性碘消融治疗，需要更知情的方法来决定治疗决策。

最近的研究已开始将特定的突变和融合与

BRAFV600E样和RAS样分类、碘代谢、肿瘤组织学、淋巴结转移风险、复发风险和死亡风险相联系[22, 39]。TCGA研究了PTC，其中包括经典型、滤泡型和高细胞型[22]。Yoo等研究了微小浸润型FTC、滤泡腺瘤、PTC和滤泡型PTC[39]。他们报道了三种基因表达谱，分别是BRAFV600E、RAS和非BRAF-非RAS（NBNR）（图2-8）。这些分子亚型与拷贝数变异、细胞增殖、分化、细胞内信号传导及代谢的差异相关。RAS样基因组变异包括H/K/NRAS突变，以及STRN-ALK和FGFR2-KIAA1598融合。对于NTRK3融合和CCDC6-RET，观察到BRAFV600E样组和RAS样组之间存在重叠。TCGA分析NTRK3、MET和LTK融合发现了类似的重叠/界线分离[22]。TCGA确认除V600E外的所有BRAF突变为RAS样（包括BRAFK601E突变）。与Yoo等[39]不同，TCGA表明对于NTRK1和ALK融合更多定为交界性/重叠，所有FDFR2融合更多定为RAS样，所有RET融合更多定为BRAFV600E样。Yoo等[39]的研究中，NBNR组与DICER1、EIF1AX、IDH1、PTEN、PAX8/PPARγ、PAX8-GLIS3、THADA-LOC100505678、EZH1、SOS1、IDH1和SPOP相关。在BRAFV600E组中观察到较高频率的淋巴结转移和甲状腺外浸润，而在RAS组或NBNR组中的频率较低。值得注意的是，NBNR组没有任何淋巴结转移。这些数据表明，有必要开展将临床和放射影像因素与基因组数据相结合的临床试验，以获得更多基于精准医疗的治疗建议。至少，数据似乎表明，临床上局限于甲状腺并在术前确定携带RAS或NBNR基因组变异的肿瘤，可能更多考虑进行更保守的干预，如单纯甲状腺腺叶切除。对于此类临床试验或患者的处理，可能谨慎的做法是从RAS或NBNR的分组变异中排除部分基因组变异，因为

当前证据表明它们可能与 BRAFV600E 组聚类或重叠。这些被排除的变异将包括 BRAF、RET、NTRK1/3、MET、LTK 和 ALK 融合。

整个肿瘤学中，有人提出每种癌症都可以进行基因组分型，并且下游基因表达谱可以预测肿瘤的细胞形态、临床表现和预后。这些信号通路为开发有效的靶向治疗以改善疾病特异性生存提供了机会。这种方法引导了许多临床前研究，其中针对难治性甲状腺癌患者的临床试验显著增加，试验将肿瘤的基因组改变与作用于靶向途径的药物相匹配。

虽然并非所有试验都成功，但其中一些试验显示了令人印象深刻的初步临床活性。此类研究已获 FDA 批准用于难治性甲状腺癌的治疗，其中包括达拉菲尼和曲美替尼联合治疗 BRAFV600E 突变甲状腺间变性癌[78]，帕博利珠单抗治疗微卫星高度不稳定性或错配修复缺陷的甲状腺癌[79]，以及拉罗替尼和恩曲替尼治疗携带 NTRK 融合的甲状腺癌[80,81]。预计将有更多以基因组变异为中心的临床试验和 FDA 批准。帕博利珠单抗和拉罗替尼标志着 FDA 最早批准的两款针对特定基因变异而不限肿瘤类型的肿瘤治疗药物，完全颠覆了传统的治疗方法。因此，预计甲状腺癌及其转移癌的基因组分析将更具重要性。这可能包括多个时间点的肿瘤分析，如初诊时，考虑全身治疗时，以及在积极治疗期间疾病进展时。临床医生可能很快就会通过基因组图谱来描绘甲状腺癌患者，就像目前通过组织学诊断来描绘他们一样。采用大基因 panel 检测具有优点，因为许多靶向相关变异罕见，与用手术标本重复检测相比，通过 FNA 标本的侵入性更小，更具成本效益。

九、未来的方向

（一）恶性病变的初始管理和后续随访策略指南

了解不确定性结节的分子特征不仅有助于是否接受手术的初始决策，还可以指导临床处理和后续随访策略。

开发一种可在术前高置信度识别 ATA 低风险癌／结节的分类器，将使外科医生能够仅进行甲状腺单侧切除并减少过度手术和放射性碘治疗。这种分类器可能优于根据 BRAFV600E、RAS 和 NBNR 信号通路的分类。

RAS 阳性甲状腺癌的淋巴结转移率较低，表明与 BRAFV600E 样突变或 RET/PTC 病例相比，这些实体可能需要更少的颈部超声（US）随访[82]。一旦没有疾病状态的证据，这些患者可能会被转移至生存者诊所。

用分子分类器预测对放射性碘的反应可能会有所帮助。当肿瘤不太可能受到影响时，辅助放射性碘治疗会使患者暴露于不必要的辐射、焦虑、成本和不便之中。此外，10%～15% 的高危甲状腺癌患者对放射性碘治疗产生耐药性[83,84]。非碘亲和力可以利用 TCGA 中提出的 BRAFV600E-RAS 评分信息来推断，并与参与钠碘协同转运体蛋白表达的基因调控相关，如 SLC5A5、SLC5A8、DIO1、DIO2、DUOX1 和 DUOX2[22]。这一知识可能有助于临床医生确定是否继续进行放射性碘治疗。

（二）良性结节的预后

在 8.5 年的随访中，11% 良性结节（由超声特征或细胞学结果定义）最终会在相对缺碘的地区增大[85]。在美国进行的另一项研究表明，17%

的良性结节在经过 8 年随访后最终接受了甲状腺切除术（主要是因为压迫症状）[86]。在良性甲状腺疾病中，较大的甲状腺体积与较高的手术并发症风险相关[87]；因此预测不太可能显著生长的良性结节与可能生长的良性结节，可能会改善临床决策和随访。需要开展工作来验证这种检测及其成本效益。

结论

甲状腺结节的分子分析已从单基因变异检测迅速发展到大分子 panel 和分类器。快速发展可能会继续。这种发展正由最初的良恶性肿瘤问题扩展到关于预后的其他问题，从而影响临床观察及手术切除范围的决策。与此同时，正在快速开发不良反应小的选择性药物。我们预计，了解患者的分子状态将很快与了解他们的组织学诊断和分期同等重要。采用微创方法获取分子信息可能具有更好的耐受性且更具成本效益。迄今已经证明，组织样本较循环肿瘤 DNA 检测具有更高的诊断率，其中包括在循环肿瘤 DNA 检出率较高的间变性癌中。医学基因组学的快速进步造成了巨大知识缺口，包括甲状腺医生在内的大多数临床医生都不熟悉这方面的知识。患者和医生可能会受益于不断的宣传和精心构思的患者检查报告，将复杂的基因组信息提炼成摘要以促进适当的决策。需要付出以上努力才能充分实现个体化医疗对甲状腺结节和癌症治疗的潜在益处。

利益冲突声明 Richard T. Kloos 是 Veracyte 公司的员工和股权所有者。公司产品包括 Afirma® 基因测序分类器和 Xpression Atlas。此处表达的观点可能不代表 Veracyte 公司的观点。本人、Neda A. Moatamed 和 Dina M. Elaraj 无利益冲突。

参考文献

[1] Haugen BR, Alexander EK, Bible KC, et al. 2015 American Thyroid Association management guidelines for adult patients with thyroid nodules and differentiated thyroid cancer: the American Thyroid Association guidelines task force on thyroid nodules and differentiated thyroid cancer. Thyroid. 2016;26(1):1-133.

[2] Grani G, Lamartina L, Ascoli V, et al. Reducing the number of unnecessary thyroid biopsies while improving diagnostic accuracy: toward the "right" TIRADS. J Clin Endocrinol Metab. 2019;104(1):95-102.

[3] Hao Y, Duh QY, Kloos RT, et al. Identification of Hurthle cell cancers: solving a clinical challenge with genomic sequencing and a trio of machine learning algorithms. BMC Syst Biol. 2019;13(Suppl 2):27.

[4] Cibas ES, Ali SZ, Conference NCITFSotS. The Bethesda system for reporting thyroid cytopathology. Am J Clin Pathol. 2009;132(5):658-65.

[5] Baloch ZW, LiVolsi VA, Asa SL, et al. Diagnostic terminology and morphologic criteria for cytologic diagnosis of thyroid lesions: a synopsis of the National Cancer Institute thyroid fine-needle aspiration state of the science conference. Diagn Cytopathol. 2008;36(6):425-37.

[6] Cibas ES, Ali SZ. The 2017 Bethesda system for reporting thyroid cytopathology. Thyroid. 2017;27(11):1341-6.

[7] Nikiforov YE, Seethala RR, Tallini G, et al. Nomenclature revision for encapsulated follicular variant of papillary thyroid carcinoma: a paradigm shift to reduce overtreatment of indolent tumors. JAMA Oncol. 2016;2(8):1023-9.

[8] Roh MH, Jo VY, Stelow EB, et al. The predictive value of the fine-needle aspiration diagnosis "suspicious for a follicular neoplasm, hurthle cell type" in patients with hashimoto thyroiditis. Am J Clin Pathol. 2011;135(1):139-45.

[9] Essig GF Jr, Porter K, Schneider D, et al. Fine needle aspiration and medullary thyroid carcinoma: the risk of inadequate preoperative evaluation and initial surgery when relying upon FNAB cytology alone. Endocr Pract. 2013;19(6):920-7.

[10] Giordano D, Valcavi R, Thompson GB, et al. Complications of central neck dissection in patients with papillary thyroid carcinoma: results of a study on 1087 patients and review of the literature. Thyroid. 2012;22(9):911-7.

[11] Haddad RI, Bischof L, Busaidy NL, Callender G, Dickson P, Goldner W, Haymart M, Hoh C, Hunt JP, Iagaru A,

Kandeel F, Kopp P, Lamonica DM, McIver B, Raeburn CD, Ridge JA, Ringel MD, Roth M, Scheri RP, Shah JP, Sippel R, Smallridge RC, Sturgeon C, Wang TN, Wirth LJ, Wong R. NCCN clinical practice guidelines in oncology (NCCN Guidelines@ thyroid carcinoma NCCN evidence blocks version 1. 2019.

[12] Cibas ES, Baloch ZW, Fellegara G, et al. A prospective assessment defining the limitations of thyroid nodule pathologic evaluation. Ann Intern Med. 2013;159(5):325-32.

[13] Renshaw AA. Does a repeated benign aspirate change the risk of malignancy after an initial atypical thyroid fine-needle aspiration? Am J Clin Pathol. 2010;134(5):788-92.

[14] Sullivan PS, Hirschowitz SL, Fung PC, Apple SK. The impact of atypia/follicular lesion of undetermined significance and repeat fine-needle aspiration: 5 years before and after implementation of the Bethesda System. Cancer Cytopathol. 2014;122(12):866-72.

[15] VanderLaan PA, Marqusee E, Krane JF. Clinical outcome for atypia of undetermined significance in thyroid fine-needle aspirations: should repeated FNA be the preferred initial approach? Am J Clin Pathol. 2011;135(5):770-5.

[16] Murugan AK, Munirajan AK, Alzahrani AS. Long noncoding RNAs: emerging players in thyroid cancer pathogenesis. Endocr Relat Cancer. 2018;25(2):R59-82.

[17] Ramirez-Moya J, Wert-Lamas L, Riesco-Eizaguirre G, Santisteban P. Impaired microRNA processing by DICER1 downregulation endows thyroid cancer with increased aggressiveness. Oncogene. 2019;38(27):5486-99.

[18] Klinge CM. Non-coding RNAs: long non-coding RNAs and microRNAs in endocrine-related cancers. Endocr Relat Cancer. 2018;25(4):R259-r282.

[19] Jahanbani I, Al-Abdallah A, Ali RH, Al-Brahim N, Mojiminiyi O. Discriminatory miRNAs for the management of papillary thyroid carcinoma and noninvasive follicular thyroid neoplasms with papillary-like nuclear features. Thyroid. 2018;28(3):319-27.

[20] Tomsic J, Fultz R, Liyanarachchi S, et al. Variants in microRNA genes in familial papillary thyroid carcinoma. Oncotarget. 2017;8(4):6475-82.

[21] Dettmer M, Perren A, Moch H, Komminoth P, Nikiforov YE, Nikiforova MN. Comprehensive MicroRNA expression profiling identifies novel markers in follicular variant of papillary thyroid carcinoma. Thyroid. 2013;23(11):1383-9.

[22] Cancer Genome Atlas Research Network. Integrated genomic characterization of papillary thyroid carcinoma. Cell. 2014;159(3):676-90.

[23] Lithwick-Yanai G, Dromi N, Shtabsky A, et al. Multicentre validation of a microRNA-based assay for diagnosing indeterminate thyroid nodules utilising fine needle aspirate smears. J Clin Pathol. 2017;70(6):500-7.

[24] Fagin JA, Wells SA Jr. Biologic and clinical perspectives on thyroid cancer. N Engl J Med. 2016;375(11):1054-67.

[25] Lawrence MS, Stojanov P, Polak P, et al. Mutational heterogeneity in cancer and the search for new cancer-associated genes. Nature. 2013;499(7457):214-8.

[26] Lawrence MS, Stojanov P, Mermel CH, et al. Discovery and saturation analysis of cancer genes across 21 tumour types. Nature. 2014;505(7484):495-501.

[27] Haugen B, Dosiou C, Ladenson P, et al. Identification of rare, canonically mutually exclusive variants in thyroid FNAs,. 89th annual meeting of the American Thyroid Association, Chicago 30 Oct-3 Nov 2019.

[28] Kloos RT, Reynolds JD, Walsh PS, et al. Does addition of BRAF V600E mutation testing modify sensitivity or specificity of the Afirma Gene Expression Classifier in cytologically indeterminate thyroid nodules? J Clin Endocrinol Metab. 2013;98(4):E761-8.

[29] Pratilas CA, Taylor BS, Ye Q, et al. (V600E)BRAF is associated with disabled feedback inhibition of RAF-MEK signaling and elevated transcriptional output of the pathway. Proc Natl Acad Sci U S A. 2009;106(11):4519-24.

[30] Durante C, Puxeddu E, Ferretti E, et al. BRAF mutations in papillary thyroid carcinomas inhibit genes involved in iodine metabolism. J Clin Endocrinol Metab. 2007;92(7):2840-3.

[31] Ibrahimpasic T, Xu B, Landa I, et al. Genomic alterations in fatal forms of non-anaplastic thyroid cancer: identification of MED12 and RBM10 as novel thyroid cancer genes associated with tumor virulence. Clin Cancer Res. 2017; 23(19):5970-80.

[32] Pozdeyev N, Gay LM, Sokol ES, et al. Genetic analysis of 779 advanced differentiated and anaplastic thyroid cancers. Clin Cancer Res. 2018;24(13):3059-68.

[33] Gerber TS, Schad A, Hartmann N, Springer E, Zechner U, Musholt TJ. Targeted next-generation sequencing of cancer genes in poorly differentiated thyroid cancer. Endocr Connect. 2018;7(1):47-55.

[34] Landa I, Ibrahimpasic T, Boucai L, et al. Genomic and transcriptomic hallmarks of poorly differentiated and anaplastic thyroid cancers. J Clin Invest. 2016;126(3):1052-66.

[35] McFadden DG, Vernon A, Santiago PM, et al. p53 constrains progression to anaplastic thyroid carcinoma in a Braf-mutant mouse model of papillary thyroid cancer. Proc Natl Acad Sci U S A. 2014;111(16):E1600-9.

[36] Grebe SK, Hay ID. Follicular thyroid cancer. Endocrinol Metab Clin N Am. 1995;24(4):761-801.

[37] Schlumberger M-J, Filetti S, Hay ID. Nontoxic diffuse and nodular goiter and thyroid neoplasia. In: Williams textbook of endocrinology. Philadelphia: Elsevier/Saunders; 2011. p. 440-75.

[38] Goffredo P, Sosa JA, Roman SA. Differentiated thyroid cancer presenting with distant metastases: a population analysis over two decades. World J Surg. 2013;37(7):1599-605.

[39] Yoo SK, Lee S, Kim SJ, et al. Comprehensive analysis of the transcriptional and mutational landscape of follicular and papillary thyroid cancers. PLoS Genet. 2016;12(8):

e1006239.

[40] Steward DL, Carty SE, Sippel RS, et al. Performance of a multigene genomic classifier in thyroid nodules with indeterminate cytology: a prospective blinded multicenter study. JAMA Oncol. 2019;5(2):204-12.

[41] Nikiforov YE, Steward DL, Robinson-Smith TM, et al. Molecular testing for mutations in improving the fine-needle aspiration diagnosis of thyroid nodules. J Clin Endocrinol Metab. 2009;94(6):2092-8.

[42] Goldner W, Angell TE, SL MA, et al. Molecular variants and their risks for malignancy in cytologically indeterminate thyroid nodules. Thyroid. 2019;29(11):1594-605.

[43] Jung SH, Kim MS, Jung CK, et al. Mutational burdens and evolutionary ages of thyroid follicular adenoma are comparable to those of follicular carcinoma. Oncotarget. 2016;7(43):69638-48.

[44] Nikiforov YE, Ohori NP, Hodak SP, et al. Impact of mutational testing on the diagnosis and management of patients with cytologically indeterminate thyroid nodules: a prospective analysis of 1056 FNA samples. J Clin Endocrinol Metab. 2011;96(11):3390-7.

[45] Ganly I, Makarov V, Deraje S, et al. Integrated genomic analysis of Hurthle cell cancer reveals oncogenic drivers, recurrent mitochondrial mutations, and unique chromosomal landscapes. Cancer Cell. 2018;34(2):256-70. e255.

[46] Gopal RK, Kubler K, Calvo SE, et al. Widespread chromosomal losses and mitochondrial DNA alterations as genetic drivers in Hurthle cell carcinoma. Cancer Cell. 2018;34(2):242-55. e245.

[47] Maximo V, Lima J, Prazeres H, Soares P, Sobrinho-Simoes M. The biology and the genetics of Hurthle cell tumors of the thyroid. Endocr Relat Cancer. 2012;19(4):R131-47.

[48] Ganly I, McFadden DG. Short review: genomic alterations in Hurthle cell carcinoma. Thyroid. 2019;29(4):471-9.

[49] Grani G, Lamartina L, Durante C, Filetti S, Cooper DS. Follicular thyroid cancer and Hürthle cell carcinoma: challenges in diagnosis, treatment, and clinical management. Lancet Diabetes Endocrinol. 2018;6(6):500-14.

[50] Kakudo K, Bychkov A, Bai Y, Li Y, Liu Z, Jung CK. The new 4th edition World Health Organization classification for thyroid tumors, Asian perspectives. Pathol Int. 2018; 68(12):641-64.

[51] Patel KN, Angell TE, Babiarz J, et al. Performance of a genomic sequencing classifier for the preoperative diagnosis of cytologically indeterminate thyroid nodules. JAMA Surg. 2018;153(9):817-24.

[52] Agrawal N, Jiao Y, Sausen M, et al. Exomic sequencing of medullary thyroid cancer reveals dominant and mutually exclusive oncogenic mutations in RET and RAS. J Clin Endocrinol Metab. 2013;98(2):E364-9.

[53] Nikiforova MN, Wald AI, Roy S, Durso MB, Nikiforov YE. Targeted next-generation sequencing panel (ThyroSeq) for detection of mutations in thyroid cancer. J Clin Endocrinol Metab. 2013;98(11):E1852-60.

[54] Ji JH, Oh YL, Hong M, et al. Identification of driving ALK fusion genes and genomic landscape of medullary thyroid cancer. PLoS Genet. 2015;11(8):e1005467.

[55] Wells SA Jr, Asa SL, Dralle H, et al. Revised American Thyroid Association guidelines for the management of medullary thyroid carcinoma. Thyroid. 2015;25(6):567-610.

[56] Krauss EA, Mahon M, Fede JM, Zhang L. Application of the Bethesda classification for thyroid fine-needle aspiration: institutional experience and meta-analysis. Arch Pathol Lab Med. 2016;140(10):1121-31.

[57] Stack BC, Sadow P, Hu MI, et al. Positive predictive value of NTRK, RET, BRAF, and ALK fusions in bethesda III/IV thyroid fine-needle aspirates. 89th annual meeting of the American Thyroid Association, Chicago, 30 Oct-3 Nov 2019.

[58] Hu M, Livhits M, Stack B, et al. NTRK, RET, BRAF, and ALK fusions in thyroid fine-needle aspirates (FNAs). 89th annual meeting of the American Thyroid Association, Chicago. 30 Oct-3 Nov 2019.

[59] Alexander EK, Kennedy GC, Baloch ZW, et al. Preoperative diagnosis of benign thyroid nodules with indeterminate cytology. N Engl J Med. 2012;367(8):705-15.

[60] Alexander EK, Schorr M, Klopper J, et al. Multicenter clinical experience with the Afirma gene expression classifier. J Clin Endocrinol Metab. 2014;99(1):119-25.

[61] Yang SE, Sullivan PS, Zhang J, et al. Has Afirma gene expression classifier testing refined the indeterminate thyroid category in cytology? Cancer Cytopathol. 2016;124(2):100-9.

[62] Duick DS, Klopper JP, Diggans JC, et al. The impact of benign gene expression classifier test results on the endocrinologist-patient decision to operate on patients with thyroid nodules with indeterminate fine-needle aspiration cytopathology. Thyroid. 2012;22(10):996-1001.

[63] Noureldine SI, Najafian A, Aragon Han P, et al. Evaluation of the effect of diagnostic molecular testing on the surgical decision-making process for patients with thyroid nodules. JAMA Otolaryngol Head Neck Surg. 2016;142(7):676-82.

[64] Sipos JA, Blevins TC, Shea HC, et al. Long-term nonoperative rate of thyroid nodules with benign results on the Afirma gene expression classifier. Endocr Pract. 2016;22(6):666-72.

[65] Brauner E, Holmes BJ, Krane JF, et al. Performance of the Afirma gene expression classifier in Hurthle cell thyroid nodules differs from other indeterminate thyroid nodules. Thyroid. 2015;25(7):789-96.

[66] Harrell RM, Eyerly-Webb SA, Golding AC, Edwards CM, Bimston DN. Statistical comparison of Afirma Gsc and Afirma Gec outcomes in a community endocrine surgical practice: early findings. Endocr Pract. 2019;25(2):161-4.

[67] Angell TE, Heller HT, Cibas E, et al. An independent comparison of the Afirma genomic sequencing classifier (GSC) and gene expression classifier (GEC) for cytologically indeterminate thyroid nodules. Thyroid. 2019;

[68] Endo M, Nabhan F, Porter K, et al. Afirma gene sequencing

classifier compared to gene expression classifier in indeterminate thyroid nodules. Thyroid. 2019;29(8):1115-24.

[69] San Martin VT, Lawrence L, Bena J, et al. Real world comparison of Afirma GEC and GSC for the assessment of cytologically indeterminate thyroid nodules. J Clin Endocrinol Metab. 2019;29(5):650-6.

[70] Angell TE, Wirth LJ, Cabanillas ME, et al. Analytical and clinical validation of expressed variants and fusions from the whole transcriptome of thyroid FNA samples. Front Endocrinol (Lausanne). 2019;10:612.

[71] Schatz-Siemers N, Brandler TC, Oweity T, Sun W, Hernandez A, Levine P. Hurthle cell lesions on thyroid fine needle aspiration cytology: molecular and histologic correlation. Diagn Cytopathol. 2019;47(10):977-85.

[72] Riesco-Eizaguirre G, Wert-Lamas L, Perales-Paton J, Sastre-Perona A, Fernandez LP, Santisteban P. The miR-146b-3p/PAX8/NIS regulatory circuit modulates the differentiation phenotype and function of thyroid cells during carcinogenesis. Cancer Res. 2015;75(19):4119-30.

[73] Lee JC, Zhao JT, Clifton-Bligh RJ, et al. MicroRNA-222 and microRNA-146b are tissue and circulating biomarkers of recurrent papillary thyroid cancer. Cancer. 2013;119(24):4358-65.

[74] Labourier E, Shifrin A, Busseniers AE, et al. Molecular testing for miRNA, mRNA, and DNA on fine-needle aspiration improves the preoperative diagnosis of thyroid nodules with indeterminate cytology. J Clin Endocrinol Metab. 2015;100(7):2743-50.

[75] Kim TH, Park YJ, Lim JA, et al. The association of the BRAF(V600E) mutation with prognostic factors and poor clinical outcome in papillary thyroid cancer: a meta-analysis. Cancer. 2012;118(7):1764-73.

[76] Li C, Lee KC, Schneider EB, Zeiger MA. BRAF V600E mutation and its association with clinicopathological features of papillary thyroid cancer: a meta-analysis. J Clin Endocrinol Metab. 2012;97(12):4559-70.

[77] Pontius LN, Oyekunle TO, Thomas SM, et al. Projecting survival in papillary thyroid cancer: a comparison of the seventh and eighth editions of the American Joint Commission on Cancer/Union for International Cancer Control Staging Systems in Two Contemporary National Patient Cohorts. Thyroid. 2017;27(11):1408-16.

[78] Subbiah V, Kreitman RJ, Wainberg ZA, et al. Dabrafenib and Trametinib treatment in patients with locally advanced or metastatic BRAF V600-mutant anaplastic thyroid cancer. J Clin Oncol. 2018;36(1):7-13.

[79] Marcus L, Lemery SJ, Keegan P, Pazdur R. FDA approval summary: pembrolizumab for the treatment of microsatellite instability-high solid tumors. Clin Cancer Res. 2019;25(13):3753-8.

[80] Drilon A, Laetsch TW, Kummar S, et al. Efficacy of larotrectinib in TRK fusion-positive cancers in adults and children. N Engl J Med. 2018;378(8):731-9.

[81] U.S Food and Drug Administration. FDA approves entrectinib for NTRK solid tumors and ROS-1 NSCLC. 2019; https://www.fda.gov/drugs/resources-information-approved-drugs/fda-approves-entrectinib-ntrk-solid-tumors-and-ros-1-nsclc. Accessed 7 Sept 2019.

[82] Segkos K, Porter K, Senter L, Ringel MD, Nabhan FA. Neck ultrasound in patients with follicular thyroid carcinoma. Horm Cancer. 2018;9(6):433-9.

[83] Brose MS, Nutting CM, Jarzab B, et al. Sorafenib in radioactive iodine-refractory, locally advanced or metastatic differentiated thyroid cancer: a randomised, double-blind, phase 3 trial. Lancet (London, England). 2014;384(9940):319-28.

[84] Ibrahimpasic T, Ghossein R, Shah JP, Ganly I. Poorly differentiated carcinoma of the thyroid gland: current status and future prospects. Thyroid. 2019;29(3):311-21.

[85] Durante C, Costante G, Lucisano G, et al. The natural history of benign thyroid nodules. JAMA. 2015;313(9):926-35.

[86] Singh Ospina N, Maraka S, Espinosa de Ycaza AE, et al. Prognosis of patients with benign thyroid nodules: a population-based study. Endocrine. 2016;54(1):148-55.

[87] Simsek Celik A, Erdem H, Guzey D, et al. The factors related with postoperative complications in benign nodular thyroid surgery. Indian J Surg. 2011;73(1):32-6.

[88] Fagin JA, Wells SA Jr. Biologic and clinical perspectives on thyroid cancer. N Engl J Med. 2016;375(23):2307.

[89] Ali SZ, Siperstein A, Sadow PM, et al. Extending expressed RNA genomics from surgical decision making for cytologically indeterminate thyroid nodules to targeting therapies for metastatic thyroid cancer. Cancer Cytopathol. 2019;127(6):362-9.

[90] Azizi G, Keller JM, Mayo ML, et al. Shear wave elastography and Afirma gene expression classifier in thyroid nodules with indeterminate cytology: a comparison study. Endocrine. 2018;59(3):573-84.

[91] Deaver KE, Haugen BR, Pozdeyev N, Marshall CB. Outcomes of Bethesda categories III and IV thyroid nodules over 5 years and performance of the Afirma gene expression classifier: a single-institution study. Clin Endocrinol. 2018;89(2):226-32.

[92] Hang JF, Westra WH, Cooper DS, Ali SZ. The impact of noninvasive follicular thyroid neoplasm with papillary-like nuclear features on the performance of the Afirma gene expression classifier. Cancer Cytopathol. 2017;125(9):683-91.

[93] Harrison G, Sosa JA, Jiang X. Evaluation of the Afirma gene expression classifier in repeat indeterminate thyroid nodules. Arch Pathol Lab Med. 2017;141(7):985-9.

[94] Valderrabano P, Hallanger-Johnson JE, Thapa R, Wang X, McIver B. Comparison of postmarketing findings vs the initial clinical validation findings of a thyroid nodule gene expression classifier: a systematic review and meta-analysis. JAMA Otolaryngol Head Neck Surg. 2019; https://doi.org/10.1001/jamaoto.2019.1449.

[95] Kay-Rivest E, Tibbo J, Bouhabel S, et al. The first Canadian experience with the Afirma(R) gene expression classifier test. J Otolaryngol Head Neck Surg. 2017;46(1):25.

[96] Samulski TD, LiVolsi VA, Wong LQ, Baloch Z. Usage trends and performance characteristics of a "gene expression classifier" in the management of thyroid nodules: an institutional experience. Diagn Cytopathol. 2016;44(11): 867-73.

[97] Wu JX, Young S, Hung ML, et al. Clinical factors influencing the performance of gene expression classifier testing in indeterminate thyroid nodules. Thyroid. 2016;26(7):916-22.

[98] Abeykoon JP, Mueller L, Dong F, Chintakuntlawar AV, Paludo J, Mortada R. The effect of implementing gene expression classifier on outcomes of thyroid nodules with indeterminate cytology. Horm Cancer. 2016;7(4):272-8.

[99] Dhingra JK. Office-based ultrasound-guided FNA with molecular testing for thyroid nodules. Otolaryngol Head Neck Surg. 2016;155(4):564-7.

[100] Villabona CV, Mohan V, Arce KM, et al. Utility of ultrasound versus gene expression classifier in thyroid nodules with atypia of undetermined significance. Endocr Pract. 2016;22(10):1199-203.

[101] Sacks WL, Bose S, Zumsteg ZS, et al. Impact of Afirma gene expression classifier on cytopathology diagnosis and rate of thyroidectomy. Cancer Cytopathol. 2016;124(10):722-8.

[102] Al-Qurayshi Z, Deniwar A, Thethi T, et al. Association of malignancy prevalence with test properties and performance of the gene expression classifier in indeterminate thyroid nodules. JAMA Otolaryngol Head Neck Surg. 2017;143(4):403-8.

[103] Witt RL. Outcome of thyroid gene expression classifier testing in clinical practice. Laryngoscope. 2016; 126(2):524-7.

[104] Zhu QL, Faquin WC, Samir AE. Relationship between sonographic characteristics and Afirma gene expression classifier results in thyroid nodules with indeterminate fine-needle aspiration cytopathology. AJR Am J Roentgenol. 2015;205(4):861-5.

[105] Celik B, Whetsell CR, Nassar A. Afirma GEC and thyroid lesions: an institutional experience. Diagn Cytopathol. 2015;43(12):966-70.

[106] Marti JL, Avadhani V, Donatelli LA, et al. Wide inter-institutional variation in performance of a molecular classifier for indeterminate thyroid nodules. Ann Surg Oncol. 2015;22(12):3996-4001.

[107] McIver B, Castro MR, Morris JC, et al. An in dependent study of a gene expression classifier (Afirma) in the evaluation of cytol ogically indeterminate thyroid nodules. J Clin Endocrinol Metab. 2014;99(11):4069-77.

[108] Lastra RR, Pramick MR, Crammer CJ, LiVolsi VA, Baloch ZW. Implications of a suspicious afirma test result in thyroid fine-needle aspiration cytology: an institutional experience. Cancer Cytopathol. 2014;122(10):737-44.

[109] Taye A, Gurciullo D, Miles BA, et al. Clinical performance of a next-generation sequencing assay (ThyroSeq v2) in the evaluation of indeterminate thyroid nodules. Surgery. 2018;163(1):97-103.

[110] Livhits MJ, Kuo EJ, Leung AM, et al. Gene expression classifier vs targeted next-generation sequencing in the management of indeterminate thyroid nodules. J Clin Endocrinol Metab. 2018;103(6):2261-8.

[111] Valderrabano P, Khazai L, Leon ME, et al. Evaluation of ThyroSeq v2 performance in thyroid nodules with indeterminate cytology. Endocr Relat Cancer. 2017;24(3): 127-36.

[112] Nikiforov YE, Carty SE, Chiosea SI, et al. Impact of the multi-gene ThyroSeq next-generation sequencing assay on Cancer diagnosis in thyroid nodules with atypia of undetermined significance/follicular lesion of undetermined significance cytology. Thyroid. 2015; 25(11):1217-23.

[113] Nikiforov YE, Carty SE, Chiosea SI, et al. Highly accurate diagnosis of cancer in thyroid nodules with follicular neoplasm/suspicious for a follicular neoplasm cytology by ThyroSeq v2 next-generation sequencing assay. Cancer. 2014;120(23):3627-34.

[114] Nikiforova MN, Mercurio S, Wald AI, et al. Analytical performance of the ThyroSeq v3 genomic classifier for cancer diagnosis in thyroid nodules. Cancer. 2018; 124(8):1682-90.

第 3 章　甲状腺癌的主动监测
Active Surveillance for Thyroid Cancer

Caitlin B. Iorio　David C. Shonka Jr　著
姜子荣　吴艳娜　译

一、甲状腺癌的发病率

甲状腺结节是一种临床常见病。流行病学研究显示，生活在富含碘地区的人群中，约有 5% 的女性和 1% 的男性罹患可触及的甲状腺结节[1, 2]。而且，高分辨率超声（US）在随机选择人群中，女性和老年人中甲状腺结节的检出率高达 16%～68%[3, 4]。甲状腺结节检测的重要意义在于排除甲状腺癌，因为其中 7%～15% 的结节是癌，后者的发生与年龄、性别、辐射暴露史、家族史等因素有关[5, 6]。分化型甲状腺癌（differentiated thyroid cancer，DTC）包括乳头状癌和滤泡状癌，它们占所有甲状腺癌的绝大部分（90%）[7]。

甲状腺癌的发病率稳定，直到 20 世纪 90 年代初，它的发病率从 1975 年的 4.9/10 万激增到 2016 年的 15.8/10 万，翻了 3 倍。然而，在这段时间里，甲状腺癌的死亡率仍然保持稳定[8]。激增的原因主要是由于甲状腺乳头状癌（PTC）诊断的增加，特别是微小癌。在 20 世纪 80 年代，25% 新确诊的甲状腺癌直径<1cm，而在 2008 年这一比例达到了 39%[8]，呈现全球上升趋势。一项研究显示：2008—2016 年，非偶然性的（即甲状腺手术前诊断的 PTMC，而非偶然的）甲状腺微小乳头状癌（papillary thyroid microcarcinoma，PTMC）的发病率从 17% 增加到 34%[9]。人们普遍认为这一现象的产生是由于颈部超声和其他成像方式的过度检查和细针穿刺活检（fine-needle aspiration biopsy，FNAB）滥用引起的[10]。

高分辨率的颈部超声可以发现小到 3mm 的甲状腺结节，专家们可以在超声引导下对这种微小病变进行 FNAB 并作进一步的评估[11]。这也使得更多的微小乳头状癌得到确诊。芬兰一项非常著名的研究显示，尸检标本显示非甲状腺原因死亡的患者中，甲状腺乳头状癌的患病率高达 35.6%[12]。基于这些发现可以推测，偶发的甲状腺微小乳头状癌（PTMC）可以豁免手术，因为他们有很好的预后。

尽管甲状腺癌的发病率上升，但与之相关的死亡率一直保持稳定。这并不意外，因为这主要归因于许多低风险的 PTC 被检出。这些甲状腺微小癌的预后是极好的。然而，尽管甲状腺癌的死亡率没有改变，但甲状腺手术量却增加了，这对患者和整个医疗系统都造成了极大影响。

二、甲状腺癌的医疗成本

甲状腺癌发病率的上升加重了临床和经济负担。Aschebrook-kilfoy 等分别从美国国家癌症研究所（National Cancer Institute，NCI）的 SEER 数据库和财务预算办公室获取了甲状腺癌的发病率和医保数字，结果估计：假设甲状腺癌的患者终生花费为每人 34 723 美元，无转移癌的患者终生花费为每人 33 463 美元，而转移癌的患者花费可以达到每人 58 660 美元。2010 年确诊的甲状腺癌的经济负担约为 1.4 亿美元，到 2019 年增加到 2.38 亿美元（或未经调整的 3.1 亿美元）。通过这些数据我们可以预测：在未来的 10 年中，随着甲状腺癌发病率的持续增加，将会产生额外的 4.5 亿美元(或未经计算的 7.5 亿美元）负担[13]。发病率的增加使得甲状腺癌的群体越来越大，因为这些患者中的绝大多数将会长期存活，但他们可能会接受长期的随访或术后甲状腺功能亢进或甲状腺功能减退的管理，这将最终进一步加剧卫生保健系统的经济负担。

三、甲状腺手术的并发症

甲状腺切除术有它特有的风险，如甲状旁腺功能减退引起的低钙血症、声带麻痹和甲状腺功能减退。一个纳入 62 722 例手术的大型横截面研究表明，甲状腺全切除术的总体并发症风险为 20%，甲状腺叶切除术的并发症风险为 11%。而经验丰富的外科医生（每年手术量＞99 次）的手术并发症发生率较低，尽管这些外科医生只做了约 5% 的手术。即使由经验丰富的外科医生手术，

与甲状腺叶切除术相比，甲状腺全切除术后并发症的风险也显著增加[14]。虽然 PTC 和 PTMC 的预后良好，一旦手术引起的永久性并发症出现时，患者很可能需要花费很长一段时间来处理。

四、减少甲状腺癌的诊断

如上所述，PTMC 的过度诊断和过度治疗对整个医疗系统及个人来说都是一个非常重要的问题。一项评估 12 个国家甲状腺癌发病率的研究报告显示：过去的 20 年里，估计至少有 470 000 例女性和 90 000 例男性被过度诊断为甲状腺癌[15]。避免诊断 PTMC 可能解决这个问题。2015 年版成人 ATA 指南建议 8 指出：尽管超声高度怀疑甲状腺癌，但如果淋巴结没有出现转移或甲状腺结节＜1cm，不推荐行 FNA[16]。目前无论是全美还是全球都没有相关研究评估这一建议对 PTMC 诊断率的影响。虽然我们预期诊断率会降低，但在将来它可能会继续让临床陷入两难的境地。

五、主动监测

主动监测（active surveillance，AS）是一种管理模式，最近获得了批准，旨在减少甲状腺癌管理的负担。DTC 的 AS 已被推荐作为一种替代手术的选择，用于那些有甲状腺恶性肿瘤的患者，特别是那些 PTMC 患者。但这些都是建立在我们对亚临床的 PTMC 和 PTC 相对惰性特性的理解基础之上的。

目前在日本和其他亚洲国家的一些医学中心，对于甲状腺微小乳头状的癌患者，推荐主动监测，而不是立即接受手术[11, 17-20]。在这些医学中心，如果 PTC≤10mm，患者有两种选择，即单纯观察或手术治疗。AS 的纳入标准通常包括

以下内容：①成人；②肿瘤≤10mm，没有侵犯气管或喉返神经；③细胞学检查提示非侵袭性亚型；④超声评估没有淋巴结（lymph node，LN）受累和甲状腺外侵犯（extrathyroidal extension，ETE）[11, 17-20]。因此，安全地选择 AS 的患者在很大程度上取决于细胞学检查和超声排除具有较高进展风险或高并发症的肿瘤。患者如果选择观察需要接受 1 年 1~2 次连续超声检查[20, 21]。

2011 年日本内分泌外科协会（JAES）/ 日本甲状腺外科协会（JSTS）发布的指南中推荐 AS 作为甲状腺癌的一种管理方式[22]。同样，2015 ATA 指南第 12 条也建议把 AS 作为 PTMC 的一种治疗选择[16]。这些推荐都是基于大量的临床循证医学数据的支撑之上的。

（一）临床数据

2003 年日本神户库马医院（Kuma Hospital in Kobe）的 Ito，Miyauchi 及其同事首次发表了纳入 162 例 PTMC 患者的 AS 结果[20]。随后于 2010 年 Ito 等发表文章时入组病例达到了 340 例[21]。Ito 最新的研究观察组纳入了 1235 例患者，他们至少接受了 18 个月的随访[11]。在这项研究的随访期间发现，58 例（4.6%）患者出现 PTMC 体积增大（定义：癌结节增大≥3mm），19 例（1.5%）经活检证实进展为淋巴结转移，43 例（3.5%）出现临床进展（定义：PTMC≥12mm）。纳入的 1235 例患者，由于肿瘤增大或淋巴结转移等种种原因，最终 191 例（16%）患者接受了手术治疗，这些患者术后平均随访 75 个月，只有 1 例复发。这个患者接受了甲状腺腺叶切除术，在论文发表的同时期，它的残余甲状腺叶中出现了一个 PTMC。研究中没有一个患者死于甲状腺癌或发现远处转移。最终接受手术的患者复发率低，且无特异性死亡，这些都表明 AS 是一个合理的

选择，也表明一段时间的观察后延迟手术干预不太可能影响 PTMC 疾病特异性生存率或复发率。

在日本的一个独立医学中心，Sugitani 及其同事发表了一个观察无症状 PTMC 的前瞻性临床试验研究[23]。在这项研究中，230 例 PTMC（有些有多发性肿瘤）患者接受了中位 5 年的观察。所有患者均接受超声随访，并以增加或减少≥3mm 定义为 PTMC 的变化。这项研究发现，90% 的肿瘤没有变化，7% 的肿瘤增大，3% 的肿瘤缩小。在随访期间，没有患者发生远处转移或甲状腺外侵犯，但有 3 例（1%）发生淋巴结转移。最终，16 例（7% 例）接受了手术[23]。

来自日本以外医学中心的最新研究也支持了 Ito 和 Sugitani 等的研究发现。韩国首尔峨山医学中心的 Kwon 及其同事对一项纳入了 192 例 PTMC 患者超过 1 年 AS 进行了回顾性研究[18]。最大肿瘤直径的变化定义为与先前测量结果相比，任何维度的差异≥3mm，肿瘤体积的变化被定义为与初始诊断时的体积相比有＞50% 的差异。中位随访 30.1 个月，14% 的患者肿瘤体积增加，最大直径增加 2%。69% 的患者肿瘤大小无明显变化，17% 的患者肿瘤体积缩小。只有 1 例（0.5%）出现临床上明显的淋巴结转移。最终，研究期间只有 13% 的患者接受了延迟的甲状腺手术[18]。一项在韩国进行的独立多中心队列回顾性的研究评估了 370 例 PTMC 患者，它采用了相同的肿瘤最大直径及体积变化的定义[24]。研究结果显示，中位随访 32.5 个月，3.5% 的患者肿瘤最大直径增加。随着时间的推移，肿瘤体积增加的累积发生率增加，6.9% 的患者肿瘤体积在 2 年时增加，在 5 年时这一数字达到了 36.2%。5 例患者（8.6%）出现淋巴结转移。在 370 例患者中，58 例（5.7%）患者接受了延迟的甲状腺手术[24]。

美国第一个关于 AS 的研究是由 Tuttle 及其

同事在 2017 年报道的[19]。这一研究共纳入了 291 例低风险（无甲状腺包膜外、临近结构侵犯，无淋巴结 / 远处转移）的 PTC 患者，肿瘤直径最大 1.5cm。前 2 年每 6 个月做 1 次超声检查，然后 1 年 1 次，中位随访 25 个月。其中有 11 例（3.8%）患者的肿瘤直径增加≥3mm。2 年和 5 年时这一数字分别为 2.5% 和 12.1%。我们注意到在观察期间一部分患者（6.7%）的肿瘤体积减小。正如日本和韩国的研究所说，肿瘤增大更可能发生在年轻人的队列中[11, 19, 23, 24]。后来巴西和哥伦比亚的研究也报道了类似的阳性结果[25, 26]。

一项包括了上面几个试验的 Meta 分析显示，5 年的肿瘤增大和淋巴结转移发生的总比例分别为 5.3% 和 1.6%[27]。另外一项 Meta 分析显示，AS 期间肿瘤增大和淋巴结转移发生的总比例分别为 4.4% 和 1.0%[28]。这一 Meta 分析还显示 15mm 的 PTC 与 PTMC 行 AS 时在肿瘤生长、中央区淋巴结转移、甲状腺手术率、疾病复发率方面没有差异。最近的几项研究似乎也支持这些较大直径甲状腺恶性肿瘤行 AS 是安全的[28, 29]。表 3-1 归纳了一些 PTC 的 AS 试验。

（二）采用 / 实施主动监测

采用和实施 AS 作为 DTC 的一种管理手段还有一些潜在的障碍。一个经常被忽视的主要障碍是安全启动和维护 AS 项目所需的专门团队和资源。AS 的成功很大程度上取决于合适的患者选择，患者的广泛咨询，以及准确的随访。这些都

表 3-1　应用 AS 进行 PTC 的几次试验总结

第一作者	年份（年）	国家	设计	患者数量	肿瘤直径增加（≥3mm）	手术后指标	术后随访时长
Sugitani	2014	日本	Prospective	322	6%	8.7%	78 个月（平均值）
Ito [11]	2014	日本	Retrospective	1235	4.6%	16%	75 个月（平均值）
Kwon[22]	2017	韩国	Retrospective	192	2%	13%	30.1 个月（中位值）
Tuttle[23]	2017	美国	Prospective	291	3.8%	3.4%	25 个月（中位值）
Oda [37]	2016	日本	Prospective	1179	2.3%	8%	47 个月（中位值）
Oh [28]	2018	韩国	Retrospective	370	3.5%	5.7%	32.5 月（中位值）
Sanabria[30]	2018	哥伦比亚	Prospective	57	3.5%	9%	13.3 个月（中位值）
Rosario[29]	2019	巴西	Prospective	77	1.4%	3.9%	30 个月（中位值）
Sakai[33]	2019	日本	Prospective	360	8%	NR	87.6 个月（平均值）

需要一个专门的团队：熟练的细胞病理学家、放射科医生、内分泌专家和外科医生。斯隆－凯特琳癌症中心和库马医院的研究小组已经详述了 AS 患者的细微差别及 AS 项目实施的实际考虑[30]。到目前为止，所有取得良好 AS 结果的研究都是在拥有熟练技能、专门的多学科团队的大型的学术型医学中心完成的。这个团队负责仔细筛选适合 AS 的肿瘤患者，准确诊断 DTC 且不考虑其病理特征，连续的超声检查及报告，以及安全和彻底的挽救性手术。目前只有少数的机构可以提供这种水平的医疗服务。

AS 普及的第二个主要障碍是医生和患者对其作为一种管理选择的接受度。尽管有强有力的临床证据和 JSTS、ATA 对 AS 的推荐，但在目前的实践中，AS 仍未获得广泛的实施。其中一个原因可能是，许多医生或患者甚至没有考虑将 AS 作为一种可行的治疗策略。库马医院的一份关于 AS 调查显示，77% 的确诊患者没有听说过 AS 可以作为 PTMC 患者的可选治疗方案[31]。然而，即使 AS 意识已经存在，但接受 AS 可能还需要很多年[32]。

重要的是，确诊 DTC 的患者可能不愿意接受观察。2005—2013 年，在库马医院诊断为低风险 PTMC 的 2153 例患者，54.8% 选择 AS，45.2% 选择即刻外科手术[33]。在 Sugitani 及其同事的一项研究中，244 例无症状的 PTMC 患者接受了观察，而 14 例（6%）拒绝观察[23]。说服更大肿瘤的患者接受 AS 似乎更具挑战性。有一项研究比较了 PTMC 和 T_{1b} PTC 患者，11% 的 PTMC 患者选择立即手术，而有 84% T_{1b} 的肿瘤患者（392 例患者中的 331 例）选择立即手术[29]。

AS 的进一步挑战是患者对它的长期坚持能力。有迹象表明一些患者不喜欢 AS 作为一种管理选择，并选择一段时间后手术治疗。由于个人偏好的变化，Sugitani 研究中的另外 2% 患者在观察期间选择手术，尽管肿瘤没有增大或淋巴结没有转移[23]。事实上，纳入了几个研究的一项 Meta 分析研究表明，AS 研究中 3.4%～32% 的患者最终接受甲状腺手术和 32%～66% 患者的手术原因并不是因为肿瘤增大或发展为淋巴结转移[27]。然而，确实很大一部分选择 AS 的患者，他们的焦虑是随着时间的推移而减少的。Davies 等的一项研究试图量化甲状腺癌患者的感受[31]。接受 AS 的患者当被问及他们对自己的甲状腺癌有多担心时，14%"一点都不担心"，42%"很少担心"，37%"有时甚至更多"。

（三）成本效益

DTC 发病率的上升加重了卫生保健系统的经济负担。与直接手术治疗相比，AS 的一个潜在优势在于降低了医疗费用。关于即刻手术和 AS 之间的费用差异，目前数据还有限。然而至少在日本国内，与即刻手术相比，AS 的 10 年费用似乎较低。2017 年，Oda 等报道即刻手术治疗 PTMC 的 10 年总费用是 10 年 AS 总费用的 4.1 倍[34]。

患者的年龄可能是成本效益的关键考虑因素。一项来自澳大利亚的研究表明，PTMC 外科治疗的费用大概相当于 16.2 年 AS 的成本[35]。笔者因此得出结论，手术治疗对于年轻的 PTMC 患者可能更具成本效益。Miyauchi 及其同事评估了在 AS 期间 PTMC 患者终身发生进展的概率，如果在 20 岁阶段诊断的概率为 60%，30 岁阶段诊断的概率为 37%，40 岁阶段诊断的概率为 27%，50 岁阶段诊断的概率为 15%，60 岁阶段诊断的概率为 10%，70 岁阶段诊断的概率为 3.5%[36-40]。有鉴于此，从纯成本节约的角度来看，AS 可能更适合老年的 DTC 患者[37]。

六、未来方向

AS 的主要担忧之一来自于侵袭性的 PTMC 患者可能会在监测过程中出现进展。如果发生甲状腺外侵犯或淋巴结转移，则可能需要切除比即刻手术更广泛的范围。至于淋巴结转移，我们不可能从一确诊 PTC 时就能明确这些淋巴结是否已经存在转移，即使立即进行手术，淋巴结转移也会很明显。但是，至少在理论上讲，即刻手术很可能会阻止一些患者发展为转移性甲状腺癌。但奇怪的是，PTMC 患者有时也会出现明显的淋巴结转移和远处转移。一项纳入了 18 445 例（来源于 SEER 数据库）PTMC 患者的研究显示，49 例患者出现甲状腺癌相关的死亡和 99.5% 疾病特异性生存率，意味着只有 0.5% 的患者死于 PTMC[38]。假设所有的进展期 PTC 都是在某一时间点从一个 PTMC 开始的。AS 的反对者指出，现有的技术限制阻碍了对这些更具侵袭性肿瘤患者的识别。

肿瘤的分子学特征已经成为侵袭性甲状腺癌的一种可能的识别方法。有一项研究评估了检测 BRAFV600E 与 PTMC 复发率的相互关系。在这项研究中，BRAF 没有突变的 PTMC 患者的复发率是 1.3%，而 BRAF 突变的 PTMC 患者复发率是 4.3%[39]。不幸的是，BRAF 单基因突变预测价值相对较低，这也直接限制了这种肿瘤标志物在患者中的应用。多基因检测的联合应用可能为肿瘤潜在的侵袭行为提供额外的信息。与单基因突变相比，BRAF 和 TERT 多基因突变的 PTC 患者有更高风险的临床病理特征、较高的复发率和更差的无病生存率[40]。预计随着对分子生物和宿主免疫的深入研究，将进一步改善 PTMC 患者的分类。

结论

甲状腺癌的发病率在全球范围内上升，主要是由于预后良好的小的分化型甲状腺癌的过度诊断所致；甲状腺癌的外科治疗会给个体带来困境，尤其是那些出现甲状腺手术相关并发症的患者。此外，甲状腺癌发病率的上升，最大限度地加重了整个医疗体系的经济负担；AS 可以作为一种外科替代治疗手段。现有的临床数据表明，AS 期间的进展风险较低，如确实有必要行挽救性手术，也会取得良好的效果。有必要进行深度的研究，细化 AS 与即刻手术的各自成本，确定 AS 对患者的心理影响，并更明确的筛选出那些疾病进展风险高且 AS 不获益的患者。

参考文献

[1] Vander JB, Gaston EA, Dawber TR. The significance of nontoxic thyroid nodules. Final report of a 15-year study of the incidence of thyroid malignancy. Ann Intern Med. 1968;69:537-40.

[2] Tunbridge WM, Evered DC, Hall R, Appleton D, Brewis M, Clark F, Evans JG, Young E, Bird T, Smith PA. The spectrum of thyroid disease in a community: the Wickham survey. Clin Endocrinol. 1977;7:481-93.

[3] Tan GH, Gharib H. Thyroid incidentalomas: management approaches to nonpalpable nodules discovered incidentally on thyroid imaging. Ann Intern Med. 1997;126:226-31.

[4] Guth S, Theune U, Aberle J, Galach A, Bamberger CM. Very high prevalence of thyroid nodules detected by high frequency (13 MHz) ultrasound examination. Eur J Clin Investig. 2009;39:699-706.

[5] Hegedus L. Clinical practice. The thyroid nodule. N Engl J Med. 2004;351:1764-71.

[6] Mandel SJ. A 64-year-old woman with a thyroid nodule. JAMA. 2004;292:2632-42.

[7] Sherman SI. Thyroid carcinoma. Lancet. 2003;361:501-11.

[8] Davies L, Welch HG. Current thyroid cancer trends in the United States. JAMA Otolaryngol Head Neck Surg. 2014;140:317-22.

[9] Kaliszewski K, Zubkiewicz-Kucharska A, Kiełb P, Maksymowicz

J, Krawczyk A, Krawiec O. Comparison of the prevalence of incidental and non-incidental papillary thyroid microcarcinoma during 2008-2016: a single-center experience. World J Surg Oncol. 2018 Oct 10;16(1):202.

[10] Leenhardt L, Bernier MO, Boin-Pineau MH, Conte DB, Marechaud R, Niccoli-Sire P, Nocaudie M, Orgiazzi J, Schlumberger M, Wemeau JL, Cherie-Challine L, De Vathaire F. Advances in diagnostic practices affect thyroid cancer incidence in France. Eur J Endocrinol. 2004;150: 133-9.

[11] Ito Y, Miyauchi A, Kihara M, Higashiyama T, Kobayashi K, Miya A. Patient age is significantly related to the progression of papillary microcarcinoma of the thyroid under observation. Thyroid. 2014;24:27-34.

[12] Harach HR, Franssila KO, Wasenius VM. Occult papillary carcinoma of the thyroid. A "normal" finding in Finland. A systematic autopsy study. Cancer. 1985;56(3):531-8.

[13] Aschebrook-Kilfoy B, Schechter RB, Shih YC, Kaplan EL, Chiu BC, Angelos P, Grogan RH. The clinical and economic burden of a sustained increase in thyroid cancer incidence. Cancer Epidemiol Biomark Prev. 2013;22:1252-9.

[14] Hauch A, Al-Qurayshi Z, Randolph G, Kandil E. Total thyroidectomy is associated with increased risk of complications for low- and high-volume surgeons. Ann Surg Oncol. 2014;21:3844-52.

[15] Vaccarella S, Franceschi S, Bray F, Wild CP, Plummer M, Dal ML. Worldwide thyroid-cancer epidemic? The increasing impact of overdiagnosis. N Engl J Med. 2016; 375(7):614-7.

[16] Haugen BR, Alexander EK, Bible KC, Doherty GM, Mandel SJ, Nikiforov YE, Pacini F, Randolph GW, Sawka AM, Schlumberger M, Schuff KG, Sherman SI, Sosa JA, Steward DL, Tuttle RM, Wartofsky L. 2015 American thyroid association management guidelines for adult patients with thyroid nodules and differentiated thyroid cancer: the American thyroid association guidelines task force on thyroid nodules and differentiated thyroid cancer. Thyroid. 2016;26:1-133.

[17] Fukuoka O, Sugitani I, Ebina A, Toda K, Kawabata K, Yamada K. Natural history of asymptomatic papillary thyroid microcarcinoma: time-dependent changes in calcification and vascularity during active surveillance. World J Surg. 2016;40:529-37.

[18] Kwon H, Oh HS, Kim M, Park S, Jeon MJ, Kim WG, Kim WB, Shong YK, Song DE, Baek JH, Chung KW, Kim TY. Active surveillance for patients with papillary thyroid microcarcinoma: a single center's experience in Korea. J Clin Endocrinol Metab. 2017;102:1917-25.

[19] Tuttle RM, Fagin JA, Minkowitz G, Wong RJ, Roman B, Patel S, Untch B, Ganly I, Shaha AR, Shah JP, Pace M, Li D, Bach A, Lin O, Whiting A, Ghossein R, Landa I, Sabra M, Boucai L, Fish S, Morris LGT. Natural history and tumor volume kinetics of papillary thyroid cancers during active surveillance. JAMA Otolaryngol Head Neck Surg. 2017;143:1015-20.

[20] Ito Y, Uruno R, Nakano K, Takamura Y, Miya A, Kobayashi K, Yokozawa T, Matsuzuka F, Kuma S, Kuma K, Miyauchi A. An observation trial without surgical treatment in patients with papillary microcarcinoma of the thyroid. Thyroid. 2003;13:381-8.

[21] Ito Y, Miyauchi A, Inoue H, Fukushima M, Kihara M, Higashiyama T, Tomoda C, Takamura Y, Kobayashi K, Miya A. An observation trial for papillary thyroid microcarcinoma in Japanese patients. World J Surg. 2010;34:28-35.

[22] Takami H, Ito Y, Okamoto T, Yoshida A. Therapeutic strategy for differentiated thyroid carcinoma in Japan based on a newly established guideline managed by Japanese Society of Thyroid Surgeons and Japanese Association of Endocrine Surgeons. World J Surg. 2011;35:111-21.

[23] Sugitani I, Toda K, Yamada K, Yamamoto N, Ikenaga M, Fujimoto Y. Three distinctly different kinds of papillary thyroid microcarcinoma should be recognized: our treatment strategies and outcomes. World J Surg. 2010;34:1222-31.

[24] Oh HS, Ha J, Kim HI, Kim TH, Kim WG, Lim DJ, Kim TY, Kim SW, Kim WB, Shong YK, Chung JH. Baek JH active surveillance of low-risk papillary thyroid microcarcinoma: a multi-center cohort study in Korea. Thyroid. 2018;28:1587-94.

[25] Rosario PW, Mourão GF, Calsolari MR. Active surveillance in adults with low-risk papillary thyroid microcarcinomas: a prospective study. Horm Metab Res. 2019 Nov;51(11):703-8.

[26] Sanabria A. Active surveillance in thyroid microcarcinoma in a Latin-American cohort. JAMA Otolaryngol Head Neck Surg. 2018;144(10):947-8.

[27] Cho SJ, Suh CH, Baek JH, Chung SR, Choi YJ, Chung KW, Shong YK, Lee JH. Active surveillance for small papillary thyroid Cancer: a systematic review and meta-analysis. Thyroid. 2019 Oct;29(10):1399-408.

[28] Saravana-Bawan B, Bajwa A, Paterson J, McMullen T. Active surveillance of low-risk papillary thyroid cancer: a meta-analysis. Surgery. 2020 Jan;167(1):46-55.

[29] Sakai T, Sugitani I, Ebina A, Fukuoka O, Toda K, Mitani H, Yamada K. Active surveillance for T1bN0M0 papillary thyroid carcinoma. Thyroid. 2019;29:59-63.

[30] Brito JP, Ito Y, Miyauchi A, Tuttle RM. A clinical framework to facilitate risk stratification when considering an active surveillance alternative to immediate biopsy and surgery in papillary microcarcinoma. Thyroid. 2016;26:144-9.

[31] Davies L, Roman BR, Fukushima M, Ito Y, Miyauchi A. Patient experience of thyroid cancer active surveillance in Japan. JAMA Otolaryngol Head Neck Surg. 2019; 145(4):363-70.

[32] Ito Y, Miyauchi A, Kudo T, Oda H, Yamamoto M, Sasai H, Masuoka H, Fukushima M, Higashiyama T, Kihara M, Miya A. Trends in the implementation of active surveillance for low-risk papillary thyroid microcarcinomas at Kuma hospital: gradual increase and heterogeneity in the acceptance of this new management option. Thyroid. 2018;28(4):488-95.

[33] Oda H, Miyauchi A, Ito Y, Yoshioka K, Nakayama A, Sasai H, Masuoka H, Yabuta T, Fukushima M, Higashiyama T, Kihara M, Kobayashi K, Miya A. Incidences of unfavorable events in the management of low-risk papillary microcarcinoma of the thyroid by active surveillance versus immediate surgery. Thyroid. 2016;26(1):150-5.

[34] Oda H, Miyauchi A, Ito Y, Sasai H, Masuoka H, Yabuta T, Fukushima M, Higashiyama T, Kihara M, Kobayashi K, Miya A. Comparison of the costs of active surveillance and immediate surgery in the management of low-risk papillary microcarcinoma of the thyroid. Endocr J. 2017;64(1):59-64.

[35] Lin JF, Jonker PKC, Cunich M, Sidhu SB, Delbridge LW, Glover AR, Learoyd DL, Aniss A, Kruijff S, Sywak MS. Surgery alone for papillary thyroid microcarcinoma is less costly and more effective than long term active surveillance. Surgery. 2020;167(1):110-6.

[36] Miyauchi A, Kudo T, Ito Y, Oda H, Sasai H, Higashiyama T, Fukushima M, Masuoka H, Kihara M, Miya A. Estimation of the lifetime probability of disease progression of papillary microcarcinoma of the thyroid during active surveillance. Surgery. 2018;163:48-52.

[37] Kandil E, Noureldine SI, Tufano RP. Thyroidectomy vs active surveillance for subcentimeter papillary thyroid cancers—the cost conundrum. JAMA Otolaryngol Head Neck Surg. 2016;142:9-10.

[38] Yu XM, Wan Y, Sippel RS, Chen H. Should all papillary thyroid microcarcinomas be aggressively treated? An analysis of 18,445 cases. Ann Surg. 2011;254:653-60.

[39] Kim KJ, Kim SG, Tan J, Shen X, Viola D, Elisei R, Puxeddu E, Fugazzola L, Colombo C, Jarzab B, Czarniecka A, Lam AK, Mian C, Vianello F, Yip L, Riesco-Eizaguirre G, Santisteban P, O'Neill CJ, Sywak MS, Clifton-Bligh R, Bendlova B, Sykorová V, Xing M. BRAF V600E status may facilitate decision-making on active surveillance of low-risk papillary thyroid microcarcinoma. Eur J Cancer. 2020 Jan;124:161-9.

[40] Xing M, Liu R, Liu X, Murugan AK, Zhu G, Zeiger MA, Pai S, Bishop J. BRAFV600E and TERT promoter mutations cooperatively identify the most aggressive papillary thyroid cancer with highest recurrence. J Clin Oncol. 2014;32:2718-26.

第 4 章　分化型甲状腺癌的半甲状腺切除术

Hemithyroidectomy for Differentiated Thyroid Cancer

Jorgelina Luz Guerra　R. Michael Tuttle　著

郑晨曦　高　晨　译

一、历史背景

过去 30 年来，对于分化良好的甲状腺癌，普遍的处理方案为甲状腺全切除术，通常还会伴有一定程度的以区室为导向的淋巴结清扫，以及采用放射性碘（radioactive iodine，RAI）治疗，但除外最低风险分化型甲状腺癌[1]。最近，检测和诊断极低风险分化型甲状腺癌的数量急剧增加，导致人们对风险适应、治疗和后续管理方法的重新关注。由于一刀切的常规 RAI 治疗现在已成为低至中风险分化型甲状腺癌患者不太常见的一种治疗方法，因此必须重新评估单纯为促进 RAI 治疗和随访管理而采用的标准甲状腺全切除术。针对这些重要问题，基于对大量回顾性数据集的重新评估，美国甲状腺协会（ATA）和美国国家综合癌症网络（NCCN）指南目前建议采用一种更具风险适应性的方法来确定初始手术切除的范围和 RAI 治疗的使用[2, 3]。

根据 ATA 和 NCCN 指南的最新版本，肿瘤学上可接受的初始治疗方案包括半甲状腺切除术（甲状腺叶切除术 ± 峡部切除术）或甲状腺全切除术，适用于最大直径 < 4cm 的甲状腺内分化型甲状腺癌患者，且无相关的严重的甲状腺外侵犯迹象，血管侵犯或肉眼可见的淋巴结疾病[2, 3]。虽然指南认为腺叶切除术是一种不太积极的手术选择，但我们认为峡部切除术是一种合理的手术方式，使用与腺叶切除术相同的决策过程，可作为局限于峡部的小分化甲状腺癌肿瘤的治疗选择[4]。这两个指南还强调了将患者的偏好和价值观与疾病管理团队的理念相结合的重要性，从而为个体患者实现最佳的初始手术管理方法。

在本章中，我们简要概述了目前有关分化型甲状腺癌患者接受半甲状腺切除术或甲状腺全切除术治疗的重要肿瘤学研究文献。我们描述了如何根据术中和术后发现，将患者分为理想的、合适的或不合适的初始最低限度管理方案的候选者。该分类考虑了三个关键领域，即肿瘤和影像学结果、患者特征和偏好、疾病管理团队特征和治疗理念（图 4-1）[5, 6]。我们还回顾了对动态风险分层和随访管理的方法，以及对选择进行半甲状腺切除术的患者的监测建议[7, 8]。

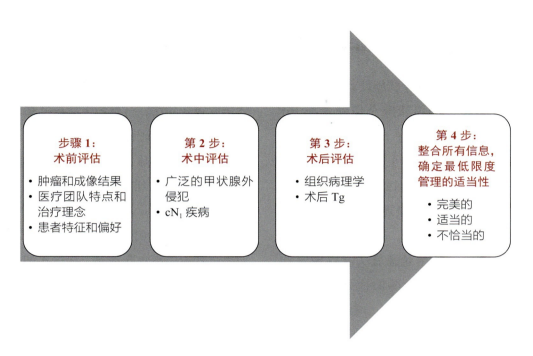

▲ 图 4-1 选择患者进行最低限度的初始手术治疗方法，使用甲状腺叶切除术或峡部切除术，无颈部淋巴结清扫或放射性碘治疗

cN_1. 临床分期 N_1；Tg. 甲状腺球蛋白

二、单侧甲状腺叶切除术后的肿瘤预后

多年来，除了极低风险的甲状腺癌患者外，所有分化型甲状腺癌患者都推荐行甲状腺全切除术，这主要是因为普遍认为常规使用 ^{131}I 治疗有助于随访管理，降低复发风险，并且降低了一部分患者的疾病特异性死亡率。2009 年的 ATA 指南在很大程度上依赖于美国国家癌症数据库（National Cancer Database，NCDB）的随访数据。该数据库随访分析了 1985—1998 年被诊断为甲状腺乳头状癌的 52 173 例患者，其中 43 227 例患者接受了甲状腺全切除术，8946 例患者接受了单侧甲状腺叶切除术。随访结果认为，与接受单侧甲状腺叶切除的患者相比，接受甲状腺全切除术的患者 10 年相对总生存率略高（分别为 98.4% 和 97.1%，$P < 0.05$），10 年复发率略低（分别为

7.7% 和 9.8%，$P < 0.05$）[9]。对于肿瘤最大直径 > 1cm 的患者，初始手术方式的不同，在生存和复发方面存在统计学上的显著差异。

一项研究对分化型甲状腺癌是否必须行全甲状腺切除这一问题进行了再次研究，他们重新评估了 NCDB 数据库的 29 522 例患者（26 371 例患者接受甲状腺全切除术，3151 例患者接受单侧甲状腺叶切除术）和 SEER 数据库的 13 510 例患者（12 131 例患者接受甲状腺全切除术，1379 例患者接受单侧甲状腺叶切除术），当对重要患者和临床特征，如年龄和肿瘤大小等进行统计学校正后，该研究发现接受甲状腺全切除术的患者与接受单侧甲状腺叶切除的患者的生存率并没有差异[10]。这些发现与 Haigh 等的报道"特定的患者中全甲状腺切除缺乏明确的生存获益"的结果是一致的（4612 例甲状腺全切除术与 820 例单侧甲状腺叶切除术）[11]。此外，Barney 等的报道（12 598

例甲状腺全切除术与 3266 例单侧甲状腺叶切除术）[12]；Mendelsohn 等的报道（16 760 例甲状腺全切除术与 5964 例单侧甲状腺叶切除术）[13]；Nixon 等的报道（528 例甲状腺全切除术与 361 例单侧甲状腺叶切除术）[14]；Matsuzu 等的报道（1088 例单侧甲状腺叶切除术）[15]；Liu 等的报道（341 例甲状腺全切除术与配对的 341 例单侧甲状腺叶切除术）[16]；Choi 等的报道（5266 例直径为 1～4cm 的甲状腺癌患者）[17]；Gartland 等的报道（关于直径为 1～4cm 的甲状腺乳头状癌肿瘤的系统评价）[18]；Vargas-Pinto 等的报道（低风险甲状腺癌的系统评价）[19] 均有着相似的结果。Zambeli-Ljepović 等最近发表的一篇文章对比了 2260 例接受甲状腺全切除术的患者与 1081 例接受单侧甲状腺叶切除术的患者，发现对于那些患有低风险甲状腺乳头状癌的老年人，若常规行甲状腺全切除术可能会导致本不该发生的并发症出现和再次入院。这表明在许多情况下，单侧甲状腺叶切除术可能是一种更安全、成本更低的治疗方式，同时又能保持良好的预后[20]。

由于甲状腺微小乳头状癌的病灶往往是双侧叶且多灶性的，因此有 1%～4% 的接受单侧甲状腺叶切除术的患者在后续随访过程中，对侧有较高概率检测出新的病灶[14, 21, 22]。这些局部区域的复发或小的、持续性的病灶很容易通过颈部彩超检查发现，如果它们在随访过程中出现临床症状，可以及时通过手术切除掉。这些局部区域复发并不会导致甲状腺癌的疾病特异性死亡率上升。

三、指导分化型甲状腺癌初始手术范围的临床决策模型

我们之前开发并验证了一个临床模型，用于风险分层和患者筛选，并指导可能是低危组分

化型甲状腺癌的患者暂不接受手术进行严密随访[5, 6]。那些可接受严密随访的低危患者也是行单侧甲状腺叶切除术的适合患者。与选择进行严密随访的患者相比，行单侧甲状腺叶切除术的患者可获得额外的病理甚至基因学信息，这些信息又可以反过来验证是否合适仅行单侧甲状腺叶切除术（图 4-1）。病理报告及基因检测结果是决定那些行单侧甲状腺叶切除术的分化型甲状腺癌患者是否需补充行对侧甲状腺叶切除术的最终依据。如果患者难以接受需补充二次手术的可能性，可考虑直接行甲状腺全切除术。为了最大限度地减少二次手术的可能性，我们建议根据术中探查情况决定具体手术方式，如果术中发现明显的腺外侵犯或明显的转移淋巴结，则考虑行甲状腺全切除术。

在与患者讨论如何选择治疗方案时，我们发现使用 Jerome Groopman 和 Pamela Hartzband 所著的《最好的抉择：关于看病就医你要知道的常识》（*Your Medical Mind: How to Decide What Is Right for You*）[23, 24] 非常有用。本书将患者描述为 [1] 医学极端主义者或医学极简主义者，信徒或怀疑者 [2]，以及 [3] 相信医疗技术或倾向顺其自然（参见在线视频讲座：https://videocast.nih.gov/watch=15339）[25]。大多数早期选择积极治疗的患者通常将他们认为是医学激进主义者，他们积极关注自己的健康、相信做得越多通常越好，以及希望在治疗方式上走在医疗的前沿。他们进一步被描述为医疗技术的信徒，他们认为手术是安全的、并发症是罕见的，并且术后的不适不会很明显。而大多数选择保守治疗方案的患者，倾向于随访肿瘤直至非做不可时才愿意接受手术，他们相信介入得越少对他们越好，并且通常对保守治疗非常感兴趣，如草药、天然产品、运动、瑜伽和饮食调整。对于那些不愿手术治疗选择保守治疗的分化型甲状腺癌患者，颈部无瘢痕的经口

腔前庭入路内镜甲状腺手术（transoral endoscopic thyroid surgery vestibular approach，TOETVA）比传统的开放甲状腺手术更容易被他们接受[26, 27]。

同时我们还应该注意到，每位临床医生都有个人医疗决策偏见，他们中也存在有医学极端主义者或医学极简主义者，这可能会在潜意识中影响他们的医疗决策。有趣的是，他们向患者推荐的治疗方案和他们向自己家人所推荐的医疗方案也是存在不同的。从我们的角度来看，患者接受了他们的医疗团队所给出的关于肿瘤生物学信息以及团队的医疗理念和医疗建议，从而做出适合自身的医疗决策。

患者的医疗团队在最终给出术后是否需要补充 ^{131}I 治疗或其他辅助治疗的建议前，需术前评估患者治疗上的接受度，以及术中、术后的肿瘤情况，如是否有甲状腺腺外侵犯、血管侵犯、肿瘤单灶或多灶性、是否有淋巴结转移，以及更具侵袭性的分化型甲状腺癌病理亚型。因此，患者需要拥有适当的知情权，他们需要了解他们的医疗团队关于是否需要补充 ^{131}I 治疗或其他辅助治疗的决策依据以及后续治疗（如在单侧甲状腺叶切除术后几周内补充行对侧甲状腺叶切除术）可能对他们产生的直接或间接的影响。

（一）术前评估

评估分化型甲状腺癌的患者是否适合行单侧甲状腺叶切除的第一步是评估我们之前构建的临床框架中的三个主要方面，其中包括肿瘤影像学特征、患者特征，以及偏好和医疗团队的特征（表 4–1）[5, 6]。仔细评估每一项内容背后的因素，可以将分化型甲状腺癌患者归类为理想、合适或不合适行单侧甲状腺叶切除术这三类。

理想的行单侧甲状腺叶切除术的分化型甲状腺癌患者是积极的医学极简主义者，患有局限于

腺体内的甲状腺微小乳头状癌，并且颈部彩超评估甲状腺或周围颈部淋巴结没有异常的影像学证据。一个在评估和治疗甲状腺癌方面拥有丰富经验的医疗团队，用极简主义的治疗理念治疗一个理想型患者的前提条件是患者愿意采纳并接受术中探查或术后病理回报后需补充行对侧甲状腺叶切除术的可能，并了解二次手术的风险是极低的、可控的。此外，术前的甲状腺功能检测中，没有抗甲状腺抗体升高的证据，这使得他们有可能在术后避免长期服用甲状腺素片。

不适合进行单侧甲状腺叶切除术的分化型甲状腺癌患者，是那些术前或术中发现肿瘤出现腺外侵犯、有明确的淋巴结转移或远处转移的证据。我们预计将来会有明确的分子病理学结果，用以帮助患者及其医疗团队决策是否需要行甲状腺全切除术。目前临床上还没有明确的分子病理学分型可以指导切除范围。因此，术前暂不提议常规进行分子病理学诊断分型。医学极端主义者通常不适合进行单侧甲状腺叶切除，他们更倾向激进的甲状腺全切除术，并且术后通常还会选择补充放射性碘治疗或其他辅助治疗。

确定了单侧甲状腺叶切除术的理想患者和明显不合适的患者后，其余的一大部分人被认定为适合进行单侧甲状腺叶切除术的分化型甲状腺癌患者（表 4–1）。这些患者既不是单侧甲状腺叶切除术的理想人选，也没有表现出不适合行单侧甲状腺叶切除术的特征。我们将术前与这些患者的讨论过程作为评估依据，通过审查每种方法的风险和益处，并整合患者的偏好、价值观和医疗决策结构（极简主义与极简主义）来得出手术干预的"最佳答案"。我们向他们保证，尤其是接受单侧甲状腺叶切除术的患者，两种治疗方案在治疗效果上是相同的，同时向接受甲状腺全切除术的患者保证不会出现明显的治疗相关并发症。

表 4-1 分化型甲状腺癌术前分类系统：适合行单侧甲状腺叶切除术（甲状腺腺叶切除术 ± 峡部切除术）的术前评估分类

患者分类	肿瘤影像学特征	患者特征和偏好	医疗团队的特征
理想	• 典型乳头状甲状腺癌，最大直径 < 1cm • 甲状腺内 • 颈部超声成像未发现其他异常 • 颈部临床分期 N_0	• 医疗极简主义 • 积极进取的患者 • 患者愿意采纳并接受术中探查或术后病理回报后需补充行对侧甲状腺叶切除术的可能 • 希望保持正常的甲状腺功能 • 希望避免依赖甲状腺激素替代 • 希望减少手术并发症 • 基于组织学发现，愿意接受需要立即完成甲状腺切除术的低风险 • TSH 水平 < 2mU/L • 未检测到抗甲状腺抗体 • 未检测到 anti-Tg 抗体	• 在评估和治疗甲状腺癌方面拥有丰富经验 • 必要时有条件行术中淋巴结冰冻检查
适合	• 甲状腺乳头状癌直径 1～4cm • 超声影像为良性表现（桥本甲状腺炎、甲状腺良性结节） • 颈部临床分期 N_0	• 医学极端主义者或医学极简主义者 • 想要保持甲状腺正常功能（或避免手术并发症）大于关注对侧甲状腺叶或对术后碘治疗的渴望 • TSH 水平 > 2mU/ml • 甲状腺球蛋白或甲状腺球蛋白抗体持续存在	• 临床医生一致同意一种极简的术后管理方案 • 不太可能要求 RAI • 认为随访 US 对低风险患者是足够的
不适合	• 术前或术中发现肿瘤出现腺外侵犯 • 有明确的淋巴结转移或远处转移的证据 • 不良预后的病理分型	• 医学极端主义者 • 更倾向激进的甲状腺全切除术，并且术后通常还会选择补充放射性碘治疗或其他辅助治疗	治疗团队倾向术后行放射性碘治疗以便于治疗、分期或随访

N_0. 无区域淋巴结转移迹象；Tg. 甲状腺球蛋白；TSH. 促甲状腺激素；US. 超声

（二）术中评估

术前被认定为理想或合适接受单侧甲状腺叶切除术的分化型甲状腺癌患者，如果在术中发现不适合行单侧甲状腺叶切除，则鼓励他们及他们的外科医生行甲状腺全切除术。虽然罕见，但如果术中发现术前未发现的甲状腺外侵犯或明显的转移性淋巴结（cN_1），则建议患者行甲状腺全切除术及颈部淋巴结清扫术。

对于患者和家属来说，若术前制订明确的计划以应对那些术中可能出现的意外时，大多数患者会接受甲状腺全切除术以及根治性或预防性颈淋巴结清扫。然而，我们偶尔会碰到一些患者及家属，无论术前或术中结果如何，他们都强烈要求行单侧甲状腺叶切除术或推迟手术，直至他们明确了解了术中情况和术后病理、相关手术的风险和收益，以及放射性碘治疗的必要性为止。

（三）术后评估

病理报告是明确分化型甲状腺癌患者行单侧

甲状腺叶切除是否为最合适治疗的关键信息。基于适当的术前和术中评估，肿瘤大（最大直径>4cm）、明显的甲状腺外侵犯和明确的淋巴结转移的患者需行甲状腺全切除术。而最大直径<4cm的甲状腺内肿瘤，以及细胞学层面的淋巴结转移或不良预后的病理分型，这些肿瘤特征只能在显微镜下才能观察到。

病理诊断提供了有关风险分层的重要信息，例如复发风险和疾病特异性死亡风险。然而，临床上，是否建议立即完成甲状腺全切除术的主要驱动因素是治疗团队和（或）患者对 ^{131}I 扫描及治疗的认识和需求。甲状腺切除术后还需对甲状腺球蛋白水平进行评估，这对于确定是否需要补充 ^{131}I 扫描或治疗及其重要。

通常需要患者接受甲状腺全切除术后才能完成，因为它们对对侧腺叶有残留的患者无效。虽然通过 ^{131}I 治疗可以破坏正常的腺体[28]，但临床上更倾向全甲状腺切除后再行后续的放射性碘治疗。

如表 4-2 所示，纽约斯隆-凯特琳癌症中心就如何将分化型甲状腺癌根据其病理特征分类为理想、合适或不适合行单侧甲状腺叶切除术达成了共识。这些病理学特征在很大程度上与其对 ^{131}I 治疗是否能获益相关。例如，我们不建议对具备某些病理特征的分化型甲状腺癌患者行术后放射性碘治疗，具有这些病理特征的患者即被

表 4-2　分化型甲状腺癌术后分类系统：适合行单侧甲状腺叶切除术（甲状腺叶切除术 ± 峡部切除术）的术后评估分类

患者分类	特　征
理想	• 具有 BRAF V600E 突变的经典型甲状腺乳头状癌 • 仅侵犯包膜（无血管侵犯）的甲状腺乳头状癌滤泡亚型：具有乳头状癌核特征的非侵袭性滤泡性甲状腺肿瘤 • 甲状腺内分化良好的滤泡癌 • 临床 N_0 和病理 N_0/N_x • 局限于峡部的分化型甲状腺微小癌
适合	• 局限于甲状腺腺体内直径 1~4cm 的甲状腺乳头状癌 • 镜下包膜外侵犯 • 临床 N_0，但病理 N_1 微转移（包括 pN_{1a} 和 pN_{1b} ≤ 5 个显微淋巴结转移，直径均<0.5cm） • 甲状腺乳头状癌滤泡亚型、甲状腺滤泡癌或甲状腺乳头状癌轻微血管侵犯（<4 个显微镜下病灶血管侵犯） • 直径 1~2cm 的腺内型甲状腺癌，具有侵袭性组织学亚型（如高细胞变体、鞋钉变体和柱状细胞变体）
不适合	• 广泛血管浸润（滤泡性甲状腺癌或肝癌细胞亚型伴≥血管侵犯的 4 个显微病灶） • 较大的原发性肿瘤，最大直径>2cm，具有潜在的侵袭性变异（如低分化甲状腺癌、高细胞变异、鞋钉变异、弥漫性硬化变异或柱状细胞变异） • 临床 N_1 或病理性 N_1 疾病（包括 N_{1a} 和 N_{1b} 疾病，涉及>5 个淋巴结转移或任何最大直径>0.5cm 的淋巴结转移） • 甲状腺外侵犯

N_0. 无区域淋巴结转移证据；N_1. 有区域淋巴结转移证据；N_{1a}. 有转移至Ⅵ或Ⅶ级淋巴结证据；N_{1b}. 有转移至单侧、双侧淋巴结证据，或者对侧颈外侧淋巴结或咽后淋巴结，无法评估的区域淋巴结；Nx. 无法评估区域淋巴结；pN. 区域淋巴结病理分期

归类为单侧甲状腺叶切除术的理想类型患者，反之，对于具备某学病理特征的分化型甲状腺癌患者我们建议行术后放射性碘治疗，则建议患者行甲状腺全切除术。具备其中一部分病理特征的患者可根据需求选择是否行甲状腺全切除术以及术后是否行放射性碘治疗或者单纯随访。这些病理特征与 ATA 和 NCCN 指南中关于术后是否行放射性碘治疗的指南相对应，临床上应根据这些指南对每个患者的风险和获益仔细评估考量后做出治疗建议 [2, 3]。

理想的病理学特征包括甲状腺内分化良好的微小癌（肿瘤最大直径＜1cm），无甲状腺外侵犯、无淋巴结转移或预后不良的组织学亚型的证据。由于超过 50% 的微小乳头状癌具有 BRAFV600E 突变，并且绝大多数表现出惰性的生物学行为，我们认为具有 BRAFV600E 突变的经典型甲状腺乳头状癌属于单侧甲状腺叶切除术的理想类型。理想型的患者在 2009 年修订的 ATA 风险分层系统中被认为是低风险的 [2]。ATA 和 NCCN 指南都没有要求对具有这些理想组织学特征的患者进行甲状腺全切除术及术后放射性碘治疗 [2, 3]。

由于存在明显的甲状腺外侵犯或明显的颈部淋巴结转移（cN_1）的患者，绝大多数不良的病理学特征已在术前或术中发现。在术前或术中评估时，在没有局部侵犯或淋巴结转移证据的情况下，很少见到直径＞2cm 的潜在侵袭性病变的肿瘤。然而，由于无法通过术前或术中评估来判断显微镜下血管侵犯的存在，因此在明确的甲状腺内肿瘤中意外出现镜下广泛的血管侵犯是术后建议加做对侧腺叶切除术的最常见的原因，由于在最大径为 1～2cm 的肿瘤中观察到广泛的血管侵犯是非常罕见的，因此，这种情况常见于最大直径为 2～4cm 的肿瘤当中。如果进行标准的中央区淋巴结清扫 [29]，超过 70% 的甲状腺微小乳头

状癌患者会发现几乎没有临床意义的微转移。预计在其他术前评估 N_0 的患者中也可能发现这些微转移，因此并不需要行甲状腺全切除术及术后放射性碘治疗，这些患者可作为低风险组进行随访。

没有一个符合行单侧甲状腺叶切除术的分化型甲状腺癌的病理特征是符合推荐行甲状腺全切除术及辅助放射性碘治疗的指征的。绝大多数情况下，我们不常规推荐术后辅助放射性碘治疗，即使这些患者已经切除了全甲状腺并且术后病理报告符合某些临床病理特征。因为这些特征仅会略微增加术后复发风险。我们承认一部分团队会将这些病理特征中的一些（或全部）归类为放射性碘治疗的适应证。因此，对于每个治疗团队来说，提前确定哪些病理学特征将被认为适合或者不适合分化型甲状腺癌患者行单侧甲状腺叶切除术是非常必要的。

因此，可以根据团队的治疗理念、每位患者的价值观和偏好以及是否有不良预后的病理组织学特征，为具有"适当组织学特征"的患者提供严密随访或行甲状腺全切除术。尽管某些患者的淋巴结转移数量很少或仅为微转移，他们及其治疗团队都更倾向于行甲状腺全切除术并加做术后放射性碘治疗。此外，ATA 指南还指出除了标准的临床病理特征及局部因素外，当地术前或术后彩超检测水平不佳、甲状腺球蛋白检测准确性受限以及外科医生的手术水平或术后随访水平不佳，也可认为是决定是否术后加做 ^{131}I 治疗的考虑因素 [2]。

应用我们的术后病理组织学分类系统（表 4-2）后，分化型甲状腺癌行甲状腺全切除术的比例低至 6% [14, 21]。然而，当我们将适合行单侧甲状腺叶切除术的病理特征作为排除标准后，需行甲状腺全切除术患者的比例在不同组别之间存在

差异，发生率高达 20%[30, 31]，44%[32] 或 60%[33]。

通常在甲状腺叶切除术后 6～12 周检测血清甲状腺球蛋白水平，即使它既不是敏感性又不是特异性指标[7, 8]。术后血清甲状腺球蛋白测量主要用于识别少数的一些虽具有理想或适当的可行单侧甲状腺叶切除术的病理学特征但却伴有远处转移的分化型甲状腺癌的患者，这些患者可通过在良性或恶性甲状腺病灶均被切除的情况下而甲状腺球蛋白水平却异常升高来识别。在剩余的对侧叶没有良性甲状腺结节且未受刺激的情况下，术后血清甲状腺球蛋白值很少＞30ng/ml，更常见的是＜10ng/ml。数百或数千的血清甲状腺球蛋白值提示应重新评估以排除存在远处转移的可能。

（四）分化型甲状腺癌单侧甲状腺叶切除术后的随访建议

即使经过仔细的术前、术中和术后即刻风险分层，仍有 10%～20% 的单侧甲状腺叶切除术的分化型甲状腺癌患者在 10～20 年的随访中出现对侧叶新发病灶或颈部淋巴结转移。这些复发病例通常容易通过颈部超声检查或体检发现，这时

的挽救性手术治疗是非常有效的，并不影响疾病特异性生存。虽然这部分患者中出现远处转移的概率极低，只有不到 1% 的 30 岁以上的患者出现，我们仍需通过定期的血清甲状腺球蛋白水平的检测以及时发现。存在远处转移的患者，其血清甲状腺球蛋白水平会随着时间的推移而逐渐升高，因此，在单侧甲状腺叶切除术后的数年中，需要通过影像学检查（颈部超检查）和血生化指标（甲状腺球蛋白和甲状腺球蛋白抗体）进行综合评估，见表4-3。

接受单侧甲状腺叶切除术的分化型甲状腺癌患者在没有病理学高危特征的情况下，术后无须行促甲状腺激素（TSH）抑制治疗[34]。仅当术后基线 TSH 值始终＞3mU/ml[35, 36] 时，才开始适量补充左甲状腺素以避免过度刺激 TSH。如果 6 周时查 TSH 值为 3～5mU/ml，则在 2～3 个月后复查 TSH 水平，往往对侧甲状腺叶的轻度代偿会导致 TSH 值＜3mU/ml。

将来，分化型甲状腺癌患者是否需行全甲状腺切除可通过术前的查体和甲状腺超声影像学评估来明确。尽管单侧甲状腺叶切除术后甲状腺球蛋白水平持续升高是甲状腺全切除术的指征，但

表 4-3　分化型甲状腺癌单侧甲状腺叶切除术后的随访建议

随访管理	建议
TSH 水平	• 0.5～3.0mU/ml • 服用或不服用左甲状腺素片
临床随访	• 6～12 周（结合术后病理并检查 TSH 和 Tg 水平） • 然后进行 6～12 个月的随访评估 • 每年随访评估并进行体检，持续 2～3 年 • 在每次就诊时评估 TSH、游离 T_4、Tg 和 TgAb 水平
影像随访	在 6～12 个月、3 年和 5 年时进行颈部超声检查
可能需行甲状腺全切除术的情况	• 体检或彩超发现转移淋巴 • 甲状腺球蛋白水平持续性升高

T_4. 甲状腺素；Tg. 甲状腺球蛋白；TgAb. 甲状腺球蛋白抗体；TSH. 促甲状腺激素

这是一个非特异性指标，可能与对侧叶中的良性甲状腺结节有关，而非仅仅与转移性病灶相关[37]。因此，如果甲状腺球蛋白随时间持续增加，通常建议先行甲状腺全切除术，并在术后重新评估甲状腺球蛋白水平和术后的病理以决定后续治疗或随访方案。

结论

临床框架可以作为促进讨论、理解和使用风险分层的有用工具，我们努力使治疗干预措施与每个患者甲状腺癌的预期生物学行为相匹配。对肿瘤和影像学结果、患者特征和偏好以及治疗团队特征和治疗理念进行谨慎的评估可以正确识别那些最有可能从相对保守的治疗方案中获益的患者，如高分化甲状腺癌患者接受单侧甲状腺叶切除术。仔细的术前、术中和术后评估可将患者分为理想的、适合的或不适合行单侧甲状腺叶切除术的这几种类型。为了最大限度地减少行甲状腺全切除术的分化型甲状腺癌患者的比例，患者及其治疗团队必须了解那些必须行甲状腺全切除术的术中和术后因素。这种临床框架将提供优化的和个性化的患者管理，其中治疗方案的风险和益处与预期的甲状腺癌特异性生物学行为相平衡。

利益冲突声明：作者无相关利益冲突。

参考文献

[1] Tarasova VD, Tuttle RM. A risk-adapted approach to follow-up in differentiated thyroid cancer. Rambam Maimonides Med J. 2016;7(1):e0004. https://doi.org/10.5041/RMMJ.10231.

[2] Haugen BR, Alexander EK, Bible KC, et al. 2015 American Thyroid Association management guidelines for adult patients with thyroid nodules and differentiated thyroid cancer: the American Thyroid Association Guidelines Task Force on Thyroid Nodules and Differentiated Thyroid Cancer. Thyroid. 2016;26(1):1-133.

[3] National Comprehensive Cancer Network. NCCN clinical practice guidelines in oncology: thyroid carcinoma. 2.2019; https://www.nccn.org/professionals/physician_gls/PDF/thyroid. pdf. Accessed 11 June 2020.

[4] Nixon IJ, Palmer FL, Whitcher MM, et al. Thyroid isthmusectomy for well-differentiated thyroid cancer. Ann Surg Oncol. 2011;18(3):767-70.

[5] Brito JP, Ito Y, Miyauchi A, Tuttle RM. A clinical framework to facilitate risk stratification when considering an active surveillance alternative to immediate biopsy and surgery in papillary microcarcinoma. Thyroid. 2015;26(1):144-9.

[6] Tuttle M, Zhang L, Shaha A. A clinical framework to facilitate selection of patients with differentiated thyroid cancer for active surveillance or less aggressive initial surgical management. Expert Rev Endocrinol Metab. 2018;13(2):77-85.

[7] Momesso DP, Tuttle RM. Update on differentiated thyroid cancer staging. Endocrinol Metab Clin N Am. 2014;43(2):401-21.

[8] Momesso DP, Vaisman F, Yang SP, et al. Dynamic risk stratification in patients with differentiated thyroid cancer treated without radioactive iodine. J Clin Endocrinol Metab. 2016;101(7):2692-700.

[9] Bilimoria KY, Bentrem DJ, Ko CY, et al. Extent of surgery affects survival for papillary thyroid cancer. Ann Surg. 2007;246(3):375-81; discussion 381-374.

[10] Adam MA, Pura J, Gu L, et al. Extent of surgery for papillary thyroid cancer is not associated with survival: an analysis of 61,775 patients. Ann Surg. 2014;260(4):601-5; discussion 605-607.

[11] Haigh PI, Urbach DR, Rotstein LE. Extent of thyroidectomy is not a major determinant of survival in low- or high-risk papillary thyroid cancer. Ann Surg Oncol. 2005;12(1):81-9.

[12] Barney BM, Hitchcock YJ, Sharma P, Shrieve DC, Tward JD. Overall and cause-specific survival for patients undergoing lobectomy, near-total, or total thyroidectomy for differentiated thyroid cancer. Head Neck. 2011;33(5):645-9.

[13] Mendelsohn AH, Elashoff DA, Abemayor E, St John MA. Surgery for papillary thyroid carcinoma: is lobectomy enough? Arch Otolaryngol Head Neck Surg. 2010;136(11):1055-61.

[14] Nixon IJ, Ganly I, Patel SG, et al. Thyroid lobectomy for treatment of well differentiated intrathyroid malignancy. Surgery. 2012;151(4):571-9.

[15] Matsuzu K, Sugino K, Masudo K, et al. Thyroid lobectomy for papillary thyroid cancer: long-term follow-up study of 1,088 cases. World J Surg. 2014;38(1):68-79.

[16] Liu J, Zhang Z, Huang H, et al. Total thyroidectomy versus lobectomy for intermediate-risk papillary thyroid carcinoma:

a single-institution matched-pair analysis. Oral Oncol. 2019;90:17-22.

[17] Choi JB, Lee SG, Kim MJ, et al. Oncologic outcomes in patients with 1-cm to 4-cm differentiated thyroid carcinoma according to extent of thyroidectomy. Head Neck. 2019;41(1): 56-63.

[18] Gartland RM, Lubitz CC. Impact of extent of surgery on tumor recurrence and survival for papillary thyroid cancer patients. Ann Surg Oncol. 2018;25(9):2520-5.

[19] Vargas-Pinto S, Romero Arenas MA. Lobectomy compared to total thyroidectomy for low-risk papillary thyroid cancer: a systematic review. J Surg Res. 2019;242:244-51.

[20] Zambeli-Ljepović A, Wang F, Dinan MA, et al. Extent of surgery for low-risk thyroid cancer in the elderly: equipoise in survival but not in short-term outcomes. Surgery. 2019; 166(5):895-900.

[21] Vaisman F, Momesso D, Bulzico DA, et al. Thyroid lobectomy is associated with excellent clinical outcomes in properly selected differentiated thyroid cancer patients with primary tumors greater than 1 cm. J Thyroid Res. 2013;2013:398194.

[22] Vaisman F, Shaha A, Fish S, Tuttle R. Initial therapy with either thyroid lobectomy or total thyroidectomy without radioactive iodine remnant ablation is associated with very low rates of structural disease recurrence in properly selected patients with differentiated thyroid cancer. Clin Endocrinol. 2011;75(1):112-9.

[23] Groopman J, Hartzband P. Your medical mind. How to decide what is right for you. New York: Penguin Books; 2011.

[24] Scherer LD, Caverly TJ, Burke J, et al. Development of the medical maximizer-minimizer scale. Health Psychol. 2016;35(11):1276-87.

[25] Groopman JE, Hartzband P. National Center for Complementary and Integrative Health (U.S.). When experts disagree: the art of medical decision making. In: Stephen E Straus distinguished lecture in the science of complementary health therapies. National Institutes of Health: Bethesda; 2015. http://videocast.nih.gov/launch.asp?18989.

[26] Ahn JH, Yi JW. Transoral endoscopic thyroidectomy for thyroid carcinoma: outcomes and surgical completeness in 150 single-surgeon cases. Surg Endosc. 2020;34(2):861-7.

[27] Park JO, Anuwong A, Kim MR, Sun DI, Kim MS. Transoral endoscopic thyroid surgery in a Korean population. Surg Endosc. 2019;33(7):2104-13.

[28] Randolph GW, Daniels GH. Radioactive iodine lobe ablation as an alternative to completion thyroidectomy for follicular carcinoma of the thyroid. Thyroid. 2002;12(11):989-96.

[29] Wada N, Duh QY, Sugino K, et al. Lymph node metastasis from 259 papillary thyroid microcarcinomas: frequency, pattern of occurrence and recurrence, and optimal strategy for neck dissection. Ann Surg. 2003;237(3):399-407.

[30] Calcatera NA, Lutfi W, Suman P, et al. Concordance of preoperative clinical stage with pathological stage in patients >/= 45 years with well-differentiated thyroid cancer. Endocr Pract. 2018;24(1):27-32.

[31] Kluijfhout WP, Pasternak JD, Drake FT, et al. Application of the new American Thyroid Association guidelines leads to a substantial rate of completion total thyroidectomy to enable adjuvant radioactive iodine. Surgery. 2017;161(1):127-33.

[32] DiMarco AN, Wong MS, Jayasekara J, et al. Risk of needing completion thyroidectomy for low-risk papillary thyroid cancers treated by lobectomy. BJS Open. 2019;3(3):299-304.

[33] Dhir M, McCoy KL, Ohori NP, et al. Correct extent of thyroidectomy is poorly predicted preoperatively by the guidelines of the American Thyroid Association for low and intermediate risk thyroid cancers. Surgery. 2018;163(1):81-7.

[34] Park JH, Yoon JH. Lobectomy in patients with differentiated thyroid cancer: indications and follow-up. Endocr Relat Cancer. 2019;26(7):R381-93.

[35] Lee MC, Kim MJ, Choi HS, et al. Postoperative thyroid-stimulating hormone levels did not affect recurrence after thyroid lobectomy in patients with papillary thyroid cancer. Endocrinol Metab (Seoul). 2019;34(2):150-7.

[36] Park S, Kim WG, Han M, et al. Thyrotropin suppressive therapy for low-risk small thyroid cancer: a propensity score-matched cohort study. Thyroid. 2017;27(9):1164-70.

[37] Park S, Jeon MJ, Oh HS, et al. Changes in serum thyroglobulin levels after lobectomy in patients with low-risk papillary thyroid cancer. Thyroid. 2018;28(8):997-1003.

第5章 甲状腺未分化癌的新辅助治疗
Neoadjuvant Therapy for Anaplastic Thyroid Carcinoma

Sagar Kansara　Maria E. Cabanillas　Mark Zafereo　著
邹思平　黄凯　译

在美国，甲状腺未分化癌（anaplastic thyroid cancer，ATC）占所有甲状腺癌的 1%～2%，而在全世界范围内为 1%～10%[1]。尽管罕见，ATC 却是一种致命的疾病，占每年甲状腺癌死亡人数的 50% 以上。

ACT 患者已被证明多有甲状腺疾病病史。一些研究表明，高达 80% 的 ATC 发生在已知的高分化甲状腺癌（well-differentiated thyroid carcinoma，WDTC）或接受过治疗的 WDTC 或低分化甲状腺癌的患者中 [2, 3]。因此推测 ATC 可能是由现有 WDTC 的去分化发展而来的。对这些分子途径的细致研究已经产生了一组生物靶点，其中一些靶点导致了几种有前景的药物干预的发展。

ATC 预后极差，中位生存期仅有 5 个月，1 年生存率为 20%[1]。尽管如此，已有研究表明手术切除的范围和完全切除的可行性是延长生存期的重要积极预测因素 [4-7]。不幸的是，超过 80% 的 ATC 患者表现为局部浸润性的病变，使得手术切除变得困难或不可能 [6, 7]。在这种情况下，外照射放疗一直是标准治疗。然而，前期新辅助治疗已成为一种很有希望的措施。尽管手术和放射治疗仍然是主要的治疗手段 [8]，对分子发病机制

的了解，增加了临床医生对于以前无法手术切除的 ACT 患者的治疗方法。在本章中，我们将探讨这些治疗方法及其在新辅助治疗领域中的临床应用。

一、晚期 ATC 的临床表现、组织病理和分期

大多数 ATC 患者存在局部浸润性疾病 [6]。颈部肿块快速增大的情况很常见（图 5-1）。一定程度的吞咽困难、吞咽疼痛和发音困难通常很明显，有时伴有喘鸣。至少 40% 或更多的患者在就诊时有明显的远处转移。积极预后因素包括年龄 < 60 岁、甲状腺内肿瘤 < 5cm、完全手术切除和采用多种模式治疗 [9-11]。

尽管 ATC 的组织病理超出了本章讨论的范围，但明确组织病理不仅有助于预测预后，而且有助于指导治疗，了解这一点很重要的。一些疾病可以表现出 ATC 的症状，其中包括甲状腺鳞状细胞癌、淋巴瘤、神经内分泌肿瘤或转移癌 [12]。ACT 的组织病理可能提示三种生长模式之一，其

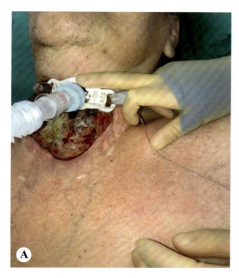
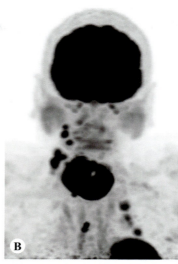
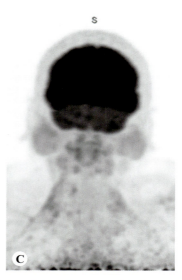

▲ 图 5-1　A. 一名 53 岁的 ATC 患者，肿瘤侵犯喉部、皮肤和气道阻塞，需要进行气管切开术；B. 正电子发射断层扫描（PET）显示广泛和侵袭性颈部疾病，以及肺转移；C. 达拉非尼和曲美替尼（DT）治疗 6 个月后，颈部及肺部病灶没有代谢性证据

中包括梭形细胞、多形性和鳞状细胞型[13]。可见相邻的 WDTC 病灶，从而确认 ATC 的诊断。免疫组化有助于进一步确定 ATC 的诊断。

ATC 仍然是一种致命疾病，美国癌症联合委员会（AJCC）的分期反映了这一点。所有 ATC 均为Ⅵ期疾病：ⅥA 期肿瘤在甲状腺内，ⅥB 期肿瘤有明显的甲状腺外浸润，ⅥC 期患者肿瘤的有远处转移[12]。初次手术患者的手术切除范围和程度也被明确认为是许多不同类型癌症（包括 ATC）生存状况的重要预测因素，因此，AJCC 开发了一个单独的手术切除范围分类系统。R_0 表示无残留肿瘤，R_1 表示显微镜下的持续性病变，R_2 表示肉眼残留病变[12]。

二、分子发病机制

大量的临床、分子和流行病学研究表明，绝大多数 ATC 代表了从 WDTC 到低分化癌的渐进式去分化[14-17]。事实上，二代测序已经证实，ATC 是由于几个关键体细胞突变的累积形成的，其中一些突变具有治疗意义，我们将在后面看到[18]。我们在这里介绍了一个遗传标记的概要，这并不是一个详尽的列表，但希望能为理解 ATC 的复杂性以及新辅助治疗奠定基础。

甲状腺乳头状癌（PTC）与 ATC 之间的联系已被大量前期研究证实[19, 20]。在已知的 PTC 和 ATC 共同的基因改变中，BRAFV600E 突变可能是最突出的，已发现约 60% 的 PTC[21, 22]和约 40% 的 ATC 发生突变。BRAFV600E 是一种酪氨酸激酶，是一种已知的致癌基因，存在于其他几种恶性肿瘤中（包括黑素瘤）[23]。在同时发生 WDTC 和 ATC 的患者中，同一肿瘤的两个组分中均发现了 BRAFV600E 突变，提示 BRAFV600E 突变在 ATC 发生的发病机制中起关键作用[21]。

RAS（N、H、K）基因也受到了广泛关注。RAS 突变在高达 30% 的 ATC 中被发现，并首先在滤泡细胞癌和滤泡 PTC 变异中被检测到[24, 25]。RAS 突变作用于 MAP-K 和 PI3K/mTOR 通路上游，引起该级联的持续刺激，导致肿瘤发生[21]。不出意料，mTOR 通路异常已被发现与多种人类恶性肿瘤的发生相关，其中包括黑素瘤、乳腺癌和前列腺癌[21, 26-28]。有趣的是，最近一项针对 22 例 ATC 患者的全外显子测序研究揭示了两个二分基因组群：均表现出 RAS 和 TP53 突变或 BRAFV600E 和 TP53 突变[29]。此外，Wang 及其同事在 ATC 中显示 56% 的 TP53 突变占优势[24]。TP53 作为肿瘤抑制基因的作用已在几乎所有已知的人类恶性肿瘤中得到充分描述，并且是所有癌症类型中最常见的基因突变[30, 31]。

其他一些基因与 WDTC 和进展为 ATC 相关。其中，RET-PTC、NTRK、PAX8-PPARγ、ALK 融合、TERT 启动子突变等已被广泛研究[14, 16, 17, 29, 32-35]。这些突变的组合先前已被证实具有协同效应，通常会导致更具有侵袭性的表型[36]。此外，许多零星突变和表观遗传变化在文献中被广泛描述，并仍然是一个活跃的研究领域[15]。

三、新辅助治疗

在疾病进展期的患者中，以往的治疗模式决定了不恰当的前期手术、姑息性化疗或临终关怀。然而，随着对 ATC 分子认识的提高和新的治疗方法的出现，几种有希望的治疗方案可用于局部晚期 ATC 患者。因此，大多数患者不应该提前得到临终关怀。在本讨论中，新辅助治疗将被认为是在最终手术前进行的治疗。

（一）外照射放疗

ATC 的传统治疗包含三种模式：手术、化疗和放疗的某种组合[5, 6, 37, 38]。针对术前治疗，几种传统方案的疗效已经研究了 20 多年。Tennvall 及其同事在 55 例患者中研究了三种方案的疗效，其中两种方法是术前放疗总剂量为 30Gy，每周多柔比星化疗，然后进行手术和术后放疗，总剂量为 46Gy，第三种方法是术前给予全剂量放疗及每周多柔比星化疗，然后进行手术[38]。他们发现局部控制率存在显著差异：前一种方案中有 52% 的患者在 2 年内复发，而后一种方案中只有 23% 的患者在同一时期复发。这表明术前超分割和加速放射过程可以改善 ATC 的局部控制。Kim 及其同事在类似的方案中也证实了这些发现[39]。

（二）化疗

一些全身性药物也在新辅助治疗中进行了研究。在一项针对 76 例 ATC 患者的研究中，Higashiyama 及其同事发现，每周紫杉醇诱导治疗，然后进行根治性手术和辅助放疗，可使 44% 的 ⅣB 期患者完全缓解[40]。与未接受诱导治疗或接受不同化疗药物的患者相比，紫杉醇诱导治疗组总体生存优势显著。但是无论使用何种诱导治疗，所有ⅣC 期患者均在 8 个月内死于疾病的进展。

（三）BRAF 靶向疗法

FDA 于 2018 年批准了选择性 BRAFV600E/MEK 抑制药联合用于 BRAFV600E 突变的 ATC 患者，该联合使用是基于一项小型 2 期篮式研究的结果。在这项试验中，16 例 BRAFV600E 突变 ATC 患者接受了达拉非尼和曲美替尼的治疗［所有患者之前都接受过放疗和（或）手术，6 例之前接受过全身治疗］，69% 的患者有效（1 例完全缓解），1 年总生存率达到 80%[41]。最常见的不良反应是疲劳、发热和恶心，但发生率不到 40%。这些药物的新辅助治疗最初在一个病例报道中被描述[42]。1 例初始为晚期、无法手术切除（颈动脉包埋，声门上和梨状窝直接受侵）的 ATC 患者，使用达拉非尼和曲美替尼诱导治疗，结果令人印象深刻，最初达到部分缓解；然而，患者很快就产生了耐药性，这时，检查点抑制药帕博利珠单抗（抗 PD-1）被添加到方案中。患者再次有反应，然后接受完整的手术切除，切缘为阴性（R_0）[42]。帕博利珠单抗的加入已被证明对一部分 ATC 患者可能有效。在一项对 12 例激酶抑制药治疗进展的 ATC 患者的回顾性研究中，加入帕博利珠单抗的 12 例患者中有 5 例（42%）产生部分反应，4 例（33%）疾病稳定，3 例（25%）发生进展，中位总生存期为 10.4 个月[43]。这表明，激酶抑制药耐药性的机制可能是由细胞检查点失调介导的，在这些患者中添加检查点抑制药可能会导致显著的差异反应，特别是在产生耐药之前的时间长短方面。

随后，对 6 例患者进行了更大规模的系列研究，结果令人满意[44]。在该研究中，连续 6 例 BRAFV600E 突变的 ATC 患者接受了达拉非尼和曲美替尼治疗，所有患者均接受了完全手术切除（R_0）。3 例患者还接受了帕博利珠单抗治疗。6 个月的总生存率为 100%，1 年的总生存率为 83%；2 例患者在确诊后 8 个月和 14 个月死于远处转移，没有局部复发的证据。其他所有患者在最后一次随访中均无疾病进展。

在过去的 5 年里，ATC 的多学科管理格局已经发生了革命性的变化，最近的一项针对过去 20 年中 479 例患者进行的单中心研究证明了这一情况，这是迄今为止对 ACT 进行的最大规模的单中心研究。在这项回顾性队列研究中，不同治疗时期的 1 年和 2 年生存率有显著差异：2000—2013 年组分别为 35% 和 18%，2014—2016 年组分别为 47% 和 25%，2017—2019 年组分别为 59% 和 42%。与 OS 改善相关的因素包括靶向治疗、在靶向治疗的基础上增加免疫治疗以及新辅助 BRAFV600E 靶向治疗后手术。新辅助 BRAFV600E 靶向治疗后手术患者的中位随访时间为 1.21 年，1 年生存率为 94%[45]。

对于 IVA 期患者，笔者建议手术前加辅助放疗（± 化疗）治疗。对于 IVB 或 IVC 期和 BRAFV600E 突变的患者，笔者建议采用新辅助 BRAFi/MEKi± 免疫治疗，然后评估肿瘤的可切除性。至少 2/3 的初始不可切除疾病（颈动脉包埋、纵隔血管受累、椎前筋膜受累）或气管受累的患者在接受新辅助 BRAFi/MEKi± 免疫治疗后变为可切除（R_0 或 R_1 切除）。这些病例很少需要更复杂的手术和恢复，如喉部切除或气管切除。接受 BRAFi/MEKi± 免疫治疗的患者在放射学影像学反应达到顶点后进行手术，通常在治疗开始后 3～5 个月。对治疗的耐药性，伴随着疾病的进展（在最初显著反应后），最早可在 3 个月时开始，因此，在此期间应密切监测患者，并建议在疾病进展前进行手术。远处转移（IVC 期）的患者如果在远处有完全或接近完全的放射影像学反应，仍需手术来加强局部的控制，术后尽快恢复 BRAFi/MEKi± 免疫治疗（一般在引流管移除后 1 周）。对于 BRAFV600E 突变的 IVB 期患者，术后辅助放疗应根据具体情况考虑，而对于初始表现为 IVC 期（远处转移）的患者，无论其远处是否有达到完全的代谢反应，几乎从不推荐术后放疗。最后，对于经过 BRAFi/MEKi± 免疫治疗后仍不能切除（不能达到有意义的 R_0 或 R_1 切除）的 BRAFV600E 突变的患者（少于 25% 的 BRAFV600E 突变的肿瘤），部分缓解的应继续接受 BRAFi/MEKi 治疗，而没有缓解的应考虑替代治疗。

结论

ATC 极具侵袭性的自然病程，不仅要求采用多学科方法进行治疗管理，而且要求及时有效的干预。对于 BRAFV600E 突变的患者，

BRAFV600E/MEK 抑制药的诱导治疗能带来快速而显著的反应，为局部治疗和长期局部控制创造了可能。然而，仍须持谨慎乐观的态度，因为耐药性已被证明是一个潜在的问题，毒性可能会限制治疗，尽管一些 Ⅱ 期试验显示出良好的毒性特征。最近三级医疗中心的多学科经验表明，由于统一和快速的分子基因检测，针对基因突变的个性化靶向治疗，免疫治疗的加入，以及新辅助治疗后手术的整合，ATC 患者的存活率显著提高。进一步的前瞻性、随机化的临床试验和科学发现对于延续过去 5 年中所见证的显著的生存改善是必要的。

参考文献

[1] Smallridge RC and Copland JA. Anaplastic thyroid carcinoma: pathogenesis and emerging therapies. Clin Oncol (R Coll Radiol). 2010;22:486-97.

[2] Burke JP, et al. Long-term trends in thyroid carcinoma: a population-based study in Olmsted County, Minnesota, 1935-1999. Mayo Clin Proc. 2005;80:753-8.

[3] Spires JR, Schwartz MR, Miller RH. Anaplastic thyroid carcinoma. Association with differentiated thyroid cancer. Arch Otolaryngol Head Neck Surg. 1988;114:40-4.

[4] Pierie J-PEN, Muzikansky A, Gaz RD, Faquin WC, Ott MJ. The effect of surgery and radiotherapy on outcome of anaplastic thyroid carcinoma. Ann Surg Oncol. 2002;9:57-64.

[5] McIver B, et al. Anaplastic thyroid carcinoma: a 50-year experience at a single institution. Surgery. 2001;130:1028-34.

[6] Tan RK, et al. Anaplastic carcinoma of the thyroid: a 24-year experience. Head Neck. 1995;17:41-7; discussion 47-48.

[7] Rao SN, et al. Patterns of treatment failure in anaplastic thyroid carcinoma. Thyroid. 2017;27:672-81.

[8] Sugino K, et al. The important role of operations in the management of anaplastic thyroid carcinoma. Surgery. 2002;131:245-8.

[9] Kebebew E, Greenspan FS, Clark OH, Woeber KA, McMillan A. Anaplastic thyroid carcinoma. Treatment outcome and prognostic factors. Cancer. 2005;103:1330-5.

[10] Kihara M, Miyauchi A, Yamauchi A, Yokomise H. Prognostic factors of anaplastic thyroid carcinoma. Surg Today. 2004;34:394-8.

[11] Kim TY, et al. Prognostic factors for Korean patients with anaplastic thyroid carcinoma. Head Neck. 2007;29:765-72.

[12] Smallridge RC, et al. American Thyroid Association guidelines for management of patients with anaplastic thyroid cancer. Thyroid. 2012;22:1104-39.

[13] Seethala R, Nikiforov Y, Biddinger P, Thompson L. Diagnostic pathology and molecular genetics of the thyroid: a comprehensive guide for practicing thyroid pathology. Philadelphia: Lippincott Williams and Wilkins; 2009.

[14] Xu B, Ghossein R. Genomic landscape of poorly differentiated and anaplastic thyroid carcinoma. Endocr Pathol. 2016;27:205-12.

[15] Sasanakietkul T, Murtha TD, Javid M, Korah R, Carling T. Epigenetic modifications in poorly differentiated and anaplastic thyroid cancer. Mol Cell Endocrinol. 2018; 469:23-37.

[16] Molinaro E, et al. Anaplastic thyroid carcinoma: from clinicopathology to genetics and advanced therapies. Nat Rev Endocrinol. 2017;13:644-60.

[17] Wreesmann VB, et al. Genome-wide appraisal of thyroid cancer progression. Am J Pathol. 2002;161:1549-56.

[18] Landa I, et al. Genomic and transcriptomic hallmarks of poorly differentiated and anaplastic thyroid cancers. J Clin Invest. 2016;126:1052-66.

[19] Oishi N, et al. Molecular alterations of coexisting thyroid papillary carcinoma and anaplastic carcinoma: identification of TERT mutation as an independent risk factor for transformation. Mod Pathol. 2017;30:1527-37.

[20] Quiros RM, Ding HG, Gattuso P, Prinz RA, Xu X. Evidence that one subset of anaplastic thyroid carcinomas are derived from papillary carcinomas due to BRAF and p53 mutations. Cancer. 2005;103:2261-8.

[21] Nikiforova MN, et al. BRAF mutations in thyroid tumors are restricted to papillary carcinomas and anaplastic or poorly differentiated carcinomas arising from papillary carcinomas. J Clin Endocrinol Metab. 2003;88:5399-404.

[22] Xing M, et al. Association between BRAF V600E mutation and mortality in patients with papillary thyroid cancer. JAMA. 2013;309:1493-501.

[23] Luke JJ, Flaherty KT, Ribas A, Long GV. Targeted agents and immunotherapies: optimizing outcomes in melanoma. Nat Rev Clin Oncol. 2017;14:463-82.

[24] Wang H-M, et al. Anaplastic carcinoma of the thyroid arising more often from follicular carcinoma than papillary carcinoma. Ann Surg Oncol. 2007;14:3011-8.

[25] Sykorova V, et al. Search for new genetic biomarkers in poorly differentiated and anaplastic thyroid carcinomas using next generation sequencing. Anticancer Res. 2015;35:2029-36.

[26] Kong Y, et al. Analysis of mTOR gene aberrations in melanoma patients and evaluation of their sensitivity to

PI3K-AKT-mTOR pathway inhibitors. Clin Cancer Res. 2016;22:1018-27.

[27] Audet-Walsh É, et al. Nuclear mTOR acts as a transcriptional integrator of the androgen signaling pathway in prostate cancer. Genes Dev. 2017;31:1228-42.

[28] Guerrero-Zotano A, Mayer IA, Arteaga CL. PI3K/AKT/mTOR: role in breast cancer progression, drug resistance, and treatment. Cancer Metastasis Rev. 2016;35:515-24.

[29] Kunstman JW, et al. Characterization of the mutational landscape of anaplastic thyroid cancer via whole-exome sequencing. Hum Mol Genet. 2015;24:2318-29.

[30] Sabapathy K, Lane DP. Therapeutic targeting of p53: all mutants are equal, but some mutants are more equal than others. Nat Rev Clin Oncol. 2018;15:13-30.

[31] Prives C, Lowe SW. Cancer: mutant p53 and chromatin regulation. Nature. 2015;525:199-200.

[32] Liu R, Xing M. TERT promoter mutations in thyroid cancer. Endocr Relat Cancer. 2016;23:R143-55.

[33] Liu X, et al. Highly prevalent TERT promoter mutations in aggressive thyroid cancers. Endocr Relat Cancer. 2013;20:603-10.

[34] Manzella L, et al. New insights in thyroid cancer and p53 family proteins. Int J Mol Sci. 2017;18:1325.

[35] Omur O, Baran Y. An update on molecular biology of thyroid cancers. Crit Rev Oncol Hematol. 2014;90:233-52.

[36] Vuong HG, Altibi AMA, Duong UNP, Hassell L. Prognostic implication of BRAF and TERT promoter mutation combination in papillary thyroid carcinoma-a meta-analysis. Clin Endocrinol. 2017;87:411-7.

[37] Tennvall J, et al. Combined doxorubicin, hyperfractionated radiotherapy, and surgery in anaplastic thyroid carcinoma. Report on two protocols. The Swedish Anaplastic Thyroid Cancer Group. Cancer. 1994;74:1348-54.

[38] Tennvall J, et al. Anaplastic thyroid carcinoma: three protocols combining doxorubicin, hyperfractionated radiotherapy and surgery. Br J Cancer. 2002;86:1848-53.

[39] Kim JH, Leeper RD. Treatment of anaplastic giant and spindle cell carcinoma of the thyroid gland with combination Adriamycin and radiation therapy. A new approach. Cancer. 1983;52:954-7.

[40] Higashiyama T, et al. Induction chemotherapy with weekly paclitaxel administration for anaplastic thyroid carcinoma. Thyroid. 2010;20:7-14.

[41] Subbiah V, et al. Dabrafenib and Trametinib treatment in patients with locally advanced or metastatic BRAF V600-mutant anaplastic thyroid cancer. J Clin Oncol. 2018;36:7-13.

[42] Cabanillas ME, et al. Neoadjuvant BRAF- and immune-directed therapy for anaplastic thyroid carcinoma. Thyroid. 2018;28:945-51.

[43] Iyer PC, et al. Salvage pembrolizumab added to kinase inhibitor therapy for the treatment of anaplastic thyroid carcinoma. J Immunother Cancer. 2018;6:68.

[44] Wang JR, et al. Complete surgical resection following neoadjuvant dabrafenib plus trametinib in BRAFV600E-mutated anaplastic thyroid carcinoma. Thyroid. 2019;29:1036-43.

[45] Maniakas A, et al. Evaluation of overall survival in patients with anaplastic thyroid carcinoma, 2000-2019. JAMA Oncol. 2020; https://doi.org/10.1001/jamaoncol.2020.3362.

第 6 章　甲状腺良性结节的非手术消融技术

Nonoperative Thyroid Ablation Techniques for Benign Thyroid Nodules

Brian Hung-Hin Lang　　Woojin Cho　著

朱冬冬　译

甲状腺结节很常见，临床上约 5% 的人群可触摸到甲状腺结节。然而，当用高分辨率超声（US）检查甲状腺时，甲状腺结节的发生率高达 60%[1, 2]。幸运的是，这些结节大多数体积较小而且是良性的（＞95%），不需要任何额外的治疗[1, 2]。根据结节的大小和可疑的超声特征，通过细针穿刺（FNA）活检通常可以确认大多数的良性结节[1-5]。

然而，也有一部分患者的结节可能会生长并引起局部压迫症状，如颈部疼痛、窒息感、呼吸或吞咽困难。最近的一项多中心观察研究报道，高达 15% 的良性结节以一种快速的形式持续生长，而其余的则保持相对稳定的大小[3]。

手术切除是传统上推荐的治疗有症状良性甲状腺结节的方法。美国甲状腺协会（ATA）甲状腺结节指南建议，当良性实性或实性为主的结节变大（直径＞4cm）或引起局部压迫等临床症状时，应考虑手术切除（甲状腺侧叶切除或甲状腺全切术）[2]。虽然手术是一种相对安全的方式，但仍存在小的潜在风险，如甲状腺功能减退、出血、感染、喉返神经或喉上神经损伤引起的声音嘶哑，以及术后可能发生的甲状旁腺功能减退[6]。

此外，患者需要面临手术全麻的风险，而且某些患者由于存在基础疾病，手术可能不可行[1-6]。

为了消除这些潜在的风险，人们一直在寻求微创、非手术消融技术[7]。这导致了诸如经皮乙醇注射（percutaneous ethanol injection，PEIT）和超声引导的热消融技术的引入，如激光消融治疗（laser ablation therapy，LAT）、射频消融（radiofrequency ablation，RFA) 和高强度聚焦超声（high-intensity focused ultrasound，HIFU）消融[7-11]。PEIT 推荐用于复发的良性甲状腺囊肿[7, 8]。然而，对于实性或实性为主的结节，LAT 和 RFA 等热消融技术通常更有效[9-11]。与外科手术相比，这些技术的主要好处是保留了正常的甲状腺实质和功能，并避免了瘢痕或伤口[12]。

研究表明，这些非手术方法不仅可以在物理上缩小靶组织的体积，而且还可以缓解压迫症状[9-11]。RFA 对甲状腺良性结节有良好的疗效记录[9]，这无疑是这些方法中最流行的消融形式。此外，HIFU 是一种相对较新的消融技术。与其他技术相比，它的主要优势是可以诱导高达 85℃ 的聚焦热组织破坏，以治疗多种良恶性肿瘤[14]，同时完全避免通过皮肤放置设备[13]。

本章回顾了HIFU和RFA的选择标准和细节，并讨论了它们在良性甲状腺结节治疗中的安全性和有效性。

一、HIFU 消融术

与其他消融技术不同，HIFU利用聚焦的超声能量来产生热量[15]。这种能量需要穿过皮肤进入靶结节。这种方法的主要优点是不需要用针或其他仪器插入靶组织。然而，避免这种器械植入，意味着有时向组织的能量传递比其他形式的消融更难以预测。目前，只有一种商用的超声引导的HIFU设备（图6-1）。该机器本身是一个计算机驱动的系统，由一个电子柜、一个安装在机架上由步进电机移动的体外真实探头（3MHz频率）、一个冷却单元和一个超声成像扫描仪（7.5MHz 128元成像线性阵列）组成。

二、结节选择

文献中报道使用HIFU的纳入和排除标准在一定程度上有所不同（表6-1）[16-21]。然而，也有一些一致的标准可以被广泛应用。一般来说，首先，靶结节必须是良性的。这通常由治疗3～6个月内FNA活检[15]的Bethesda Ⅱ类结果和超声的低或极低的怀疑模式来定义[2]。其次，甲状腺肿大（可以是单发结节，也可以是多结节中的主要结节）必须导致压迫症状。非特异性颈部不适或外观问题通常不被认为是HIFU的治疗适应证。再次，目标结节必需三个正交尺寸≥20mm且≤50mm。对于较大的结节，可能需要两次连续的治疗来处理整个结节[22]。接着，靶结节的实性成分必须占其总体积的70%以上。含有较多囊性成分的结节可能通过单纯抽吸和乙醇注射治疗

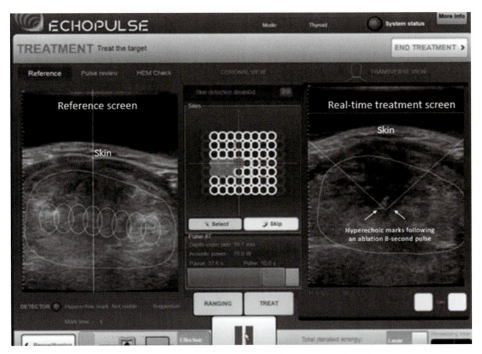

▲ 图 6-1 **8s** 治疗脉冲后立即拍摄的治疗图像示意

中央图为结节的鸟瞰图重建。空的圆圈代表未消融的亚单位，而填充的圆圈代表消融的亚单位。请注意治疗屏幕上的HIFU光束的焦点处有高回声标记（微气泡）

表 6-1　采用不同标准的 HIFU 研究的文献综述

第一作者（年）	纳入标准	排除标准
Esnault（2011）[16]	• 至少两个甲状腺结节，至少一个需要手术 • HIFU 靶向结节位于距离气管、食管、喉返神经、颈动脉和皮肤至少 3mm 的地方 • 选择要进行 HIFU 治疗的结节与需要进行手术治疗的结节不同	• 怀疑为恶性结节，颈部放疗，既往手术，既往接受放射性碘治疗 • 任何囊性成分≥20% 或任何粗大的钙化 • 患者颈部过伸无法保持稳定的体位
Korkusuz（2014）[17]	至少有一个良性甲状腺结节伴有甲状腺毒症、颈部疼痛、喉咙嘶哑、吞咽障碍、不适或费用问题	• 恶性结节 • 靠近喉返神经，气管、食道和颈动脉等热敏感结构
Korkusuz（2015）[18]	• 18 岁以上 • 至少有一个良性甲状腺结节，并伴有颈部疼痛、声音嘶哑、吞咽障碍、不适、外观问题或甲状腺功能亢进 • 拒绝手术或放射性碘治疗（RIT）	• 恶性结节 • 靶结节靠近气管和颈动脉等敏感结构 • 有任何 HIFU 禁忌证的患者（喉返神经异常，无靶体积）
Korkusuz（2015）[19]	• 有症状的结节患者 • 外观问题 • 拒绝手术或手术禁忌证	• 无症状结节的患者 • 结节体积≥10ml • 恶性肿瘤的组织学证据
Kovatcheva（2015）[20]	• 18 岁以上 • 存在一个或多个甲状腺结节，无恶性征象 • 超声测量结节三个正交尺寸≥10mm • 靶结节的囊性成分≤30%、靶结节的 HIFU 可及性 • 促甲状腺素浓度正常、喉镜检查时无声带不活动	• 预防颈部过伸的头颈部疾病 • 既往有甲状腺癌或其他颈部恶性肿瘤病史、颈部放疗史 • 结节内粗大钙化阻碍 HIFU 治疗 • 结节靠近甲状腺叶后缘，前后径<15mm • 妊娠或哺乳期、任何与静脉注射适度镇静相关的禁忌证
Lang（2017）[21]	• 良性细胞学和超声低至极低怀疑类型的结节 • 被认为是引起压迫症状的结节 • 所有的三个尺寸都在 10～40mm、结节实性成分≥70% • 距离皮肤 5～30mm 范围内的结节 • 甲状腺功能和降钙素水平正常	• 年龄≤18 岁 • 孕妇或哺乳期女性 • 不确定的或恶性的结节、结节内粗大钙化 • 头颈部放疗史 • 甲状腺髓样癌病史 • 既往声带麻痹

HIFU. 高强度聚焦超声

效果更好。最后，靶结节必须是在可消融治疗的深度内（即皮肤和结节中心距离 5～30mm）。这是一个必要条件，因为 HIFU 通常随着深度的增加而效率降低。

普遍的共识是，怀孕或哺乳、不确定或恶性 FNA 结果或结节内伴粗大钙化、头颈部放疗史、甲状腺髓样癌家族史、既往声带麻痹或任何静脉镇静禁忌疾病都不适合 HIFU 治疗。

三、消融前

治疗前，所有甲状腺肿大均进行临床分级。在临床评估中，世界卫生组织（WHO）的分级系统经常使用[23]。临床评估的一个重要方面是使用视觉模拟量表（visual analogue scale，VAS）来测量压迫症状的程度。然后用超声测量靶结节的三个正交直径（最长直径和另外两个垂直直径）。一般来说，最长的直径是结节的头尾尺寸（长度），而其他两个垂直的直径是内外尺寸（宽度）和前后尺寸（深度）。为了估计结节体积，我们使用以下公式：体积（ml）= 宽度（cm）× 深度（cm）× 长度（cm）×（π/6），其中 π 为 3.1416。除尺寸外，还记录结节在腺叶内的侧面和位置（即上、中、下三等分），以及 >1cm 的其他结节数目。

四、支持 HIFU 作用的证据

在进行人类临床研究之前，已经发表了几项动物研究来评估 HIFU 的可行性。两项动物研究表明，该技术能够诱导甲状腺叶发生清晰的病变，而不会对周围组织造成损伤 [13, 15]。

五、临床应用

在这些动物研究之后，对 25 例因良性结节性甲状腺肿而计划行甲状腺切除术的患者进行了初步小型临床研究 [16]。所有患者均于手术前 2 周行 HIFU 治疗。每个脉冲给每个结节的声能范围为 35～94J。评估治疗前后的甲状腺超声和甲状腺功能。术后肉眼和组织学检查显示，所有治疗病灶均局限于靶区，而不影响邻近的结构。病理分析发现结节的破坏程度为 2%～80%。即使采用最高能量水平，也没有发生重大并发症 [16]。

尽管这项首次人类研究取得了成功，但 HIFU 在常规临床实践中的普遍应用一直很缓慢。在美国，超声引导下的 HIFU 设备尚未被美国食品药品管理局（FDA）批准用于良性甲状腺结节的治疗。

六、HIFU 消融效果

对于消融治疗，通常接受的测量疗效的终点是第一年通过超声评估结节的收缩程度（%）和 VAS 评估压迫症状的变化。表 6-2 总结了文献中报道的治疗结果。

多项研究已经证明了 HIFU 能够显著缩小甲状腺结节的大小 [17, 19, 20]。至少有一项研究表明，这种减少与压迫症状的同时改善相关 [21]。重要的是，在大多数患者中，这种减少似乎可以在维持正常甲状腺功能的同时实现 [18]。就术后疼痛而言，大多数患者对该手术的耐受性良好 [18]。

然而，HIFU 治疗的有效性和可持续性仍存在一些问题。一个问题是患者之间的结果相对不一致。有研究报道结节大小会有不同程度的缩小，从约 10% 到近 80% [17, 19-21]。考虑到在单次消融治疗后，小结节比大结节的收缩比例更大 [24]，有人认为对大结节进行两次连续消融治疗可能会改善预后 [20, 21]。Lang 等报道了 2 次连续治疗的短期结果，发现相对于单次消融，6 个月的收缩率显著增大 [（56.74% ± 11.47%）vs.（43.49% ± 12.03%），$P=0.004$]，治疗并发症似乎没有因为额外的治疗而增加 [22]。通过改进的技术，同时治疗结节性甲状腺肿的两个结节似乎也是安全的 [25]。

关于 HIFU 的第二个问题是其随着时间的推移，HIFU 疗效的可持续性。单次 HIFU 治疗后的中期至长期结果尚不确定。与其他消融技术，如 RFA 或 LAT 相比，HIFU 消融的初始收缩是否持续超过 12 个月尚不清楚。鉴于热消融后可发生结节再生，因此，评估 HIFU 的长期疗效是很重要。迄今为止，只有一项研究报道了单次 HIFU 消融后的中期疗效 [26]。在该研究中，共对

表 6-2 不同 HIFU 研究之间的治疗、并发症和疗效的比较

第一作者（年）	结节个数	结节体积（ml）	设备类型和探头	每个结节的 DIAE 总量（kJ）	治疗时间（min）	并发症	疗效（比基础缩小 %）
Esnault（2011）[16]	22	0.5～2.6	• 超声引导 • HIFU/3MHz • 体外的探头	每次脉冲 a 为 35～94J		疼痛、皮肤烧伤、咳嗽、起水疱	可行性研究。2 周后对消融的结节进行组织学检查
Korkusuz（2014）[17]	10	中位数：3.19（范围：0.8～7.67）	• 超声引导 • HIFU/3MHz • 体外的探头	中位数：8.4（范围：5.65～12.46）	未报告	疼痛	未报告
Korkusuz（2015）[18]	9	中位数：3.5（范围：0.8～7.7）	• 超声引导 • HIFU/3MHz • 体外的探头	中位数：9.9（范围：5.7～12.5）	中位数：62（范围：42～96）	治疗期间的疼痛，皮肤变红	中位数：3 个月时 48.8（范围：11.4～75.0）
Korkusuz（2015）[19]	12	中位数：3.4（范围：0.6～5.0）	• 超声引导 • HIFU/3MHz • 体外的探头	—	—	没有报告	中位数：3 个月时 55
Kovatcheva（2015）[20]	20	平均值：4.96±2.79（范围 1.56～9.35）	• 超声引导 • HIFU/3MHz • 体外的探头	平均值：16.4±7.7（范围：5.5～31.7）	平均：86.8±31.7（范围：37～152）	皮下水肿、皮肤发红	平均值：6 个月时 48.7±24.3（单次消融后）
Lang（2017）[21]	22	平均值：6.98±4.04（范围 1.68～16.76）	• 超声引导 • HIFU/3MHz • 体外的探头	平均值：15.17±6.90（范围：5.88～28.35）	平均：75.71±34.20（范围：48.751～53.25）	疼痛、皮肤发红、颈部轻微肿胀	平均值：12 个月时 68.87±15.27（单次消融后）

HIFU. 高强度聚焦超声；DIAE，深度无关的声能

a. 只提供功率，没有总能量

108 例患者进行了分析并随访 2 年。2 年后，不到 2/3（58.3%）的结节体积比 12 个月时小（> 4.5%），1/4 的结节（20.4%）的体积略有增加[26]。而 3 个月、6 个月、12 个月、18 个月和 24 个月的整体结节缩小率分别为 51.32%±20.71%、62.99%±22.05%、68.66%±18.48%、69.76%±17.88% 和 70.41%±17.39%（图 6-2）。

七、HIFU 消融的安全性

与任何干预措施一样，HIFU 并发症的发生率是需要考虑的关键。声带麻痹（vocal cord paresis，VCP）是 HIFU 消融甲状腺结节后最常见的并发症。据报道，每次 HIFU 术后例行声带检查时，VCP 的发生率为 1%~2%。这种风险的存在是因为喉返神经紧靠甲状腺叶后面的气管食管沟中。如果靶结节位于甲状腺后包膜附近，靠近气管食管沟，无论是诱导热还是 HIFU 波本身都很容易损伤神经，导致 VCP[27]。为了降低 VCP 的风险，束焦点与气管食管沟之间应保持 1.1cm 的安全距离[27]。

其他与 HIFU 治疗相关的并发症，如无意的皮肤烧伤和甲状腺功能减退是罕见的。为避免烧伤皮肤，治疗时必须特别注意患者运动可能引起的靶位置的变化。高强度聚焦束对结节的过度照射或照射不足可能会对皮肤或深层颈部结构造成无意的热损伤。皮肤表面的温度可能会升高，因此，定期监测皮肤的变化对防止热损伤至关重要。幸运的是，当采取了预防措施后，HIFU 消融后的皮肤烧伤是极为罕见的（<1%）。

HIFU 消融术直接导致甲状腺功能减退是非常罕见的。这是因为 HIFU 光束通常聚焦在目标的中心，而不会损害周围的功能。因此，大多数患者在治疗后整体甲状腺功能不会改变[28]。

八、射频消融（RFA）

与 HIFU 相比，RFA 是治疗甲状腺良性结节的一种更成熟的消融技术，它依赖于插入靶组织的电极针发射的射频波（通常为 375~500kHz）[29]。在短短数秒钟内，RFA 就可通过组织离子的搅动产生局部热量（60~100℃）诱导不可逆的细胞

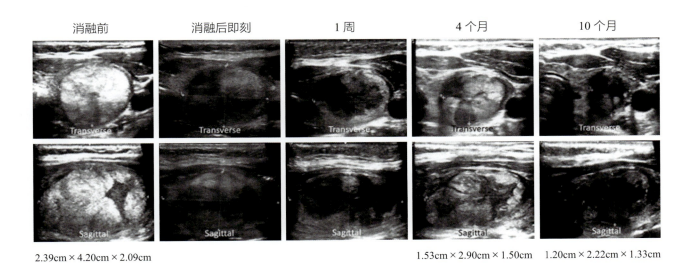

| 消融前 | 消融后即刻 | 1 周 | 4 个月 | 10 个月 |

2.39cm×4.20cm×2.09cm　　　　　　　　　　　1.53cm×2.90cm×1.50cm　　1.20cm×2.22cm×1.33cm

▲ 图 6-2　**37 岁女性**，甲状腺左侧实性结节在治疗前、**HIFU** 治疗后 **1 周、4 个月、10 个月**的横断面超声图像。注意治疗后结节收缩的程度和回声变化（从等回声到低回声）

损伤[6]。射频消融器件及其电极的设计方式避免了较高的温度（＞100～110℃）。这是至关重要的，因为在较高的温度下，组织的汽化和碳化实际上可能会阻碍消融的程度，同时增加了无意中损伤周围组织的机会[30-32]。

射频消融术已被应用于许多疾病，如肝细胞癌和转移性肝癌。然而，肝脏是一个很大的器官，对邻近的重要结构的热损伤是罕见的。由于甲状腺的大小有限，需要使用更薄、更短、更小的内部冷却电极，以避免损伤周围的关键结构[33]。

在 2006 年，首次报道了射频消融治疗良性甲状腺结节的临床应用[34]。与其他消融技术一样，甲状腺射频消融术的主要目标是实现结节体积缩小和缓解压迫症状，同时避免手术及其相关后遗症。

九、结节选择

对于 RFA，像 HIFU 一样，只选择细胞学上良性的甲状腺结节进行治疗。在某些情况下，自主功能的甲状腺结节（autonomously functioning thyroid nodules，AFTN）可以通过射频消融治疗。根据结节内囊性和实性成分的比例，建议在消融实性成分之前先抽吸囊性成分。因此，对于混合性结节，PEIT 和 RFA 的联合治疗通常是在同一环境下同时进行，或者分两个阶段进行[35]。原发性甲状腺癌通常不是 RFA 的适应证。然而，如果患者拒绝或不适合进行手术，可以考虑使用射频消融术。单极电极射频消融术通常不推荐用于孕妇和植入电子设备如心脏起搏器的患者[36]。

十、术前评估和准备

与 HIFU 一样，靶结节通过临床触诊和超声进行评估。通过 VAS 评估症状的严重程度和外观问题。消融前需检查甲状腺功能。

十一、RFA

与 HIFU 相比，RFA 通常不需要静脉镇静或镇痛。RFA 治疗过程中控制疼痛最有效的方法是局部麻醉至结节和带状肌之间的甲状腺包膜。避免全身麻醉有助于在治疗过程中发现问题或并发症。

经峡部入路是将 RFA 针插入靶结节最常用的方法。在经峡部入路中，在超声引导下电极针被引入峡部，并指向腺体的外侧。这种方法有几个好处。首先，在超声上可以清晰地看到电极的整个长度。其次，由于其被引入的角度，电极的尖端远离气管食管沟，这有助于尽量减少喉返神经热损伤的风险。最后，通过这种技术，周围大量的甲状腺实质将电极固定在适当的位置。这有助于在吞咽过程中稳定它，防止结节中渗出加热的液体[29]。

十二、移动射击技术

与其他使用"固定电极"技术进行最佳消融的临床情况不同，RFA 消融甲状腺结节最好使用

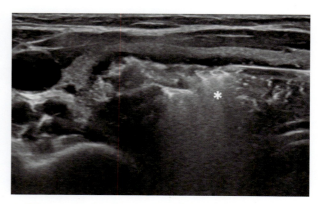

▲ 图 6-3 射频消融术中右侧甲状腺结节的横切面。请注意电极针的位置和消融中高回声的变化

"移动射击"技术[37]。在"移动射击"技术中，靶结节被抽象地分为多个小的消融单元。然后分别瞄准每个单元，电极针从一个单元移动到另一个单元，直到结节的整个体积被消融（图6-3）。

十三、射频消融的疗效

Kim等发表了关于RFA治疗甲状腺结节的首批文章之一[34]。他们报道了第一个月的整体收缩率为33%～58%，6个月为50%～88%，治疗后2年为79%～90%，4年则高达93%。类似的比率后来被其他人证实[38]。对于含囊性和实性的混合性结节，RFA和PEIT联合使用似乎是合理的[36]。

在一项为期4年的研究中，结节复发率报道为5.6%，而这些复发的主要原因是结节边缘处理不足导致的组织再生[39]。因此，实现对整个结节的完全消融显然是很重要的。然而这并不总是在一个治疗过程中可实现的，因为关键结构位于靠近甲状腺边缘，因此可以考虑分期治疗以获得最大疗效[39]（图6-4）。

除了大小外，结节的位置和组成也会影响治疗效果。例如，甲状腺下部的结节通常较难被简单消融，因为胸骨和锁骨可以遮挡结节的超声图像，使针的最佳位置放置困难。此外，远离气管食管沟的结节对于RFA来说位置较为理想，因为热区远离喉返神经所在的危险区。人们注意到无论大小如何，囊性成分更大的结节往往比单纯实性等回声的结节对治疗更敏感。

尽管射频消融对自主功能的甲状腺结节的疗效可能是可变的，但小的毒性结节往往对治疗反应良好[40]。以这种方式治疗自主功能的甲状腺结节似乎需要消融整个结节，以避免持续性甲状腺

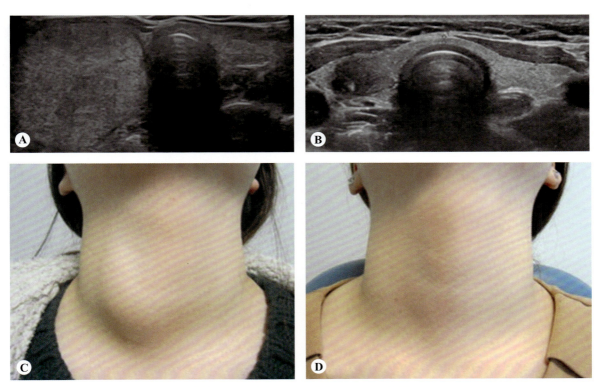

▲ 图6-4 甲状腺射频消融（RFA）前后图像

A和C. 射频消融前，右侧良性甲状腺结节的体积为22.04ml；B和D. 进行了3次射频消融治疗，26个月后结节体积变为1.55ml，外观症状消退

功能亢进的可能性。

十四、RFA 的安全性

RFA 是一种耐受性良好的手术，并发症发生率低。最近的一项 Meta 分析报道了良性甲状腺结节治疗的总并发症发生率为 2.11%[41, 42]。射频消融相关并发症可分为严重和轻微。常见的轻微并发症包括手术过程中疼痛（热感或牵涉痛）、颈部血肿、皮肤灼伤、水肿、咳嗽和呕吐。声音改变（短暂性或永久性）是最常见的严重并发症，总发生率为 1.44%。结节破裂（0.17%）、永久性甲状腺功能减退和臂丛神经损伤在文献中也有报道[42, 43]。

由于并发症是周围组织的热损伤导致的，仔细研究超声解剖和准确处理结节内的电极针是必要的。RFA 操作者的经验似乎比 HIFU 更重要[41]。为了减少热损伤，在消融过程中应保持电极与周围结构之间至少 3mm 的安全距离[41]。水隔离技术（在靶结节和相邻结构之间注射 5% 的葡萄糖）似乎能有效减少热损伤[42]。当消融靠近疼痛敏感结构时，可以直接注射冷葡萄糖溶液以快速缓解症状[44, 45]。

十五、讨论

甲状腺结节的消融技术治疗比常规治疗（如甲状腺手术）有几个显著的好处。首先是器官的保留，很少有患者在消融治疗后需要补充甲状腺激素，而接受外科手术者，这种情况经常发生。其次，它不会在治疗后造成伤口或瘢痕，因此，

它被认为比外科手术的侵入性更小。最后，不需要全身麻醉或住院治疗。这些方法可以在门诊基础上对患者进行管理。尽管有这些优点，HIFU 或 RFA 不应该被认为是一个可以替代手术的方法，因为它们最终只是缩小而不是消除甲状腺结节。

虽然与 RFA 相比，HIFU 可以被认为是完全无创的，但 HIFU 有几个不足之处需要强调。首先，HIFU 消融对小结节更有效。对于较大的结节（>15～20ml），通常需要多次或连续治疗[22]。其次，与 RFA 相比，HIFU 消融类似区域的甲状腺组织需要更长的时间，这是因为通过皮肤和皮下组织传递能量的效率较低。平均而言，使用目前超声引导的 HIFU 设备，一个精选的 3cm 甲状腺结节约需要 45～60min 才能完全消融，而同样的结节采用 RFA 治疗只需要约 25～30min（表6-3）。虽然可以通过增加功率设置或缩短所需的冷却时间来缩短 HIFU 的治疗时间，但出于安全考虑，不建议这样做。再次，HIFU 消融的效果仍然难以预测，有一些结节表现出比其他结节更好的反应。最后，RFA 可以处理大多数结节。相比之下，HIFU 只能处理有限范围的结节，因为目前该技术无法治疗更深或更靠后的结节。

结论

对于不愿意或不耐受接受常规甲状腺手术的患者，使用 HIFU 和 RFA 进行局部热消融治疗良性甲状腺结节似乎是一种安全有效的治疗方法。然而，需要一项随访时间较长的大规模、前瞻性试验来评估各种技术的长期结果。虽然 HIFU 和 RFA 似乎都是有效的，但未来还需要改进技术以克服它们目前的一些局限性。

表 6-3　甲状腺良性结节不同热技术的比较

热技术	费用[a]	治疗时间	主要用途
PEIT	50～100 美元	5～10min	主要为囊性良性甲状腺结节
RFA	设备：25 000 美元 耗材：600 美元 / 次	15～30min	实性良性甲状腺结节
LAT	内置激光源设备：约 12 000 美元 Nd/YAG 激光源：约 15 000～20 000 美元 耗材：约 500 美元 / 次	30min	冷结节，自主功能的甲状腺结节和囊肿
微波消融	设备：35 000 美元 耗材：约 400 美元 / 次	25～30min	以实性为主或实性良性结节
HIFU	设备费用：约 40 万美元 年维护费：底价的 10% 耗材：约 350 美元 / 次	45～60min	以实性为主或实性良性结节

PEIT. 经皮乙醇注射治疗；RFA. 射频消融；LAT. 激光消融治疗；HIFU. 高强度聚焦超声

a. 这在不同的机构和国家之间可能存在显著差异

参考文献

[1] Gharib H, Papini E, Garber JR, Duick DS, Harrell RM, Hegedüs L, Paschke R, Valcavi R, Vitti P. AACE/ACE/AME Task Force on Thyroid Nodules. American Association of Clinical Endocrinologists, American College of Endocrinology, and Associazione Medici Endocrinologi Medical Guidelines for Clinical Practice for the diagnosis and management of thyroid nodules-2016 update. Endocr Pract. 2016;22(5):622-39.

[2] Haugen BR, Alexander EK, Bible KC, Doherty GM, Mandel SJ, Nikiforov YE, Pacini F, Randolph GW, Sawka AM, Schlumberger M, Schuff KG, Sherman SI, Sosa JA, Steward DL, Tuttle RM, Wartofsky L. 2015 American Thyroid Association management guidelines for adult patients with thyroid nodules and differentiated thyroid cancer: the American Thyroid Association guidelines task force on thyroid nodules and differentiated thyroid cancer. Thyroid. 2016;26:1-133.

[3] Durante C, Costante G, Lucisano G, Bruno R, Meringolo D, Paciaroni A, Puxeddu E, Torlontano M, Tumino S, Attard M, Lamartina L, Nicolucci A, Filetti S. The natural history of benign thyroid nodules. JAMA. 2015;313(9):926-35.

[4] Ajmal S, Rapoport S, Ramirez Batlle H, Mazzaglia PJ. The natural history of the benign thyroid nodule: what is the appropriate follow-up strategy? J Am Coll Surg. 2015;220(6):987-92.

[5] Alexander EK, Hurwitz S, Heering JP, Benson CB, Frates MC, Doubilet PM, Cibas ES, Larsen PR, Marqusee E. Natural history of benign solid and cystic thyroid nodules. Ann Intern Med. 2003;138(4):315-8.

[6] Bergenfelz A, Jansson S, Kristoffersson A, et al. Complications to thyroid surgery: results as reported in a database from a multicenter audit comprising 3,660 patients. Langenbeck's Arch Surg. 2008;393:667-73.

[7] Gharib H, Hegedüs L, Pacella CM, Baek JH, Papini E. Clinical review: nonsurgical, image-guided, minimally invasive therapy for thyroid nodules. J Clin Endocrinol Metab. 2013;98(10):3949-57.

[8] Sung JY, Baek JH, Kim KS, Lee D, Yoo H, Kim JK, Park SH. Single-session treatment of benign cystic thyroid nodules with ethanol versus radiofrequency ablation: a prospective randomized study. Radiology. 2013;269(1):293-300.

[9] Wong KP, Lang BH. Use of radiofrequency ablation in benign thyroid nodules: a literature review and updates. Int J Endocrinol. 2013;2013:428363.

[10] Deandrea M, Sung JY, Limone P, Mormile A, Garino F, Ragazzoni F, Kim KS, Lee D, Baek JH. Efficacy and safety of radiofrequency ablation versus observation for nonfunctioning benign thyroid nodules: a randomized controlled international collaborative trial. Thyroid. 2015;25(8):890-6.

[11] Papini E, Rago T, Gambelunghe G, Valcavi R, Bizzarri G, Vitti P, De Feo P, Riganti F, Misischi I, Di Stasio E, Pacella CM. Long-term efficacy of ultrasound-guided laser ablation for benign solid thyroid nodules. Results of a three-year multicenter prospective randomized trial. J Clin Endocrinol Metab. 2014;99(10):3653-9.

[12] Lang BHH, Wong CKH, Ma EPM, Woo YC, Chiu KW. A propensity-matched analysis of clinical outcomes between open thyroid lobectomy and high-intensity focused ultrasound (HIFU) ablation of benign thyroid nodules. Surgery. 2019;165(1):85-91.

[13] Esnault O, Franc B, Monteil JP, Chapelon JY. High-intensity focused ultrasound for localized thyroid-tissue ablation: preliminary experimental animal study. Thyroid. 2004;14(12):1072-6.

[14] She WH, Cheung TT, Jenkins CR, Irwin MG. Clinical applications of high-intensity focused ultrasound. Hong Kong Med J. 2016;22(4):382-92.

[15] Esnault O, Franc B, Chapelon JY. Localized ablation of thyroid tissue by high-intensity focused ultrasound: improvement of noninvasive tissue necrosis methods. Thyroid. 2009;19(10):1085-91.

[16] Esnault O, Franc B, Ménégaux F, Rouxel A, De Kerviler E, Bourrier P, Lacoste F, Chapelon JY, Leenhardt L. High-intensity focused ultrasound ablation of thyroid nodules: first human feasibility study. Thyroid. 2011;21(9):965-73.

[17] Korkusuz H, Fehre N, Sennert M, Happel C, Grünwald F. Early assessment of high-intensity focused ultrasound treatment of benign thyroid nodules by scintigraphic means. J Ther Ultrasound. 2014;2:18.

[18] Korkusuz H, Sennert M, Fehre N, Happel C, Grünwald F. Local thyroid tissue ablation by high-intensity focused ultrasound: effects on thyroid function and first human feasibility study with hot and cold thyroid nodules. Int J Hyperth. 2014;30(7):480-5.

[19] Korkusuz H, Fehre N, Sennert M, Happel C, Grünwald F. Volume reduction of benign thyroid nodules 3 months after a single treatment with high-intensity focused ultrasound (HIFU). J Ther Ultrasound. 2015;3:4.

[20] Kovatcheva RD, Vlahov JD, Stoinov JI, Zaletel K. Benign solid thyroid nodules: US-guided high-intensity focused ultrasound ablation-initial clinical outcomes. Radiology. 2015;276(2):597-605.

[21] Lang BH, Woo YC, Wong CK. High intensity focused ultrasound (HIFU) treatment for symptomatic benign thyroid nodules: a prospective study. Radiology. 2017;284(3):897-906.

[22] Lang BHH, Woo YC, Chiu KW. Two sequential applications of high-intensity focused ultrasound (HIFU) ablation for large benign thyroid nodules. Eur Radiol. 2019; https://doi.org/10.1007/s00330-019-06021-1.

[23] Zimmermann M, Saad A, Hess S, Torresani T, Chaouki N. Thyroid ultrasound compared with World Health Organization 1960 and 1994 palpation criteria for determination of goiter prevalence in regions of mild and severe iodine deficiency. Eur J Endocrinol. 2000;143(6):727-31.

[24] Lang BH, Woo YC, Chiu KW. Single-session high-intensity focused ultrasound treatment in large-sized benign thyroid nodules. Thyroid. 2017;27(5):714-21.

[25] Lang BHH, Woo YC, Chiu KW. Sequential high intensity focused ultrasound (HIFU) ablation in the treatment of benign multinodular goitre: an observational retrospective study. Eur Radiol. 2018;28(8):3237-44. https://doi.org/10.1007/s00330-018-5333-2.

[26] Lang BHH, Woo YC, Chiu KW. Two-year efficacy of single-session high-intensity focused ultrasound (HIFU) ablation of benign thyroid nodules. Eur Radiol. 2019;29(1):93-101.

[27] Lang BHH, Woo YC, Chiu KW. Vocal cord paresis following single-session high intensity focused ablation (HIFU) treatment of benign thyroid nodules: incidence and risk factors. Int J Hyperth. 2017;33(8):888-94.

[28] Lang BHH, Woo YC, Chiu KW. High-intensity focused ablation (HIFU) of single benign thyroid nodule rarely alters underlying thyroid function. Int J Hyperth. 2017;33(8):875-81.

[29] Baek JH, Lee JH, Valcavi R, Pacella CM, Rhim H, Na DG. Thermal ablation for benign thyroid nodules: radiofrequency and laser. Korean J Radiol. 2011;12(5):525-40.

[30] Goldberg SN. Radiofrequency tumor ablation: principles and techniques. Eur J Ultrasound. 2001;13:129-47.

[31] Rhim H, Goldberg SN, Dodd GD 3rd, Solbiati L, Lim HK, Tonolini M, et al. Essential techniques for successful radiofrequency thermal ablation of malignant hepatic tumors. Radiographics. 2001;21 Spec No:S17-35; discussion S36-19.

[32] Goldberg SN, Gazelle GS, Mueller PR. Thermal ablation therapy for focal malignancy: a unified approach to underlying principles, techniques, and diagnostic imaging guidance. AJR Am J Roentgenol. 2000;174:323-31.

[33] Mainini AP, Monaco C, Pescatori LC, De Angelis C, Sardanelli F, Sconfienza LM, Mauri G. Image-guided thermal ablation of benign thyroid nodules. J Ultrasound. 2016;20(1):11-22.

[34] Kim YS, Rhim H, Tae K, Park DW, Kim ST. Radiofrequency ablation of benign cold thyroid nodules: initial clinical experience. Thyroid. 2006;16(4):361-7.

[35] Park HS, Baek JH, Choi YJ, Lee JH. Innovative techniques for image-guided ablation of benign thyroid nodules: combined ethanol and radiofrequency ablation. Korean J Radiol. 2017;18(3):461-9.

[36] Kim JH, Baek JH, Lim HK, Ahn HS, Baek SM, Choi YJ, Choi YJ, Chung SR, Ha EJ, Hahn SY, Jung SL, Kim DS, Kim SJ, Kim YK, Lee CY, Lee JH, Lee KH, Lee YH, Park JS, Park H, Shin JH, Suh CH, Sung JY, Sim JS, Youn I, Choi M, Na DG, Guideline Committee for the Korean Society of Thyroid Radiology (KSThR) and Korean Society of

Radiology. 2017 Thyroid radiofrequency ablation guideline: Korean Society of Thyroid Radiology. Korean J Radiol. 2018;19(4):632-55.

[37] Jeong WK, Baek JH, Rhim H, Kim YS, Kwak MS, Jeong HJ, Lee D. Radiofrequency ablation of benign thyroid nodules: safety and imaging follow-up in 236 patients. Eur Radiol. 2008;18(6):1244-50.

[38] Mauri G, Nicosia L, Della Vigna P, Varano GM, Maiettini D, Bonomo G, Giuliano G, Orsi F, Solbiati L, De Fiori E, Papini E, Pacella CM, Sconfienza LM. Percutaneous laser ablation for benign and malignant thyroid diseases. Ultrasonography. 2019;38(1):25-36.

[39] Lim HK, Lee JH, Ha EJ, Sung JY, Kim JK, Baek JH. Radiofrequency ablation of benign non-functioning thyroid nodules: 4-year follow-up results for 111 patients. Eur Radiol. 2013;23(4):1044-9.

[40] Nixon IJ, Angelos P, Shaha AR, Rinaldo A, Williams MD, Ferlito A. Image-guided chemical and thermal ablations for thyroid disease: review of efficacy and complications. Head Neck. 2018;40(9):2103-15.

[41] Wang JF, Wu T, Hu KP, Xu W, Zheng BW, Tong G, Yao ZC, Liu B, Ren J. Complications following radiofrequency ablation of benign thyroid nodules: a systematic review. Chin Med J. 2017;130(11):1361-70.

[42] Chung SR, Suh CH, Baek JH, Park HS, Choi YJ, Lee JH. Safety of radiofrequency ablation of benign thyroid nodules and recurrent thyroid cancers: a systematic review and meta-analysis. Int J Hyperth. 2017;33(8):920-30.

[43] Baek JH, Lee JH, Sung JY, Bae JI, Kim KT, Sim J, Baek SM, Kim YS, Shin JH, Park JS, Kim DW, Kim JH, Kim EK, Jung SL, Na DG, Korean Society of Thyroid Radiology. Complications encountered in the treatment of benign thyroid nodules with US-guided radiofrequency ablation: a multicenter study. Radiology. 2012;262(1):335-42.

[44] Park HS, Baek JH, Park AW, Chung SR, Choi YJ, Lee JH. Thyroid radiofrequency ablation: updates on innovative devices and techniques. Korean J Radiol. 2017;18(4): 615-23.

[45] Chung SR, Baek JH, Choi YJ, Lee JH. Management strategy for nerve damage during radiofrequency ablation of thyroid nodules. Int J Hyperth. 2019;36(1):204-10.

第二篇 甲状旁腺疾病的诊断和术前检查

Diagnosis and Preoperative Work-up of Parathyroid Disease

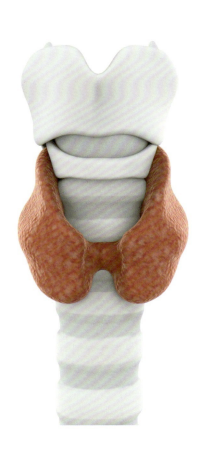

第 7 章　甲状旁腺功能亢进的定位检查

Localization Studies for Hyperparathyroidism

Steven Craig　Adrian Harvey　Janice L. Pasieka　著

于永洋　译

概述

对原发性甲状旁腺功能亢进（hyperparathy-roidism，HPT）的患者进行术前甲状旁腺定位，可以为手术的性质和范围提供有价值的信息。术前的影像学检查并不是诊断性的，所有影像学检查的目的仅仅是为了制订手术计划。虽然定位检查的使用有一些常规的模式，但随着甲状旁腺成像技术的不断进步，它们的应用也在不断发展。目前，还没有一种成像方式被广泛接受为金标准，新技术的地位仍有待确定。为了恰当地使用成像技术和方案，甲状旁腺外科医生必须了解各种可应用的成像技术的特点，其中包括优点、局限性、可应用性和它们在细节上的差别。这样就可以让外科医生结合临床证据，找到适合当地技术水平和特长的影像学检查方法。

（一）甲状旁腺定位的历史展望

在过去的一个世纪里，HPT 的手术治疗在双侧颈部探查手术（bilateral neck exploration，BNE）和单纯切除目标病灶的手术之间摇摆不定。最早的甲状旁腺手术是颈部探查手术，一旦发现一个异常腺体就会终止。但在后续对这些早期病例的观察时，发现了很多复发的情况，才认识到应该把多个腺体的疾病作为一个整体来看待，从而开启了标准的四腺探查时代 [1]。早期甲状旁腺手术的先驱缺乏可靠的术前定位或术中功能检测手段，仅依靠甲状旁腺的形态学改变来确定甲状旁腺功能亢进的病灶。1965 年，甲状旁腺手术的奠基人之一奥利弗柯普（Oliver Cope）博士对 HPT 的治疗前景进行了深刻的思考。

接下来，我们必须找到一个更好的方法来区分肿瘤和增生。我们是否总是需要进行手术才能做到这一点，或者我们是否可以找到一些线索，它们可以告诉我们如何进行事先判断 [1]？

到了 20 世纪 60 年代中期，普遍认为经验丰富的外科医生进行 BNE 足以区分多腺体疾病（multi-gland disease，MGD）和单发的腺瘤。在 20 世纪 80 年代早期，Tibblen[2] 和 Wang[3] 支持一种更有针对性的手术方法，因为大多数 HPT 患者（80%～85%）是单发的腺瘤。他们的研究支持了一种单侧的手术方法，即如果在一侧探查到一个正常的腺体和一个异常的腺体，手术就可以终止。遵循这个原则的手术可使治愈率达到 95%[3]；然而，由于术前无法预测腺瘤在哪一侧，50% 的情况下手术需要进行 BNE。这种局限手术方式并没有被外科医生普遍采用，因为它需要大量的经验和专业知识，才能仅根据两个腺体的形态评估就自信地做出终止手术的决定。

在随后的数十年里，两项重要的技术进步使区分孤立性甲状旁腺腺瘤和 MGD 成为可能，从而使 HPT 的治疗发生了革命性的变化：①放射技术可以术前检测病变腺体的可能位置；②术中快速测量甲状旁腺激素（ioPTH）有助于验证手术是否成功切除了所有的功能亢进的甲状旁腺组织[4]。影像学和激素测量的进步使外科医生能够制订和重新采用更精准的手术方法，如影像学引导[5]或单侧探查手术[6]。精准定位手术的基本原理是，大多数原发性 HPT 患者只有一个腺瘤（超过 80%～85%），如果这个腺瘤能够被可靠地识别出来，它可以被直接定位，手术仅剥离较小范围的组织就可以切除，这可能会降低并发症并缩短手术时间。

随着术前定位技术的改进，如超声和甲氧基异丁基异腈扫描技术，采用可预测的精准定位手术显著增加[7]。这在影像学结果一致时尤其如此，据报道，当手术得到快速 ioPTH 分析技术的支持时，单纯切除目标病灶手术的总体成功率＞95%[8]。最初证明精准术前成像和 ioPTH 监测的单纯切除目标病灶手术与接受双侧颈部探查的患者治愈率相当[9]。然而，随后一系列 10 年的随访数据显示，与 BNE 相比，采用单纯切除目标病灶手术治疗的患者晚期复发率更高[10, 11]。在一些中心，影像定位的方法被完全抛弃，取而代之的是BNE[11]。然而，许多外科医生仍然成功地在适当选择的患者中采用局部和单侧入路的手术。

（二）影像学在甲状旁腺手术中的作用

甲状旁腺显像对 HPT 的诊断没有作用。此外，它不应该用于为外科转诊的选择患者。最理想的情况是，只有在决定进行手术治疗 HPT 后才应考虑影像学检查。影像学检查对甲状旁腺手术来说是一种辅助手段：①可以帮助指导手术计划；②排除伴随的甲状腺病变[12]。最佳的手术方式取决于：①外科医生的经验和实践模式；②异常甲状旁腺的定位（正位或异位）；③影像学结果的一致性；④多腺体疾病（MGD）的可疑程度；⑤患者是否有颈部手术史或复发的 HPT。当没有先进的影像学技术或成本效益不高时，由经验丰富的甲状旁腺外科医生实施 BNE 仍然是一种完全合理的手术方式，因为它既安全又高效[13, 14]。HPT 的定位检查可分为解剖成像方式、功能成像方式和侵入性技术。

一、解剖成像模式

（一）超声波检查法

技术和工艺说明

超声成像技术是利用超声波探测不同密度 / 声学阻抗的组织之间的界面，然后将其转换为二维图像。在甲状旁腺的成像中，通常是使用高频线性探针的 B 模式扫描完成的。患者取仰卧位，颈部伸直。从颈动脉分叉 / 舌骨水平到胸腔入口进行轴向扫描。探头在胸部入口骨边界处呈一定角度，以便观察一定范围的上纵隔。然后在矢状面进行扫描，从颈内静脉外侧到甲状腺峡部和气管内侧。

需要注意的是，正常的甲状旁腺在超声成像中是看不到的。然而，在标准的灰度图像上，异常的甲状旁腺通常表现为卵圆形肿块，与相邻甲状腺组织相比回声较低。它们也可能有回声囊，特别是在甲状腺和增大的甲状旁腺交界处（图 7-1）。当腺瘤增大时，可出现分叶状、囊性、纤维化、钙化或出血。因此，在严重的 HPT 中，特别是较大的腺瘤或长期存在的 HPT 中，囊性变或出血可诱导脂肪沉积区、钙化和纤维化，从而使腺体出现异质性，并在某些地方出现高回声[15]。

彩色或能量多普勒模式也可作为超声的辅助模式来显示血管，这有助于区分甲状旁腺腺瘤与肿大淋巴结或甲状腺结节。在多普勒成像中，甲状旁腺腺瘤通常具有内部血管和丰富的甲状腺外滋养血管。这些滋养血管在进入腺体之前，在周围形成弧状或边缘血管，这也是它的特点[16-18]。此外，确定供血血管进入病变的位置有助于区分甲状旁腺和淋巴结：在甲状旁腺中，供血血管进入肿大的腺体的末端（有时被称为"极血管"），而在淋巴结中，供血血管进入淋巴门而不是"极"[19]。

目前报道的超声检测甲状旁腺病变的灵敏度和特异性各不相同。这并不意外，因为超声是一种依赖于操作者的技术，并且在某些解剖位置（如咽部后面的空气阻止了声波传导，以及胸骨后面的病变声波无法穿透）甲状旁腺腺瘤很难被检测到。一项关于超声诊断 HPT 准确性的 Meta 分析研究显示，综合评估的敏感性为76.1%（95%CI 70.4%～81.4%），阳性率为93.2%（95%CI 90.7%～95.3%）[20]。然而，在多腺体疾病[21]的情况下，超声的敏感性明显较低。也有报道称，外科医生进行的超声检查比放射科医生进行的超声检查具有更高的灵敏度（分别为82%和42%）[22]。关键的是，除了检测异常的甲状旁腺外，美国允许同时评估任何甲状腺异常，这对于进行适当的手术规划很重要。在 HPT 患者中，高达57%的患者同时存在甲状腺结节，6%的患者同时存在甲状腺恶性肿瘤[23]。该技术的相对优缺点如表 7-1 所示。

为了提高术前超声的诊断价值，提出了许多新的超声技术。超声弹性成像是一种非侵入性技术，通过测量组织的位移来量化其弹性和刚度。大量研究表明，腺瘤比甲状旁腺增生和良性甲状腺组织刚度大，但比恶性结节硬度小，这些力学特性可作为鉴别甲状旁腺腺瘤的有用辅助手

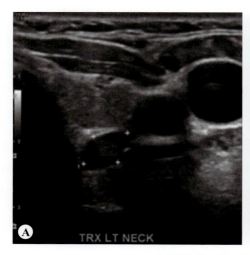 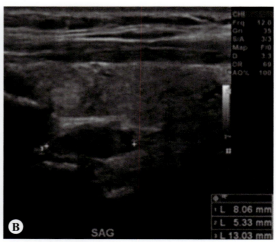

▲ 图 7-1　甲状旁腺腺瘤的超声特征性表现
甲状旁腺腺瘤的典型超声表现为低回声的卵圆形结构，位于甲状腺腺叶深面，颈总动脉和颈内静脉内侧（所谓的三圈征）。在轴向和矢状面均能清楚地看到腺体。在甲状腺和甲状旁腺交界处也可见微回声囊

表 7-1　甲状旁腺诊断的影像学比较

	超　声	甲氧基异丁基异腈	4D-CT	MRI
可操作性	易于操作，可在床边、诊室或手术室使用	取决于是否有核医学科	CT 扫描仪越来越普及	甲状旁腺疾病的应用性有限
成本	最具成本效益的单一模式	成本效益最低的单一模式	成本效益低于超声，但比甲氧基异丁基异腈更具成本效益	成本明显高于其他模式
综合评估的敏感性和 PPV	敏感性：76.1%（95%CI 70.4%～81.4%）PPV：93.2%（95%CI 90.7%～95.3%）	敏感性：78.9%（95%CI 64.0%～90.6%）PPV：90.7%（95%CI 83.5%～96.0%）	敏感性：89.4%[a] PPV：93.5%[a]	不适用
优点	• 无辐射 • 可以检测伴随的甲状腺病变 • 可以评估声带 • 无创性且耐受性良好	• 辐射剂量低于 4D-CT • 与超声相比，对纵隔和咽后腺体的检测有优势	• 最佳解剖学细节 • 对 MGD 和小腺体病变可能更敏感 • 与超声相比，对纵隔和咽后腺体的检测有优势	• 无辐射 • 无对比曝光 • 与 4D-CT 相比，没有其他额外优势
缺点	• 取决于操作员的主观性 • 肥胖和并发甲状腺病变表现不佳 • 难以显示纵隔和咽后区域	• 与超声和 CT 相比，更耗时且较依赖于位置 • 需要较小的辐射剂量 • MGD 评估不太可靠 • 不能充分评估甲状腺	• 需要专业方案和解读 • 辐射暴露最大 • 需要对比度 • 不能充分评估甲状腺	• 耗时 • 运动伪影会显著扭曲结果

a. 因引用的 Meta 分析中研究数量不足，而取的加权平均值

段 [24-27]。在一些小的系列研究中，剪切波度为 1.72～1.73m/s 可以区分甲状旁腺腺瘤和甲状腺组织。然而，需要更全面的研究来确定超声弹性成像的应用是否为临床带来显著的获益。其他超声辅助手段包括三维超声和对比增强超声（超声造影）。有报道称三维超声对小腺体定位 [28] 的敏感性明显高于二维超声。对比增强超声在某些研究中，与传统超声检查相比具有更高的灵敏度 [29-31]，但是在有些研究中则没有 [32]。

（二）四维计算机断层扫描

传统的 CT 在甲状旁腺定位中没有被证明是有用的。然而，多相 CT 的出现，也被称为四维计算机断层扫描（4D-CT），已经确立了在甲状旁腺定位的潜在作用。4D-CT 之所以如此命名，是因为它在三维数据集中（轴向、矢状和冠状）的图像中增加了额外的维度，特别是随时间变化的差异增强模式。这项技术的原理是，甲状腺、甲状旁腺和淋巴组织随着时间的推移显示出不同的对比度增强模式。例如，甲状旁腺腺瘤的典型表现为非对比期软组织肿块呈低密度，动脉期增强明显，延迟期迅速消退（图 7-2）。相反，淋巴结显示进行性对比增强，在延迟期达到峰值。

自 2006 年首次描述 4D-CT 用于甲状旁腺定位 [33] 以来，已经产生了许多改进的扫描方案。一些机构将"四维"解释为"四个阶段"：一个非对比阶段和三个对比增强阶段 [34-37]。在其他机构，已经制订了"两阶段"扫描方案 [38-40]。目前尚不

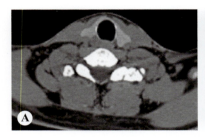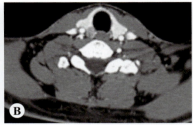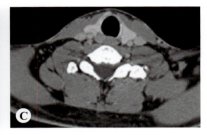

▲ 图 7-2　甲状旁腺腺瘤的 4D-CT 特征性表现

A. 在非对比图像中，气管食管沟内可见一细长结节，与正常甲状腺实质相比密度较低；B. 在动脉期增强，但低于正常的邻近甲状腺实质；C. 在静脉期图像上，结节去强化，增强程度低于正常甲状腺实质，这是甲状旁腺腺瘤的特征

清楚哪种扫描方案（如果有的话）对甲状旁腺的检测更有效。此外，由于不同机构的扫描和解读方案不同，很难对文献中发表的结果进行比较。然而，多家机构根据其经验报道了该方法的高敏感性和阳性预测价值 [35-37, 41]。在 Meta 分析和直接比较中，4D-CT 与超声和核闪烁造影相比有更高的敏感性和阳性预测价值 [20, 33, 36, 42]。虽然在多腺体疾病中，4D-CT 的敏感性降低，但在直接比较中，它似乎仍优于超声和核闪烁显像的敏感性 [33, 41]。在一项研究中，4D-CT 在 85% 的患者中正确识别了多腺体疾病，而超声和甲氧基异丁基异腈在同一患者中均无法检测到多腺体疾病 [36]。此外，据报道，4D-CT 可以改善再手术情况下的定位 [43]。

尽管有报道称 4D-CT 具有较高的敏感性，但其在术前定位中的作用是不确定的。一项针对 361 名放射科医生的国际调查发现，55% 的放射科医生在他们的实践中使用 4D-CT 进行甲状旁腺定位。其中，10% 将 4D-CT 作为一线检查，13% 常规结合超声和（或）核闪烁造影，76% 将 4D-CT 作为二线检查 [44]。

最近有两项创新试图减少 4D-CT 的局限性。首先，不同的研究小组已经开发出减少成像阶段的方案，以尽量减少辐射暴露，同时仍然能保持诊断的准确性 [38-40]。一项研究甚至提出，单一的动脉阶段可能就足够了 [45]。这些方法受到了其他研究者的质疑，他们指出约 25% 的腺瘤在动脉期和延迟期与甲状腺有类似的增强，因此如果没有非对比期 [46] 的优势，可能会被漏诊。需要进一步的研究来确定诊断准确性和辐射暴露的最佳平衡。对 4D-CT 的第二个优化建议是使用预测评分系统，来识别多腺体疾病可能性高的患者 [47, 48]，该系统已经开发并进行了前瞻性验证。Sho 等分析了前瞻性累积队列中的两种 4D-CT 评分系统：根据 4D-CT 发现和威斯康星指数（甲状旁腺激素和钙水平的乘积）计算的"综合多腺体疾病评分"和仅从 4D-CT 图像得出的"4D-CT 多腺体疾病评分" [48]。据他们报道，在 71 例患者的队列中，综合多腺疾病评分 6 分对多腺疾病的特异性为 100%，而在 4D-CT 多腺疾病评分系统中，得分 4 分对多腺疾病的特异性为 88%。因此，4D-CT 和多腺体评分系统可能为多腺体疾病风险高的患者（如年轻患者）的手术计划带来获益。

（三）磁共振成像

虽然磁共振成像（MRI）可以提供非常精细的解剖图像，而且不需要辐射暴露或放射性示踪剂和对比剂，但它很少被作为甲状旁腺疾病的主要诊断技术。这很大程度上是由于敏感性普遍较低，虽然波动范围很大，据报道为（43%～94%）[49-52]。与其他检查方式一样，MRI 检查方式的差异可能是研究之间敏感性差异的部分原因。此外，MRI 的成本增加和可操作性降低限制了其使用。与 CT 一样，据报道，动态对比增强成像方式的加入大大提高了 MRI 技术对甲状旁腺诊断[53]的准确性。MRI 对比度增强的一个有趣的优点是，在给药期间和给药后，图像采集是连续的，这就允许量化灌注参数，如到达峰值的时间、灌注和排出。然而，对比剂的加入否定了 MRI 的一个主要适应证，因为目前 MRI 通常只考虑有对比剂禁忌或辐射暴露的患者。当其他影像学检查为阴性时，MRI 也可以在再手术病例中发挥作用[54]。

二、功能成像模式

（一）核素显像技术

核素显像对异常甲状旁腺的检测依赖于核素示踪剂在功能亢进的甲状旁腺组织中的局灶摄取和长时间滞留。甲状旁腺核素显像中最常用的放射性示踪剂是 99mTc- 甲氧基异丁基异腈，它集中在各种有代谢活性组织的线粒体中，其中包括心肌、甲状腺和甲状旁腺。由于放射性示踪剂在甲状腺和甲状旁腺组织中都有富集，因此，已经开发了核素扫描方式，通过使用双相单同位素或单相双同位素来区分这两个组织。

双同位素 / 单相研究于 20 世纪 70 年代首次引入，使用铊和高锝酸盐放射性核素。由于 201Ti- 铊和 99mTc- 高锝酸盐都被甲状腺组织吸收，但只有 201Ti- 铊被异常的甲状旁腺组织吸收，因此开发了减影扫描方式。在不移动患者的情况下，分别获得 201Ti- 铊和 99mTc- 高锝酸盐图像，然后生成减影图像。在 20 世纪 90 年代，99mTc- 甲氧基异丁基异腈的引入使得单同位素 / 双相研究方案的开发成为可能。在这些方式中，99mTc- 甲氧基异丁基异腈被甲状腺和甲状旁腺吸收，但从异常甲状旁腺组织中排出的速度比正常甲状腺组织慢得多，允许通过延迟成像来观察周围组织的排出情况来进行区别。

因为使用了不同的放射性示踪剂和成像方式，使得评估和比较平面核素显像的有效性变得困难。例如，在一项甲状旁腺核素显像的 Meta 分析中，笔者发现 52 项研究报告的敏感性范围为 39%～92%[55]。其他研究也报道了核素显像在小腺体[56]和多腺体疾病[21]中的敏感性降低。尽管如此，平面核素显像仍是最常用的诊断方法之一，具有许多明显的优势（表 7–1）。

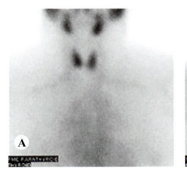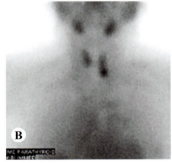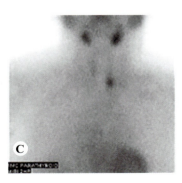

▲ 图 7–3　甲状旁腺腺瘤的特征性表现

A. 甲状腺片，两叶均可见高磷酸盐分布均匀；B. 注射甲氧基异丁基异腈后，甲状腺的分布可见放射性示踪剂，尽管左侧下极有轻微延伸；C. 延迟 2h 后，可见左叶下缘持续放射性示踪剂活动，符合左下甲状旁腺腺瘤

核素显像的一个重要的相对局限性是它在 MGD 诊断中的表现不佳，因此，它通常不用于已知的 MGD 患者（即三级 HPT 或 MEN1 患者）。对于 MGD，^{99m}Tc- 甲氧基异丁基异腈扫描在 1/3 的患者中不能显示，而在另外 1/3 的患者中可以正确地显示 MGD。不幸的是，它也可能误导多达 1/3 的患者，因为它只显示单一的摄取焦点。对于怀疑 MGD 的患者，解剖成像可能比功能成像更有用（图 7-3）[57]。

（二）SPECT/SPECT-CT

最近，人们开发了单光子发射计算机断层扫描（single-photon emission computed tomography，SPECT）和 SPECT-CT 技术，试图通过在传统的闪光成像中添加解剖信息来改善甲状旁腺定位。SPECT 成像是通过从不同角度获取多个二维闪烁投影来进行的，然后通过计算机层析重建来产生一个三维数据集。在 SPECT-CT 中，SPECT 图像与传统的灰度 CT 图像进行配准，以提供额外的解剖细节层，但代价是额外的电离辐射暴露。甲氧基异丁基异腈 SPECT 显像的 Meta 分析发现敏感性和阳性率分别为 78.9%（95%CI 64%～90.6%）和 90.7%（95%CI 83.5%～96%），与超声检查结果相似。一项最近的 Meta 分析报道称，与平面成像和单光子发射计算机断层扫描成像相比，增加 SPECT-CT 成像可以提高闪烁成像的性能，据报道，SPECT-CT、SPECT 和平面技术的敏感性分别为 86%、74% 和 70%[58]，SPECT-CT 在检测异位甲状旁腺腺瘤方面也优于 SPECT 和平面成像[58]。

（三）PET/CT

用于甲状旁腺诊断成像的核素成像技术的最新创新是新型放射性药物的开发，如 ^{18}F- 氟胆碱和 ^{11}C- 甲硫氨酸，用于正电子发射断层扫描 / 计算机断层扫描（positron emission tomography/ computed tomography，PET/CT）。^{11}C- 甲硫氨酸是最初研究最广泛的，但这种放射性药物也被甲状腺摄取，这限制了其效用，综合敏感性估计只有 69%[59]。^{18}F- 氟胆碱正作为一种更有前途的放射性药物与 PET 技术一起使用。在最近的一项前瞻性研究中，^{18}F- 氟胆碱 PET/CT 在检测甲状旁腺腺瘤方面明显优于 SPECT/CT，特别是在较小的腺体[60] 中。2019 年的一项 Meta 分析也显示了基于胆碱的 PET 成像的出色诊断性能，报道称患者的敏感性为 95%（95%CI 92%～97%），阳性率为 97%（95%CI 95%～98%）。有报道称 ^{18}F- 氟胆碱 PET 显像对于小范围内成像阴性或不一致的 HPT 病例具有较高的额外诊断价值，甲状旁腺检出率为 94%～96%[61, 62]。尽管费用、辐射和可应用性可能会限制 PET/CT 在 HPT 中的应用，但它可以作为再手术病例的二线诊断方式，特别是那些图像不一致或阴性的病例。然而，目前这种化学药物还没有被 FDA 批准。

三、侵入性技术

侵入性技术很大程度上应用在困难的再次手术病例中，在这种情况下，非侵入性成像已不能充分定位复发性疾病的来源。

（一）细针穿刺活检

细针穿刺（fine-needle aspiration，FNA）活检可用于确认影像学上怀疑的潜在甲状旁腺。如果怀疑的甲状旁腺腺瘤具有甲状腺和甲状旁腺组织的特征。例如，在处理甲状腺内甲状旁腺时，可以在超声引导下对病变进行细针穿刺，并检测抽吸物是否有完整的甲状旁腺激素（parathyroid hormone，PTH）。据报道，甲状旁腺 FNA 在适当选择的患者中具有很高的敏感性[63,64]。然而，这项技术取决于用超声正确定位潜在靶点并用经皮穿刺针进入的能力。此外，由于这是一种侵入性技术，临床医生应考虑到并发症，如甲状旁腺瘤病、甲状旁腺脓肿和颈部血肿，尽管罕见，但已有这方面的报道[12,63]。这些并发症以及 FNA 后可能会出现的瘢痕，都可能会增加未来手术的难度，因此，这种方法很少在术前使用，只有在穿刺结果会改变治疗过程时才应使用。

（二）选择性静脉采样和选择性动脉造影

选择性静脉采样是一种侵入性技术，从甲状腺、颈静脉和头臂静脉系统的特定点获取血液标本，用于测量甲状旁腺激素水平。这个操作的目的是定位功能亢进腺体的静脉分支，从而指导手术[65]。Meta 分析显示，该技术对正确判定功能亢进的甲状旁腺组织左右侧的敏感性为 74%[66]。选择性动脉造影术利用对比剂和异常甲状旁腺的富血供特性，尝试确定它们的位置。对比剂通过动脉导管注入甲状腺颈干或邻近血管。与 FNA 一样，选择性静脉采样和选择性动脉造影术的侵入性、可能引起血管并发症的风险以及正确操作它们所需的高度专业性，严重限制了它们的应用。这些侵入性的操作应该只应用于特殊的治疗病例，并在具有丰富经验的中心进行。在选择性动脉造影术中使用动脉器械，会增加中风的风险。因此，尽管一些人认为这是一种有价值的技术，适用于大量颈部手术患者（这些患者的解剖和灌注可能会发生显著改变）[67,68]，但实际却是很少应用。

四、影像学检查的选择

影像学检查方法的选择取决于准备施行的手术方式（BNE vs. 单纯切除目标病灶手术）、影像技术的质量和可应用性、当地经验和技术水平、术中辅助设备的可获得性（如术中 PTH 检测）以及成本效益。虽然每种成像方式的性能指标都很重要，但可能同样重要的是每种检查所提供的信息以及外科医生如何将结果应用于实践。此外，外科医生还应该兼顾每种方式的局限性和禁忌证。

传统上，超声检查和核素成像检查相结合一直受到青睐，因为研究发现，对比单独使用这两种技术，结合功能和解剖两种成像模式的检查可显著提高灵敏度[8,13]。据报道，4D-CT 的疗效拓宽了该方法的应用范围，其中包括作为一线和独立的检查方式[44]。超声检查是最经济有效的单一检查方式，可提供所有伴随的甲状腺病变信息[69]。对于外科医生来说，伴随的甲状腺病变信息是非常重要的，因为所有可疑的甲状腺结节都应该在甲状旁腺切除术前进行评估，因为如果甲状腺也需要手术治疗，甲状旁腺疾病的手术方式可能会改变[12]。甲氧基异丁基异腈–SPECT 联合超声，在结果不一致的病例中加入 4D-CT 检查，已被报道为最具经济有效的成像方案[69]，主要是因为这种改进后的诊断方式似乎减少了对双侧颈部探查的需要。考虑到 4D-CT 越来越被人们所接受，它的成本效益需要进行进一步的研究。

再次的甲状旁腺手术是一种独特且具有挑战性的手术，因为它增加了手术并发症的发生率[70]，降低了治疗成功的机会[71]。因此，在这些病例中，成功的术前定位是特别重要的，因为它可以让术者有更加明确的手术目标，这可以减少神经损伤和甲状旁腺功能减退的风险。然而，应该认识到，术前定位研究仅是再次手术病例临床评估的一部分，评估还必须包括对持续性或复发性 HPT 的生化诊断的确认，对以往任何定位研究的全面评估，对第一次手术记录的回顾和（或）与第一次手术外科医生的讨论，并确认 ioPTH 和组织病理学结果（如果有的话）。甲状旁腺再手术定位的常见方法是连续进行影像学检查，直到获得一致的结果。如果在非侵入性检查中没有出现明显的病变，那么可以考虑使用侵入性技术进行进一步的检查[72]。据报道，术前影像技术的进步降低了再手术病例中有创检查的必要性[73]。与初次手术的病例一样，在再手术的情况下，进行定位检查的顺序取决于检查的可应用性和当地的技术水平，以及对检查结果应用于手术的理解[74, 75]。

结论

自从 John Doppman 教授提出"未经治疗的甲状旁腺功能亢进患者的唯一定位检查是经验丰富的外科医生的定位"这一经典言论以来，HPT

的术前成像技术已大大改善[76]。然而，成像不应不加区分地进行，而应该适当的用于确诊为 HPT 患者的手术规划。甲状旁腺成像技术是外科医生的辅助手段；尽管这些技术仅能有限地应用于手术，但仍使许多医学中心取得了极好的治愈率。

利用解剖成像，如外科医生引导的超声，有几个优点。除了成本低之外，它还可以提供有关伴随的甲状腺病变的信息，从而有助于制订 HPT 最佳手术方案。功能成像，如甲氧基异丁基异腈扫描，可以为考虑单纯切除目标病灶手术的患者提供额外的影像学确认。更新的检查方法可能最终会被证明是更好的。然而，在此之前，初次手术的成功仍然取决于外科医生的经验以及他将术中发现的情况与术前影像学检查获得的信息综合分析的能力。

参考文献

[1] Cope O. The study of hyperparathyroidism at the Massachusetts General Hospital. N Engl J Med. 1966;274(21):1174-82.

[2] Tibblin S, Bondeson AG, Bondeson L, Ljungberg O. Surgical strategy in hyperparathyroidism due to solitary adenoma. Ann Surg. 1984;200(6):776-84.

[3] Wang CA. Surgical management of primary hyperparathyroidism. Curr Probl Surg. 1985;22(11):1-50.

[4] Nussbaum SR, Zahradnik RJ, Lavigne JR, et al. Highly sensitive two-site immunoradiometric assay of parathyrin, and its clinical utility in evaluating patients with hypercalcemia. Clin Chem. 1987;33(8):1364-7.

[5] Agarwal G, Barraclough BH, Robinson BG, Reeve TS, Delbridge LW. Minimally invasive parathyroidectomy using the 'focused' lateral approach. I. Results of the first 100 consecutive cases. ANZ J Surg. 2002;72(2):100-4.

[6] Bergenfelz A, Lindblom P, Tibblin S, Westerdahl J. Unilateral versus bilateral neck exploration for primary hyperparathyroidism: a prospective randomized controlled trial. Ann Surg. 2002;236(5):543-51.

[7] Sackett WR, Barraclough B, Reeve TS, Delbridge LW. Worldwide trends in the surgical treatment of primary hyperparathyroidism in the era of minimally invasive parathyroidectomy. Arch Surg. 2002;137(9):1055-9.

[8] Patel CN, Salahudeen HM, Lansdown M, Scarsbrook AF. Clinical utility of ultrasound and 99mTc sestamibi SPECT/CT for preoperative localization of parathyroid adenoma in patients with primary hyperparathyroidism. Clin Radiol. 2010;65(4):278-87.

[9] Udelsman R, Lin Z, Donovan P. The superiority of minimally invasive parathyroidectomy based on 1650 consecutive patients with primary hyperparathyroidism. Ann Surg. 2011;253(3):585-91.

[10] Schneider DF, Mazeh H, Sippel RS, Chen H. Is minimally invasive parathyroidectomy associated with greater recurrence compared to bilateral exploration? Analysis of more than 1,000 cases. Surgery. 2012;152(6):1008-15.

[11] Norman J, Lopez J, Politz D. Abandoning unilateral parathyroidectomy: why we reversed our position after 15,000 parathyroid operations. J Am Coll Surg. 2012;214(3):260-9.

[12] Wilhelm SM, Wang TS, Ruan DT, et al. The American Association of Endocrine Surgeons guidelines for definitive management of primary hyperparathyroidism. JAMA Surg. 2016;151(10): 959-68.

[13] Siperstein A, Berber E, Barbosa GF, et al. Predicting the success of limited exploration for primary hyperparathyroidism

using ultrasound, sestamibi, and intraoperative parathyroid hormone: analysis of 1158 cases. Ann Surg. 2008;248(3): 420-8.

[14] Rodríguez-Sancho LC, Pantoja JP, Gamino R, Reza A, Rull JA, Herrera MF. The first 50 cases of primary hyperparathyroidism treated by an endocrine surgery team. Rev Investig Clin. 1997;49(3):179-82.

[15] Johnson NA, Yip L, Tublin ME. Cystic parathyroid adenoma: sonographic features and correlation with 99mTc-sestamibi SPECT findings. AJR Am J Roentgenol. 2010;195(6): 1385-90.

[16] Vitetta GM, Ravera A, Mensa G, et al. Actual role of color-doppler high-resolution neck ultrasonography in primary hyperparathyroidism: a clinical review and an observational study with a comparison of. J Ultrasound. 2018;

[17] Mohammadi A, Moloudi F, Ghasemi-Rad M. Preoperative localization of parathyroid lesion: diagnostic usefulness of color doppler ultrasonography. Int J Clin Exp Med. 2012;5(1):80-6.

[18] Kamaya A, Quon A, Jeffrey RB. Sonography of the abnormal parathyroid gland. Ultrasound Q. 2006;22(4): 253-62.

[19] Lane MJ, Desser TS, Weigel RJ, Jeffrey RB. Use of color and power Doppler sonography to identify feeding arteries associated with parathyroid adenomas. AJR Am J Roentgenol. 1998;171(3):819-23.

[20] Cheung K, Wang TS, Farrokhyar F, Roman SA, Sosa JA. A meta-analysis of preoperative localization techniques for patients with primary hyperparathyroidism. Ann Surg Oncol. 2012;19(2):577-83.

[21] Ruda JM, Hollenbeak CS, Stack BC. A systematic review of the diagnosis and treatment of primary hyperparathyroidism from 1995 to 2003. Otolaryngol Head Neck Surg. 2005; 132(3):359-72.

[22] Van Husen R, Kim LT. Accuracy of surgeon-performed ultrasound in parathyroid localization. World J Surg. 2004;28(11):1122-6.

[23] Arciero CA, Shiue ZS, Gates JD, et al. Preoperative thyroid ultrasound is indicated in patients undergoing parathyroidectomy for primary hyperparathyroidism. J Cancer. 2012;3:1-6.

[24] Chandramohan A, Therese M, Abhraham D, Paul TV, Mazhuvanchary PJ. Can ARFI elastography be used to differentiate parathyroid from thyroid lesions? J Endocrinol Investig. 2018;41(1):111-9.

[25] Golu I, Sporea I, Moleriu L, et al. 2D-shear wave elastography in the evaluation of parathyroid lesions in patients with hyperparathyroidism. Int J Endocrinol. 2017;2017:9092120.

[26] Hattapoğlu S, Göya C, Hamidi C, et al. Evaluation of parathyroid lesions with point shear wave elastography. J Ultrasound Med. 2016;35(10):2179-82.

[27] Ünlütürk U, Erdoğan MF, Demir O, Culha C, Güllü S, Başkal N. The role of ultrasound elastography in preoperative localization of parathyroid lesions: a new assisting method

to preoperative parathyroid ultrasonography. Clin Endocrinol. 2012;76(4):492-8.

[28] Frank SJ, Goldman-Yassen AE, Koenigsberg T, Libutti SK, Koenigsberg M. Sensitivity of 3-dimensional sonography in preoperative evaluation of parathyroid glands in patients with primary hyperparathyroidism. J Ultrasound Med. 2017;36(9):1897-904.

[29] Agha A, Hornung M, Stroszczynski C, Schlitt HJ, Jung EM. Highly efficient localization of pathological glands in primary hyperparathyroidism using contrast-enhanced ultrasonography (CEUS) in comparison with conventional ultrasonography. J Clin Endocrinol Metab. 2013;98(5): 2019-25.

[30] Mazzeo S, Caramella D, Marcocci C, et al. Contrast-enhanced color Doppler ultrasonography in suspected parathyroid lesions. Acta Radiol. 2000;41(5):412-6.

[31] Agha A, Hornung M, Rennert J, et al. Contrast-enhanced ultrasonography for localization of pathologic glands in patients with primary hyperparathyroidism. Surgery. 2012;151(4):580-6.

[32] Karakas E, Kann S, Höffken H, et al. Does contrast-enhanced cervical ultrasonography improve preoperative localization results in patients with sporadic primary hyperparathyroidism? J Clin Imaging Sci. 2012;2:64.

[33] Rodgers SE, Hunter GJ, Hamberg LM, et al. Improved preoperative planning for directed parathyroidectomy with 4-dimensional computed tomography. Surgery. 2006;140(6):932-40; discussion 940-931.

[34] Beland MD, Mayo-Smith WW, Grand DJ, Machan JT, Monchik JM. Dynamic MDCT for localization of occult parathyroid adenomas in 26 patients with primary hyperparathyroidism. AJR Am J Roentgenol. 2011;196(1): 61-5.

[35] Lubitz CC, Hunter GJ, Hamberg LM, et al. Accuracy of 4-dimensional computed tomography in poorly localized patients with primary hyperparathyroidism. Surgery. 2010;148(6):1129-37; discussion 1137-1128.

[36] Starker LF, Mahajan A, Björklund P, Sze G, Udelsman R, Carling T. 4D parathyroid CT as the initial localization study for patients with de novo primary hyperparathyroidism. Ann Surg Oncol. 2011;18(6):1723-8.

[37] Hunter GJ, Schellingerhout D, Vu TH, Perrier ND, Hamberg LM. Accuracy of four-dimensional CT for the localization of abnormal parathyroid glands in patients with primary hyperparathyroidism. Radiology. 2012;264(3):789-95.

[38] Kutler DI, Moquete R, Kazam E, Kuhel WI. Parathyroid localization with modified 4D-computed tomography and ultrasonography for patients with primary hyperparathyroidism. Laryngoscope. 2011;121(6):1219-24.

[39] Gafton AR, Glastonbury CM, Eastwood JD, Hoang JK. Parathyroid lesions: characterization with dual-phase arterial and venous enhanced CT of the neck. AJNR Am J Neuroradiol. 2012;33(5):949-52.

[40] Ramirez AG, Shada AL, Martin AN, et al. Clinical efficacy

of 2-phase versus 4-phase computed tomography for localization in primary hyperparathyroidism. Surgery. 2016;160(3):731-7.

[41] Kukar M, Platz TA, Schaffner TJ, et al. The use of modified four-dimensional computed tomography in patients with primary hyperparathyroidism: an argument for the abandonment of routine sestamibi single-positron emission computed tomography (SPECT). Ann Surg Oncol. 2015;22(1):139-45.

[42] Sho S, Yuen AD, Yeh MW, Livhits MJ, Sepahdari AR. Factors associated with discordance between preoperative parathyroid 4-dimensional computed tomographic scans and intraoperative findings during parathyroidectomy. JAMA Surg. 2017;152(12):1141-7.

[43] Mortenson MM, Evans DB, Lee JE, et al. Parathyroid exploration in the reoperative neck: improved preoperative localization with 4D-computed tomography. J Am Coll Surg. 2008;206(5):888-95; discussion 895-886.

[44] Hoang JK, Williams K, Gaillard F, Dixon A, Sosa JA. Parathyroid 4D-CT: multi-institutional international survey of use and trends. Otolaryngol Head Neck Surg. 2016;155(6): 956-60.

[45] Raghavan P, Durst CR, Ornan DA, et al. Dynamic CT for parathyroid disease: are multiple phases necessary? AJNR Am J Neuroradiol. 2014;35(10):1959-64.

[46] Bahl M, Sepahdari AR, Sosa JA, Hoang JK. Parathyroid adenomas and hyperplasia on four-dimensional CT scans: three patterns of enhancement relative to the thyroid gland justify a three-phase protocol. Radiology. 2015;277(2): 454-62.

[47] Sepahdari AR, Bahl M, Harari A, Kim HJ, Yeh MW, Hoang JK. Predictors of multigland disease in primary hyperparathyroidism: a scoring system with 4D-CT imaging and biochemical markers. AJNR Am J Neuroradiol. 2015;36(5):987-92.

[48] Sho S, Yilma M, Yeh MW, et al. Prospective validation of two 4D-CT-based scoring systems for Prediction of multigland disease in primary hyperparathyroidism. AJNR Am J Neuroradiol. 2016;37(12):2323-7.

[49] Ruf J, Lopez Hänninen E, Steinmüller T, et al. Preoperative localization of parathyroid glands. Use of MRI, scintigraphy, and image fusion. Nuklearmedizin. 2004;43(3):85-90.

[50] Wakamatsu H, Noguchi S, Yamashita H, et al. Parathyroid scintigraphy with 99mTc-MIBI and 123I subtraction: a comparison with magnetic resonance imaging and ultrasonography. Nucl Med Commun. 2003;24(7):755-62.

[51] Lopez Hänninen E, Vogl TJ, Steinmüller T, Ricke J, Neuhaus P, Felix R. Preoperative contrast-enhanced MRI of the parathyroid glands in hyperparathyroidism. Investig Radiol. 2000;35(7):426-30.

[52] Michel L, Dupont M, Rosière A, Merlan V, Lacrosse M, Donckier JE. The rationale for performing MR imaging before surgery for primary hyperparathyroidism. Acta Chir Belg. 2013;113(2):112-22.

[53] Nael K, Hur J, Bauer A, et al. Dynamic 4D MRI for characterization of parathyroid adenomas: multiparametric analysis. AJNR Am J Neuroradiol. 2015;36(11):2147-52.

[54] Kluijfhout WP, Venkatesh S, Beninato T, et al. Performance of magnetic resonance imaging in the evaluation of first-time and reoperative primary hyperparathyroidism. Surgery. 2016;160(3):747-54.

[55] Gotthardt M, Lohmann B, Behr TM, et al. Clinical value of parathyroid scintigraphy with technetium-99m methoxyisobutylisonitrile: discrepancies in clinical data and a systematic metaanalysis of the literature. World J Surg. 2004;28(1):100-7.

[56] Jones JM, Russell CF, Ferguson WR, Laird JD. Pre-operative sestamibi-technetium subtraction scintigraphy in primary hyperparathyroidism: experience with 156 consecutive patients. Clin Radiol. 2001;56(7):556-9.

[57] Yeh R, Tay YD, Tabacco G, et al. Diagnostic performance of 4D CT and sestamibi SPECT/ CT in localizing parathyroid adenomas in primary hyperparathyroidism. Radiology. 2019;291(2):469-76.

[58] Wong KK, Fig LM, Gross MD, Dwamena BA. Parathyroid adenoma localization with 99mTc-sestamibi SPECT/CT: a meta-analysis. Nucl Med Commun. 2015;36(4):363-75.

[59] Kluijfhout WP, Pasternak JD, Drake FT, et al. Use of PET tracers for parathyroid localization: a systematic review and meta-analysis. Langenbeck's Arch Surg. 2016;401(7):925-35.

[60] Beheshti M, Hehenwarter L, Paymani Z, et al. 18 F-Fluorocholine PET/CT in the assessment of primary hyperparathyroidism compared with 99mTc-MIBI or 99mTc-tetrofosmin SPECT/ CT: a prospective dual-centre study in 100 patients. Eur J Nucl Med Mol Imaging. 2018;45(10):1762-71.

[61] Huber GF, Hüllner M, Schmid C, et al. Benefit of 18F-flurocholine PET imaging in parathyroid surgery. Eur Radiol. 2018;28(6):2700-7.

[62] Kluijfhout WP, Vorselaars WM, van den Berk SA, et al. Fluorine-18 fluorocholine PET-CT localizes hyperparathyroidism in patients with inconclusive conventional imaging: a multicenter study from the Netherlands. Nucl Med Commun. 2016;37(12):1246-52.

[63] Bancos I, Grant CS, Nadeem S, et al. Risks and benefits of parathyroid fine-needle aspiration with parathyroid hormone washout. Endocr Pract. 2012;18(4):441-9.

[64] Stephen AE, Milas M, Garner CN, Wagner KE, Siperstein AE. Use of surgeon-performed office ultrasound and parathyroid fine needle aspiration for complex parathyroid localization. Surgery. 2005;138(6):1143-50; discussion 1150-1141.

[65] Yamada T, Ikuno M, Shinjo Y, et al. Selective venous sampling for primary hyperparathyroidism: how to perform an examination and interpret the results with reference to thyroid vein anatomy. Jpn J Radiol. 2017;35(8):409-16.

[66] Ibraheem K, Toraih EA, Haddad AB, Farag M, Randolph GW, Kandil E. Selective parathyroid venous sampling in primary hyperparathyroidism: a systematic review and

meta-analysis. Laryngoscope. 2018;128(11):2662-7.

[67] Kunstman JW, Kirsch JD, Mahajan A, Udelsman R. Clinical review: parathyroid localization and implications for clinical management. J Clin Endocrinol Metab. 2013;98(3):902-12.

[68] Udelsman R, Donovan PI. Remedial parathyroid surgery: changing trends in 130 consecutive cases. Ann Surg. 2006;244(3):471-9.

[69] Wang TS, Cheung K, Farrokhyar F, Roman SA, Sosa JA. Would scan, but which scan? A cost-utility analysis to optimize preoperative imaging for primary hyperparathyroidism. Surgery. 2011;150(6):1286-94.

[70] Wells SA, Debenedetti MK, Doherty GM. Recurrent or persistent hyperparathyroidism. J Bone Miner Res. 2002; 17(Suppl 2):N158-62.

[71] Caron NR, Sturgeon C, Clark OH. Persistent and recurrent hyperparathyroidism. Curr Treat Options in Oncol. 2004; 5(4):335-45.

[72] Yen TW, Wang TS, Doffek KM, Krzywda EA, Wilson SD. Reoperative parathyroidectomy: an algorithm for imaging and monitoring of intraoperative parathyroid hormone levels that results in a successful focused approach. Surgery. 2008;144(4):611-9; discussion 619-621.

[73] Powell AC, Alexander HR, Chang R, et al. Reoperation for parathyroid adenoma: a contemporary experience. Surgery. 2009;146(6):1144-55.

[74] McIntyre CJ, Allen JL, Constantinides VA, Jackson JE, Tolley NS, Palazzo FF. Patterns of disease in patients at a tertiary referral centre requiring reoperative parathyroidectomy. Ann R Coll Surg Engl. 2015;97(8):598-602.

[75] Parikh PP, Farra JC, Allan BJ, Lew JI. Long-term effectiveness of localization studies and intraoperative parathormone monitoring in patients undergoing reoperative parathyroidectomy for persistent or recurrent hyperparathyroidism. Am J Surg. 2015;210(1):117-22.

[76] Doppman J. Reoperative parathyroid surgery; localization procedures. In: Rothmund M, editor. Parathyroid surgery, vol. 18. Princeton: Films for the Humanities & Sciences; 1986. p. 117-32.

第 8 章　甲状旁腺功能亢进症的变异：正常激素性甲状旁腺功能亢进症

Subtle Variants of Hyperparathyroidism: Normohormonal Hyperparathyroidism

Julia E. Noel　David L. Steward　Lisa A. Orloff　著

陈　玲　徐孙旺　译

原发性甲状旁腺功能亢进症（primary hyperparathyroidism，PHPT）是一种由一个或多个甲状旁腺过度释放甲状旁腺激素（parathyroid hormone，PTH）引起的常见疾病。PTH 的作用是通过调控骨骼中的钙释放，促进肾脏对尿液中的钙离子回收，以及增强小肠吸收钙离子来提高血清钙浓度。而异常的 PTH 分泌会导致高钙血症的发生，这也是 PHPT 的主要特征。PHPT 在症状上表现为身体疲劳、精神或情绪改变、肾结石、腹痛、肌肉骨骼疼痛和骨矿物质密度下降。对骨质健康的日益关注以及骨质疏松症和骨质减少症的早期筛查的开展使得更多人群接受了常规血清学检测和骨密度测量。因此 HPT 的发病率在逐渐升高，并且在许多情况下，HPT 具有轻微的或非典型的生化特征。由于这种非典型的 HPT 缺乏诊断标准，这将给医生的管理带来重大的挑战。

虽然目前对正常血钙性甲状旁腺功能亢进症（normocalcemic hyperparathyroidism，NCHPT）有较深入的了解，但对于高钙血症和正常完整 PTH 的临床表现知之甚少。本章节主要阐述以正常 PTH 水平和血清钙水平升高为主要特征的正常激素性甲状旁腺功能亢进症（normohormonal hyperparathyroidism，NHHPT），介绍其主要症状、生化改变及影像学特征，并讨论其临床诊治的细微差异，以及手术操作和术后注意事项。

一、发病率和病因

在 20 世纪 70 年代，采用多通道自动分析仪检测血清钙离子浓度后，原发性 HPT 的发病率显著上升[1]。而随后的研究证实，在 20 世纪 90 年代后期，随着美国国家骨质疏松症筛查指南的推广和治疗手段的进展[2, 3]，美国人群中的 HPT 发病率再次显著升高。而在亚洲和欧洲国家也出现发病率升高的报道[4, 5]。对于"轻度 HPT"的认识导致了 HPT 发病率的第二次升高。轻度 HPT 是一个定义不完整的医学术语，通常用于涵盖具有混合生化表现的患者，主要反映为正常血钙水平并伴有 PTH 升高或高钙血症，但 PTH 水平正常。据统计，这些细微的变异分型占原发性 HPT 的 5%~27%[6-9]。纳入患者最多的一项报道发现，388 例轻度 HPT 患者中有 31.4% 的患者血钙水平正常、并且有 68.6% 的患者激素水平正常。

1991 年，Hollenberg 和 Arnold 首次报道了 1 例 PTH 水平正常的原发性 HPT 患者，出现背痛和肌肉骨骼症状，并最终发现了单个甲状旁腺腺瘤。他们推测循环抗体、PTH 相关蛋白、无法测量但过度活跃的 PTH 分子的存在或对正常水平的外周敏感性增加可能导致这一症状的出现[10]。2011 年发表的一个规模更大的队列报道，在所有接受甲状旁腺探查的原发性 HPT 患者中，正常 PTH 水平的发生率为 5.5%。该文献提出，一些患者存在较低的 PTH 水平、外周 PTH 循环的解剖障碍、基于外部补充剂和激素，以及生物变化的不稳定性[6]。

有作者提出轻度 HPT 代表了向更经典疾病演变的早期阶段。然而，大多数研究都集中于正常血钙性 HPT（NCHPT）。Lowe 等发现 41% 的血清钙水平正常的患者在未进行手术干预的情况下，在 3 年中位时间内显示出疾病进展的生化或终末器官改变[11]。Bilezikian 和 Silverberg 在一组轻度 HPT 队列中报告了类似的结果，其中 22% 的患者在非手术治疗的 4 年内出现明显的高钙血症[12]。最后，Lundgren 等发现血清钙水平正常患者的甲状旁腺瘤的组织病理学特征中具有少量的形态学和功能异常表现，支持轻度 HPT 作为典型 HPT 前兆的假设[13]。

二、临床表现

虽然大多数 NCHPT 患者是在骨质疏松症的筛查和检查过程中被识别出来的，但大多数 NHHPT 患者是通过常规血清钙水平检测来确诊的，其中

大多数是绝经后女性[11]。在一项系列研究中，有 74% 的 NHHPT 患者在实验室筛查中偶然发现高钙血症后就诊。然而，与经典疾病相比，该表现的生化温和性质并不一定与症状相对应。进一步评估后发现其中有 70% 的患者至少有一种经典原发性 HPT 的症状或体征，50% 表现为骨密度测量异常、37% 报告有神经精神症状，17% 有肾结石病史[6]。

同样，在一项对 18 例轻度 HPT（NCHPT 和 NHHPT）患者的研究中，50% 的患者至少出现以下症状中的一种（肾结石、骨质疏松症、骨折或神经肌肉疾病），而经典 HPT 患者的这一比例则为 43%。在另一项对 211 例患者的研究中，有 9% 的患者诊断为 NHHPT，12% 患者诊断为 NCHPT，而这两种轻度 HPT 患者的肾结石比例是经典型 HPT 患者的 2 倍，但疲劳发生率、骨矿物质密度 T 评分在轻度和经典型 HPT 患者中并没有明显差异[9]。Amin 等报道有 90% 的 PTH 正常患者在就诊时有症状，其中 19% 患有肾结石，7% 患有骨折，72% 有神经认知症状，70% 患有骨矿物质密度降低[14]。总体而言，数据表明，NHHPT 的症状特征与经典疾病没有显著差异。

三、生化特征改变

NHHPT 的生化特征变化很大，造成了诊断困难。NHHPT 中，在高钙血症的情况下，PTH 值更常见于正常参考范围的上限，并且很容易被识别为不适当升高或未抑制。先前的研究表明，NHHPT 患者的平均 PTH 为 47~62pg/ml（参考范围为 10~65pg/ml）[6, 15-17]。然而，必须以谨慎和高度怀疑的态度来识别具有意外低 PTH 水平的患者子集。Wallace 等报道了 46 例经组织病理学证实甲状旁腺异常的 NHHPT 患者的亚组分析，这些患者的 PTH 水平 < 40pg/ml，其中 2 例 PTH

水平分别为 5pg/ml 和 15pg/ml[6]。另一个大型系列报道的最高 PTH 低至 25～30pg/ml，反映了原发性 HPT 中观察到血清 PTH 和血清钙水平之间的相关性不高[18]。PTH 并未出现在正常参考值范围的上限，因此，临床医师应谨慎排除 NHHPT 的可能诊断。此外，严格依赖于已发表的血清钙/PTH 列线图来确定不适当的生化关系，可能会导致错误地排除该患者亚群。

有学者提出采用多种 PTH 值可能有助于诊断。检测的变异性和可能无法通过检测识别 PTH 分子的情况，导致出现了另一种建议，即随后通过使用不同抗体的其他检测来评估不确定病例中的 PTH 水平[7]。第四届无症状 HPT 国际研讨会的会议记录更具体地阐述了第二代和第三代 PTH 检测之间的差异[19]。第二代检测是完整的 PTH 检测，可识别完整的 PTH 分子（1～84 个氨基酸链），但同时也检测大的循环片段。第三代检测使用标记抗体克服了这个问题，对整个 1～84 个氨基酸链更具有特异性。因此，第三代检测的平均 PTH 浓度通常低于第二代检测[19]。一项比较化学发光法、免疫放射法和酶联免疫吸附法的研究发现，通过免疫放射法和化学发光法测定的 PTH 与第二代完整的 PTH 测定法相比，平均分别低 50% 和 30%[20]。然而，即使在第三代检测中，检测方法也可能产生不同的结果。同一项研究表明，化学发光法检测的结果高于免疫放射法和酶联免疫吸附法，两者具有可比性。此外，他们还强调了对每种 PTH 检测使用不同参考区间的重要性[20]。

尿钙排泄可能是原发性 HPT 评估的一个关键指标，既可以明确诊断，也可以排除罕见的家族性低尿钙高钙血症（familial hypocalciuric hypercalcemia，FHH）患者。FHH 患者的 24h 尿钙排泄和（或）部分排泄钙含量非常低（<100mg/24h 或 FE_{Ca}<1%）。在 2 项 NHHPT 的研究中，NHHPT

患者的 24h 平均尿钙排泄量分别为 316.1mg/24h 和 323mg/24h。NHHPT 患者的 24h 平均尿钙排泄量与经典型 HPT 患者均无显著差异[6, 15]。

众所周知，维生素 D 缺乏症在原发性 HPT 中较普通人群中更常见，这可能是由于甲状旁腺功能亢进状态下血清 25- 羟基维生素 D 的半衰期较短而导致。然而，钙和维生素 D 之间的关系是复杂的，而且还不完全清楚。尽管低维生素 D 水平在正常血钙变异中是一个更具挑战性的混杂因素，但低维生素 D 水平有时会产生误导，并引起对继发性 HPT 的关注。在一项纳入 10 000 例原发性 HPT 患者的大型队列报道称，随着血清钙水平升高，维生素 D 水平降低[18]。这与术中多腺体甲状旁腺增生症发现的减少和单腺体疾病发病率的增加相对应[18]。在另一项比较正常 PTH 水平和经典原发性 HPT 的研究中证实了维生素 D 水平与 NHHPT 之间无明显关联[6]。

为了进一步明确 NHHPT 的诊断，可以进行口服西那卡塞激发。虽然 PTH 水平可能已经正常且变化很小，但如果 NHHPT 的诊断明确，则在单次口服 60mg 西那卡塞 1h 后，血清钙水平应从升高的水平降至正常范围[21]。

此外，必须考虑并排除高钙血症的其他原因。虽然在这种情况下没有对常规实验室检测的具体建议，但临床医生应评估高钙血症是否可归因于恶性肿瘤、肉芽肿病、钙敏感受体突变、利尿药、锂或过度补充钙。表 8-1 总结了在怀疑这些替代诊断时可能进行的鉴别诊断和操作。

四、本土化研究

术前影像学定位是规划原发性 HPT 手术方法的有价值的辅助手段。通常，根据医疗机构条件和外科医生的偏好，建议患者接受 ^{99m}Tc- 甲氧

表 8-1　高钙血症的鉴别诊断和常见病因

诊　断	血清钙	PTH	25- 羟基维生素 D	24h 尿钙	确认方式
经典型 HPT	高	高	正常 [a]	高	经实验室重复确认
NHHPT	高	正常 / 高	正常 [a]	正常 / 高	如果 PTH 低，考虑西那卡塞用药导致
三发性 PTH	高 / 正常	高	低 / 正常	正常	有肾移植的 ESRD 病史
恶性肿瘤 / 骨转移	高	低 / 正常	正常	正常 / 高	肿瘤病史、血清和尿液电泳、PET/CT 或放射性核素扫描
恶性肿瘤 / 副肿瘤综合征	高	低	正常	正常 / 高	PTHrP 升高
FHH	高	正常 / 高	正常	低	24h 尿钙＜100 或 FE_{Ca}＜1%，考虑钙离子受体突变
肉芽肿病（如结节病）	高	低 / 正常	正常 / 高	正常	胸片、血清 ACE 水平、1,25- 二羟基维生素 D 升高、结核病检测
噻嗪类利尿	正常	低	正常	正常 / 低	在允许的情况下保留或减少药物，重新检查实验室
过量的维生素 D 或钙补充剂	高	低	高	正常 / 高	继续补充，复查
甲亢 /Graves 病	高	低	正常	正常 / 高	TSH 低，T_3/T_4 升高，存在 TSH 受体抗体

a. 维生素 D 缺乏症可以同时存在，但在 HPT 确诊前应予以纠正

HPT. 原发性甲状旁腺功能亢进；NHHPT. 正常激素性甲状旁腺功能亢进症；FHH. 家族性低尿钙高钙血症；PTH. 甲状旁腺激素；ESRD. 终末期肾脏病；PTHrP. 甲状旁腺激素相关蛋白；ACE. 血管紧张素转换酶；TSH. 促甲状腺激素；T_3. 3,5,3′-三碘甲腺原氨酸；T_4. 甲状腺素

基异丁基异腈扫描、超声检查或 4D-CT 检查。虽然术前影像学定位是用于指导手术而不是诊断 HPT，但在轻度或不确定的病例中，影像学结果可能会协助评估是否进行手术干预。然而多项研究表明，与经典 HPT 相比，NHHPT 的术前定位通常不太可能揭示靶病变。外科医生还需要注意所有这些研究都容易出现假阳性结果，尤其是在存在中央淋巴结病或甲状腺结节的情况下。

在对 44 例 NHHPT 患者的分析中，35 例（80%）患者在术前超声、^{99m}Tc- 甲氧基异丁基异腈扫描或者联合两种方法可以有效定位病灶，而其余 20% 无法准确定位 [6]。在 916 例患有典型 HPT 患者中，91% 的病灶能够至少被一种成像方式检测 [6]。同样，Mischis-Troussard 等注意到 17 例 NHHPT 患者接受颈部超声检测中，只有 9 例发现潜在的腺瘤可能 [17]。^{99m}Tc- 甲氧基异丁基异腈的准确性更高，在入组的 9 例患者中均检测到了病灶，但没有与超声结果进行对比 [17]。对术前影像学检查在 NHHPT 中作用的广泛分析发现，在排除多腺性疾病后，与经典型 HPT 相比，

^{99m}Tc- 甲氧基异丁基异腈定位腺瘤的比值比为 0.53[16]。超声定位的概率同样显著偏低，为 0.51。此外，这两种方式在仅 73.2% 的 NHHPT 病例中是一致的，而在具有更典型生化表现的患者中为 87.1%[16]。目前仍没有关于 4D-CT 在该诊断中的实用性的可靠数据。

五、术中发现和决策

NHHPT 治疗的另一个挑战是观察到的多腺疾病发病率较高。据报道，19%～29% PTH 水平正常的患者出现多腺体受累，当 NHHPT 和 NCHPT 被归为原发性 HPT 的轻度变异时，这一比例高达 35%[6, 9, 16, 17]。相比之下，在经典 HPT 患者中，多腺性增生占 11%～14%。但也有研究不支持这一发现，认为正常 PTH 水平组和经典组中单个腺瘤的发生率相当。但这一研究仅纳入了 11 例患者，其样本量小于其他研究[15]。另外也有多个研究报告了 NHHPT 的腺体质量较轻，这也许并不意外，因为 PTH 水平已被证明可能与腺体重量相关[14, 16, 22]。图 8-1 显示了经手术证实的 NHHPT 患者的典型小尺寸腺瘤特征。

由于 PTH 的半衰期短，术中 PTH（intraoperative PTH，IOPTH）已成为甲状旁腺手术中确保手术

成功和促进微创手术的重要工具。传统上，在明显的原发性 HPT 和血清 PTH 升高的患者中，从手术切皮开始和腺体切除 10min 后的 PTH 水平下降≥50%，尤其是在正常参考范围内时，可以有效预测手术的效果[23, 24]。许多人对正常血清 PTH 水平患者的 IOPTH 的作用和预期变化表示疑虑。Trinh 等报道了 NHHPT 中 PTH 降解动力学的改变，观察到 NHHPT 患者与经典疾病相比，PTH 衰减率较慢[15]。因此，该队列的中位生化治愈时间和手术时间更长。在 97.8% 的 NHHPT 患者中，IOPTH 下降≥50% 与手术治愈相关，而未使用 IOPTH 监测的病例治愈率略低，为 95.1%[22]。IOPTH 衰减的显著延迟率和更长的手术时间已在其他工作中得到证实[9]。在一项纳入 142 例轻度 HPT 患者的研究中，4.9% 的患者在切除 20min 后才达到 IOPTH 标准，而 3.5% 的患者没有达到 50% 的 IOPTH 下降。然而，在术后 6 个月的随访中，所有患者均表现为生化治愈[8]。在大多数 NHHPT 患者中，在暴露和操作目标腺体之后，但在切除目标腺体之前，有时会出现显著 IOPTH 增加[6]。此外，许多 NHHPT 患者的基线 IOPTH 水平升高，这可能归因于麻醉药[25]。

总体来说，研究认为尽管术前 PTH 水平正常，但仍要实现最高基线值至少降低 50% 的目标，

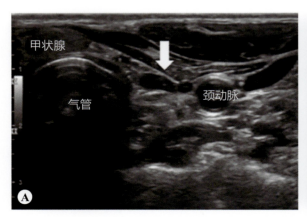
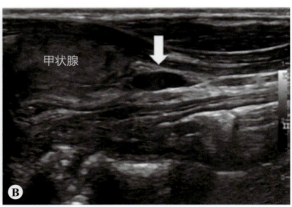

▲ 图 8-1　超声矢状面（A）和横切面（B）显示甲状腺叶下方的低回声病变与甲状旁腺腺瘤一致（箭）

因为这种降低与手术成功高度相关。因此，微创方法仍然适用于经术前影像学定位的单发疾病的手术治疗。然而，鉴于这些患者多腺体疾病的可能性更大，如果 IOPTH 未显示出预期的下降，外科医生应准备进行双侧探查。还可以计划更长的手术时间以适应这种情况以及激素衰减动力学。

六、长期随访和临床预后

甲状旁腺切除术后，如果生化指标在手术后 6 个月内升高，通常诊断为疾病持续存在，而如果在血钙正常的 6 个月后再次出现高钙血症，则怀疑疾病复发。一项研究报告了轻度 HPT（NCHPT 和 NHHPT）的手术失败率为 5%，而经典型 HPT 的手术失败率为 1%[7]。然而，一项纳入 1400 例患者的大型队列研究发现，轻度与经典 HPT 手术后的复发率没有差异，但 NCHPT 的复发比 NHHPT 更常见[9]。其他几项研究也没有发现两组在手术成功率或并发症方面存在显著差异[6, 8, 14]。在手术治愈的患者中，NHHPT 患者长期随访的术后平均 PTH 也显著降低，其中一项研究报告的平均水平为 21 pg/ml，而经典 HPT 为 43～58pg/ml（这与术前 PTH 升高的程度有关）[6]，但术后血清钙水平似乎没有显著差异[6]。在术前 PTH 值正常的患者中，由于治愈的标准是由血钙正常来决定的，因此，术后 PTH 的检测价值存在争议。

到目前为止，关于 NHHPT 患者的健康和生理结果的研究报道较少。一项对包含 11 例 NHHPT 的轻度原发性 HPT 患者的进行 SF-36 生活质量调查的研究发现，甲状旁腺切除术后患者对 SF-36 调查表中的所有 10 个类别均有显著改善，并且其中 9 个类别中与普通人群相当[26]。在 Talpos 等的一项随机临床试验中，手术治疗对生活质量的改善优于非手术治疗，他们观察到手术组的社会和情绪功能有所改善[27]。

近年来，人们非常关注经典原发性 HPT 对心血管的影响，这与高血压、传导异常和心律失常、内皮功能障碍、动脉粥样硬化和代谢综合征有关，其中许多并发症在甲状旁腺切除术后得到改善[28-31]。虽然 NHHPT 中的数据不足以得出关于心血管或代谢益处的结论，但初步研究是有希望改善心血管疾病状态。手术已被证明可以改善内皮功能并降低颈动脉僵硬度，特别是对于有心血管合并症的患者[32]。甲状旁腺切除术还可能导致血脂水平的正常化，从而降低心血管死亡的风险[33]。

甲状旁腺切除术对经典疾病的骨骼健康的好处已被证实。唯一一项专门针对正常激素疾病中骨密度变化的研究表明，甲状旁腺切除术后的改善程度可能不如明显的原发性 HPT[34] 那么明显。然而，术后骨密度的增加似乎与术前高钙血症[34] 的程度相对应。

七、结论和展望

由于钙水平的常规血清学检测，NHHPT 的诊断频率越来越高。这是一种生化诊断，其中在高钙血症的情况下识别不适当或未抑制的 PTH 分泌至关重要。由于这些病例通常是偶然发现的，因此通常认为它们是无症状的，而根据当前的 NIH 指南可能不符合手术治疗的条件[19]。然而，值得注意的是，轻度 HPT 疾病不一定与症状相关。与 NCHPT 相比，NHHPT 的高钙血症状态更可能导致症状性疾病。此外，该队列中患者的平均年龄越小，发生高钙血症的终末器官并发症的时间越长[35]。目前已有的文献报道缺乏可靠的前瞻性纵向数据来揭示生理结果和血清学变化，特别是在高钙血症、PTH 正常的患者中比较手术和医疗管理差异。然而，基于目前已报道的可用数据表明，在大多数情况下，甲状旁腺切除术可能既有益又非常成功。

对 NHHPT 患者进行手术的决定必须谨慎，并且只有在排除其他高钙血症的原因后才能进行手术治疗。术前动态监测血清钙 PTH 水平能够进一步明确诊断，并有助于排除虚假升高。由于多腺疾病或较小腺体肿块的可能性，术前影像学检查可能无法准确评估，可能需要由经验丰富的外科医生进行双侧颈部的手术探查。当采用手术治疗时，IOPTH 的使用更为关键，尽管术前值正常，但切除腺体后 PTH 减少≥50% 的目标仍然适用。虽然 IOPTH 的下降可能意味着手术成功，但 NHHPT 的治愈最终取决于血清钙水平的正常化，并在手术后持续 6 个月以上。

参考文献

[1] Applewhite MK, Schneider DF. Mild primary hyperparathyroidism: a literature review. Oncologist. 2014;19(9):919-29.

[2] Yeh MW, Ituarte PHG, Zhou HC, et al. Incidence and prevalence of primary hyperparathyroidism in a racially mixed population. J Clin Endocrinol Metab. 2013;98(3):1122-9.

[3] Griebeler ML, Kearns AE, Ryu E, Hathcock MA, Melton LJ, Wermers RA. Secular trends in the incidence of primary hyperparathyroidism over five decades (1965-2010). Bone. 2015;73:1-7.

[4] Abood A, Vestergaard P. Increasing incidence of primary hyperparathyroidism in Denmark. Dan Med J. 2013;60(2): A4567.

[5] Lo C-Y, Chan W-F, Kung AWC, Lam K-Y, Tam SCF, Lam KSL. Surgical treatment for primary hyperparathyroidism in Hong Kong. Arch Surg. 2004;139(1):77.

[6] Wallace LB, Parikh RT, Ross LV, et al. The phenotype of primary hyperparathyroidism with normal parathyroid hormone levels: how low can parathyroid hormone go? Surgery. 2011;150(6):1102-12.

[7] Carneiro-Pla DM, Irvin GL, Chen H. Consequences of parathyroidectomy in patients with "mild" sporadic primary hyperparathyroidism. Surgery. 2007;142(6):795-799.e2.

[8] Alhefdhi A, Pinchot SN, Davis R, Sippel RS, Chen H. The necessity and reliability of intraoperative parathyroid hormone (PTH) testing in patients with mild hyperparathyroidism and PTH levels in the normal range. World J Surg. 2011; 36(2):483.

[9] Schneider DF, Burke JF, Ojomo KA, et al. Multigland disease and slower decline in intraoperative PTH characterize mild primary hyperparathyroidism. Ann Surg Oncol. 2013;20(13):4205-11.

[10] Hollenberg AN, Arnold A. Hypercalcemia with low-normal serum intact PTH: a novel presentation of primary hyperparathyroidism. Am J Med. 1991;91(5):547-8.

[11] Lowe H, McMahon DJ, Rubin MR, Bilezikian JP, Silverberg SJ. Normocalcemic primary hyperparathyroidism: further characterization of a new clinical phenotype. J Clin Endocrinol Metab. 2007;92(8):3001-5.

[12] Bilezikian JP, Silverberg SJ. Normocalcemic primary hyperparathyroidism. Arq Bras Endocrinol Metabol. 2010;54(2):106-9.

[13] Lundgren E, Ridefelt P, Åkerström G, Ljunghall S, Rastad J. Parathyroid tissue in normocalcemic and hypercalcemic primary hyperparathyroidism recruited by health screening. World J Surg. 1996;20(7):727-35.

[14] Amin AL, Wang TS, Wade TJ, Yen TWF. Normal PTH levels in primary hyperparathyroidism: still the same disease? Ann Surg Oncol. 2011;18(12):3437-42.

[15] Kiriakopoulos A, Petralias A, Linos D. Classic primary hyperparathyroidism versus normocalcemic and normohormonal variants: do they really differ? World J Surg. 2018;42(4): 992-7.

[16] Applewhite MK, White MG, Tseng J, et al. Normohormonal primary hyperparathyroidism is a distinct form of primary hyperparathyroidism. Surgery. 2017;161(1):62-9.

[17] Mischis-Troussard C, Goudet P, Verges B, Cougard P, Tavernier C, Maillefert JF. Primary hyperparathyroidism with normal serum intact parathyroid hormone levels. QJM. 2000;93(6):365-7.

[18] Norman J, Goodman A, Politz D. Calcium, parathyroid hormone, and vitamin D in patients with primary hyperparathyroidism: normograms developed from 10 000 cases. Endocr Pract. 2011;17(3):384-94.

[19] Eastell R, Brandi ML, Costa AG, D'Amour P, Shoback DM, Thakker RV. Diagnosis of asymptomatic primary hyperparathyroidism: proceedings of the fourth international workshop. J Clin Endocrinol Metab. 2014;99(10):3570-9.

[20] Ljungdahl N, Haarhaus M, Linder C, Magnusson P.

Comparison of 3 third-generation assays for bio-intact parathyroid hormone. Clin Chem. 2006;52(5):903-4.

[21] Cailleux A, Vuillermet P, Basuyau JP, et al. A step towards cinacalcet testing for the diagnosis of primary hyperparathyroidism: comparison with the standardized intravenous calcium loading. A pilot study. Clin Endocrinol (Oxf). 2015;82(5): 663-9.

[22] Trinh G, Noureldine SI, Russell JO, et al. Characterizing the operative findings and utility of intraoperative parathyroid hormone (IOPTH) monitoring in patients with normal baseline IOPTH and normohormonal primary hyperparathyroidism. Surgery. 2017;161(1):78-86.

[23] Carneiro DM, Solorzano CC, Nader MC, Ramirez M, Irvin GL. Comparison of intraoperative iPTH assay (QPTH) criteria in guiding parathyroidectomy: which criterion is the most accurate? Surgery. 2003;134(6):973-9; discussion 979-81.

[24] Statham MMC, Watts NB, Steward DL. Intraoperative PTH: Effect of sample timing and vitamin D status. Otolaryngol - Head Neck Surg. 2007;136(6):946-51.

[25] Hong JC, Morris LF, Park EJ, Ituarte PH, Lee CH, Yeh MW. Transient increases in intraoperative parathyroid levels related to anesthetic technique. Surgery. 2011;150(6): 1069-75.

[26] Adler JT, Sippel RS, Schaefer S, Chen H. Surgery improves quality of life in patients with "mild" hyperparathyroidism. Am J Surg. 2009;197(3):284-90.

[27] Talpos GB, Bone HG, Kleerekoper M, et al. Randomized trial of parathyroidectomy in mild asymptomatic primary hyperparathyroidism: patient description and effects on the SF-36 health survey. Surgery. 2000;128(6):1013-20; discussion 1020-1.

[28] Osto E, Fallo F, Pelizzo MR, et al. Coronary microvascular dysfunction induced by primary hyperparathyroidism is restored after parathyroidectomy. Circulation. 2012;126(9): 1031-9.

[29] Pepe J, Cipriani C, Sonato C, Raimo O, Biamonte F, Minisola S. Cardiovascular manifestations of primary hyperparathyroidism: a narrative review. Eur J Endocrinol. 2017;177(6):R297-308.

[30] Ejlsmark-Svensson H, Rolighed L, Rejnmark L. Effect of parathyroidectomy on cardiovascular risk factors in primary hyperparathyroidism: a randomised clinical trial. J Clin Endocrinol Metab. 2019;104(8):3223-32.

[31] Tuna MM, Doğan BA, Arduç A, et al. Impaired endothelial function in patients with mild primary hyperparathyroidism improves after parathyroidectomy. Clin Endocrinol. 2015;83(6):951-6.

[32] Walker MD, Rundek T, Homma S, et al. Effect of parathyroidectomy on subclinical cardiovascular disease in mild primary hyperparathyroidism. Eur J Endocrinol. 2012;167(2):277-85.

[33] Hagström E, Lundgren E, Lithell H, et al. Normalized dyslipidaemia after parathyroidectomy in mild primary hyperparathyroidism: population-based study over five years. Clin Endocrinol. 2002;56(2):253-60.

[34] Lee D, Walker MD, Chen HY, Chabot JA, Lee JA, Kuo JH. Bone mineral density changes after parathyroidectomy are dependent on biochemical profile. Surg (United States). 2019;165(1):107-13.

[35] Bergenfelz A, Lindblom P, Lindergård B, Valdemarsson S, Westerdahl J. Preoperative normal level of parathyroid hormone signifies an early and mild form of primary hyperparathyroidism. World J Surg. 2003;27(4):481-5.

第 9 章 甲状旁腺功能亢进的特殊亚型：血钙正常的甲状旁腺功能亢进症

Subtle Variants of Hyperparathyroidism: Normocalcemic Hyperparathyroidism

Rohit Ranganath　Kendall F. Moseley　Ralph P. Tufano　著

赵清泉　郭俏楠　译

原发性甲状旁腺功能亢进症（primary hyper-parathyroidism，PHPT）以高钙血症为特征，一个或多个甲状旁腺功能亢进所致。过去，PHPT典型表现是：严重的高钙血症、相关精神症状、肾功能不全、病理性骨折或骨棕色瘤。如今，由于检测方法的改进和血钙、甲状旁腺激素（PTH）的常规化检测，这些既往长期存在的、典型的甲状旁腺功能亢进症临床症状和体征已不再常见[1, 2]。骨质疏松症或肾结石患者在常规进行血清钙和 PTH 检测的诊断评估过程中，可筛查出PHPT。然而，现在大多数 PHPT 患者是在偶然发现血清钙升高时被诊断的。尽管已经制订了完善的无症状 PHPT 的诊疗指南，但甲状旁腺疾病对于许多临床医生仍然是一项难题[3]。

除了血清钙和甲状旁腺激素水平均升高的经典型 PHPT 外，还证实了 PHPT 的另外两种特殊亚型：正常血钙亚型和正常甲状旁腺激素亚型（见第 8 章）。本章节重点讨论的是血钙正常的甲状旁腺功能亢进症亚型。

20 世纪 50 年代和 60 年代，首次报道了血钙正常的甲状旁腺功能亢进症（NCHPT），其特征是血清钙水平普遍正常，同时伴甲状旁腺激素升高[4, 5]。随后在 20 世纪 90 年代初，Siperstein 团队在一项外科手术研究中描述了这一生化特征。Silverberg 和 Bilezikian 对转诊到专科诊所进行骨质疏松症检查和治疗的小样本患者，深入地描述了这类特殊的疾病类型[6-8]。在美国国立卫生研究院（NIH）的第三届无症状甲状旁腺功能亢进症的国际研讨会上，NCHPT 被正式认定为 PHPT的一种特殊亚型[3, 9]。

一、病理生理学

甲状旁腺通过负反馈机制使血清钙水平维持在正常范围内。血液循环系统内血清钙水平减低时会刺激甲状旁腺释放 PTH。钙敏感受体（CaSR）促进了负反馈机制的运行，它是一种由甲状旁腺、胃肠道和肾小管表达的 G 蛋白偶联受体。在甲状旁腺中促进 PTH 的释放，而在肾小管中产生抑制作用，从而减少钙的重吸收。

人们提出了三种假说来解释 NCHPT 的病理生理学。

• Rao 等认为 NCHPT 是无症状高钙血症型甲状旁腺功能亢进症双向发展的第一假说[10]。在这一假说的第一阶段，通常患者处于血钙正常至轻度升高、伴甲状旁腺激素高于正常水平。随着病程进展，患者将进入病程第二阶段，开始出现与经典型 PHPT 相关的血钙显著升高。

• 第二种假说认为：人体血钙水平在阈值范围内存在昼夜波动。当血钙升高超过个体阈值范围时，已经属于相对性高钙血症，而此时血钙水平仍保持在基于大样本人群定义的实验室正常参考值范围内[8, 11]。

• 肾脏和骨骼对 PTH 影响作用的耐受性增强是 NCHPT 疾病发展的第三种假说的基础。在 Maruani 团队的一项研究中提示，与经典型 PHPT 患者相比，NCHPT 患者在接受口服负荷量钙剂时，PTH 水平并未下降[12]。

二、诊断标准

在白蛋白结合钙和离子钙水平均正常的前提下，PTH 水平持续升高（至少检测 2 次）时方可诊断为 NCHPT[13]。至关重要的是在诊断 NCHPT 之前，必须排除所有导致 PTH 升高的继发性病因。临床医生对患者进行继发性甲状旁腺功能亢进症病因的仔细排查是非常重要的，因为将继发性甲状旁腺功能亢进症误判为 NCHPT，而错误的进行甲状旁腺手术可能会对患者造成重大伤害。

钙摄入不足是一种常见但易被忽视的继发性甲状旁腺功能亢进症的病因。钙能负反馈作用于

甲状旁腺从而抑制甲状旁腺激素的分泌。由于膳食不足（如无含乳制品的饮食）或额外的消耗导致的钙摄入不足时，甲状旁腺将促使 PTH 适当升高并动员骨骼中存储的钙。目前对于女性（＜50 岁）和男性（≤ 70 岁）钙摄入量推荐为 1000mg/d，而老年人和有潜在骨骼疾病风险的人群，推荐钙的摄入量为 1200mg/d[14, 15]。在诊断 NCHPT 之前，应通过优化饮食结构或钙剂摄入量来达到上述钙摄入量。

维生素 D 缺乏或不足是继发性甲状旁腺功能亢进的最常见病因。维生素 D 在肾脏转化为活性状态或 1,25- 二羟基维生素 D（骨化三醇），也是抑制 PTH 分泌的重要因素。此外，骨化三醇还能促进肠道的钙吸收。因此，维生素 D 缺乏通过两种不同的机制促使 PTH 升高，即直接减弱对甲状旁腺激素分泌的负反馈调节和减少肠道内的钙吸收。维生素 D 缺乏是常见的甲状旁腺功能亢进症病因，所以在诊断 NCHPT 之前排除该病因是至关重要的。为此，Cusano 团队建议正常血清 25- 羟基维生素 D 应维持在 30ng/ml 以上，而在第四次 NIH 会议上，专家组则建议其水平应高于 20ng/ml[13, 16]。更重要的是，维生素 D 缺乏患者在补足维生素 D 后，其甲状旁腺激素水平却滞后数月后才发生变化。在某些情况下，初始血清钙正常而 PTH 升高的患者在纠正钙和维生素 D 摄入量不足后，反而出现了高钙血症，最终揭开了经典型 PHPT 诊断的"面纱"[17]。

肾脏疾病也可能导致继发性甲状旁腺功能亢进。慢性肾病当肾小球滤过率（GFR）下降至小于 60ml/min 时可引起甲状旁腺激素升高。肾小球滤过率至少达到 60ml/min 或以上时，才可排除肾脏相关性继发性甲状旁腺功能亢进症[18, 19]。特发性高钙尿症导致钙流失后，可引起甲状旁腺激素继发性升高，特别发生在一些"肾漏"亚型

中[20, 21]。值得注意的是，目前关于特发性或家族性高钙尿症患者中 PTH 升高发生率的研究数据大相径庭，一些研究认为高钙尿症患者的 PTH 处于正常水平。虽然目前尚无高钙尿症与 NCHPT 相关联的明确结论，但在诊断 NCHPT 之前，应尝试纠正高钙尿症（使用枸橼酸钾或噻嗪类利尿药）[22-24]。

引起钙或维生素 D 吸收不良的乳糜泻和其他胃肠道疾病均是继发性甲状旁腺功能亢进症的潜在病因[28]。Roux-en-Y 胃旁路手术是一种常见的减肥手术，伴随营养成分吸收不良，也常可引起甲状旁腺功能亢进。多达 35% 的患者在术后 1 年内出现了继发性甲状旁腺功能亢进症[29]。

因为襻利尿药、锂、抗惊厥药和双膦酸盐类药等药物也可导致甲状旁腺激素升高[25-28]，所以在病情安全的前提下停用这些药物后，再做出 NCHPT 诊断才是严谨的。

三、流行病学

目前仍缺少基于人群的 NCHPT 患病率的相关研究。迄今为止，这些研究源于对代谢性骨病或肾结石患者的评估。研究结论存在明显的选择偏倚。已发表的单中心研究报告显示，NCHPT 的患病率为 0.4%～9.0%。一项小型国际性队列研究报道表示，NCHPT 的相对患病率则高达 19%[24, 28]。近期一项针对没有伴有肾结石或代谢性骨病病史的甲状旁腺功能亢进症患者的队列研究发现，NCHPT 的患病率为 0.74%[30]。至今为止，美国报道的最大样本量的队列研究是达拉斯心脏研究中心开展的，该研究中 NCHPT 的患病率为 3%[31]。许多研究的局限是因为没有严格遵循诊断标准。例如，在一些研究中并未报告离子钙和维生素 D 水平，也没有

描述排除甲状旁腺功能亢进的其他继发性病因的过程。

四、临床特征与病程

许多 NCHPT 患者往往是在因骨质疏松、脆性骨折或肾结石就诊筛查时才被发现的。就如经典型 PHPT，是因为筛查结果而非症状表现才被识别诊断的。一些学者将 NCHPT 归类为两种亚型[7]。第一种亚型：患者已出现终末器官（骨骼和肾脏）损伤，但却无症状；第二种亚型：即疾病的前期阶段，患者既无症状，也无终末器官的损伤[32]。

骨质疏松症（57%）伴或不伴脆性骨折（11%）、肾结石（14%）是 NCHPT 的主要临床特征[8]。这类患者也可伴有高血压和代谢紊乱，如高脂血症、胰岛素抵抗和葡萄糖耐受不良[33]。

在经典型 PHPT 中的代谢性骨病（骨质疏松症），通过双能 X 线骨密度仪（DXA）检测可提示骨密度（BMD）减少，而骨密度改变在桡骨远端 1/3 处最为显著[8, 34]。相比之下，在 NCHPT 中，骨质疏松症发生于腰椎（34%）和髋部（38%）较桡骨（28%）更为常见。其中有 8% 的 NCHPT 患者出现上述至少一个部位的骨密度改变。

目前大量 NCHPT 患者合并肾结石[37]。最近的一项研究推测，CaSR 基因的多态性可能是出现肾结石伴血清钙正常的原因[38]。另一项研究表明，西那卡塞药物与低钙饮食联合使用后，无论是经典型甲状旁腺功能亢进（HPT）还是正常血钙型 HPT 患者，肾结石的大小和数量均有所减少[39]。

众所周知，PHPT 会促使动脉硬化，从而导致高血压病，并增加心血管不良事件发生的风险[40]。Tordjman 团队证实，NCHPT 和经典型

PHPT 引起动脉硬化和心血管疾病风险是相似的，但患病率在正常血钙型 PHPT 中可能更低[41]。在一项涉及 11 例 NCHPT 患者的小样本研究中提示，NCHPT 患者的收缩压和舒张压较 PTH 正常的对照组显著升高[42]。

在 PHPT 患者中，常伴有如高脂血症、胰岛素抵抗和葡萄糖耐受不良等代谢异常已是众所周知的。小样本队列研究数据显示，NCHPT 患者似乎也存在类似的代谢功能异常。与对照组相比，糖耐量异常是 NCHPT 的一项显著特征。然而，尚未发现其对糖化血红蛋白（HbA1c）或胰岛素敏感性具有显著影响。

血脂异常是心血管事件的危险因素之一。近期的两项研究中发现，与伴高钙血症的 PHPT 患者相比，NCHPT 患者的低密度脂蛋白显著升高[43, 44]。

五、非特异性症状

超过 50% 的经典型 PHPT 病例被归为无症状患者，但他们伴有一些非特异性症状，如疲劳、骨骼或关节疼痛、记忆力下降和注意力不集中、易怒、抑郁、焦虑、睡眠障碍和口渴[45]。有趣的是，由于这些症状似乎与血钙升高水平无关，所以它们并未被纳入 PHPT 患者的手术指征[46]。尽管许多系列研究报道患者术后神经认知相关参数有所改善，但关于手术成功后症状改善和生活质量评分的数据结论却并不一致[47-50]。一项源于法国的前瞻性多中心研究证实，NCHPT 患者由于出现类似的非特异性症状，从而降低了他们的生活质量。而 SF-36 生活质量评分问卷结果确切的显示 NCHPT 患者术后症状得到显著的改善[51]。与合并高钙血症的甲状旁腺功能亢进患者相比，NCHPT 患者术后的非特异性症状缓解程度较低。

六、NCHPT 的自然史

在一项目前最大规模的关于 NCHPT 的队列研究中，经过 6 年的随访，约有 19% 的患者出现了高钙血症，而其余大多数患者的血钙仍为正常水平[52]。在 Tordjman 团队进行的 NCHPT 病例研究中，入组的 32 例患者中仅 12 例进行了甲状旁腺手术治疗。在 4 年的随访中，接受药物治疗的 20 例患者中均没有进展为高钙血症[35]。目前仍无明确的数据证实哪些高危患者、哪些危险因素易发展为高钙血症。在一项研究中表明，年龄较大、血清钙和尿钙的基线水平较高与疾病进展相关[8]。

七、NCHPT 的管理

与经典型 PHPT 相比，目前还没有完善的 NCHPT 诊疗、管理指南。这主要是因为关于 NCHPT 的研究相对缺乏，以及对其临床特点理解不够透彻。

一般来说，对于已经排除继发性甲状旁腺功能亢进，又存在终末器官功能损害的患者（如骨质疏松或肾结石），考虑手术治疗是合理的。然而，当患者没有出现任何症状或相关并发症时，每年通过临床评估、生化检验和影像学检查进行密切监测随访也是可行的。在一项针对 37 例 NCHPT 合并骨质疏松症的绝经后女性的小型临床研究中，对使用阿仑膦酸盐（治疗组）和维生素 D（对照组）的治疗方案进行了评估。在该研究治疗组患者中，腰椎和髋部的骨密度有所改善，而接受维生素 D 治疗的女性患者仍存在持续性骨质流失[53]。

八、NCHPT 的手术治疗

随着影像学检查的改进，促使定位病理性甲状旁腺的方法变得微创且精准，因而甲状旁腺切除术在 PHPT 的治疗中得到了广泛的应用。它可以避免不必要的颈部探查，从而规避了双侧喉返神经损伤风险，并保护了正常甲状旁腺的血供。术前定位和术中甲状旁腺激素检测是甲状旁腺切除手术的关键的基础措施。

超声、甲氧基异丁基异腈单光子发射计算机断层扫描（SPECT-CT）、和 4D-CT 是最常用的甲状旁腺术前定位方法。颈部超声具有很高的特异度（超过 90%），但灵敏度受限于超声医生经验[54]。甲氧基异丁基异腈 SPECT-CT 的灵敏度超过 70%，且阳性预测值高[55]。多相 CT 的灵敏度超过 80%，并可清晰地显示解剖层次。CT 更有利于准确评估多个甲状旁腺腺体病变。由于多个腺体病变在 NCHPT 中很常见，所以 CT 的优势更为明显[56-58]。当人们担心多相 CT 的辐射暴露问题时，一项单中心研究表明，由经验丰富的放射科医师通过阅读两相 CT 标准化的扫描图像是足以定位病变腺体位置的[59]。当任意两种影像学检查结论一致时，阳性预测值高达 99%[60]。

虽然超过 80% 的 PHPT 病例是由单个腺瘤引起的，但外科手术组数据显示，在 NCHPT 中多个腺体病变更为常见。研究报告显示，人群中多个腺体病变的患病率为 13%～53%[36, 52, 61-64]。NCHPT 的单个或多个病变腺体体积通常也比伴高钙血症的 PHPT 的病变腺体小[62]。因此，闪烁显像在血钙正常的病例中的敏感性显著降低[52, 65]。由于这些因素，NCHPT 的术前定位成功率较低，相比经典型 PHPT，可能更需要进行术中 4 个甲状旁腺腺体探查。

术中甲状旁腺激素检测（IOPTH）是一种准确的术中辅助手段，当用于精准甲状旁腺切除手术时，伴高钙血症的 PHPT 的治愈率达 97%～99%[66, 67]。病灶被切除离体后 10min，IOPTH 值下降达到或超过基线水平的 50% 以上，并且属于正常值范围内（双重标准）称为生化治愈[65]。Trinh 团队研究了 IOPTH 在 NCHPT（119 例）和经典型甲状旁腺功能亢进患者（497 例）治疗中的有效性。经典型甲状旁腺功能亢进患者的 PTH 基线值较高。由于 IOPTH 衰减动力学是相似的，所以可以准确地用于评估两组的治愈情况。在 NCHPT 组中行术中双侧甲状旁腺探查的概率更高。

最近一项针对 700 多例患者的多中心研究证实，NCHPT 中多腺体病变的发生率较高。与经典型 PHPT 患者相比，NCHPT 患者需要行甲状旁腺次全切除术的概率更高，并且二次补救手术率也更高[68, 69]。

九、甲状旁腺切除术后的结果

Koumakis 团队在第一份关于甲状旁腺切除术后效果的研究中报道，NCHPT 合并骨质疏松症的患者在手术后 1 年，脊柱和髋部的骨密度显著增加[70]。Traini 团队的研究报道，合并肾结石的患者通过手术达到了生化治愈，且 40% 的患者无新发的肾结石。60% 的患者虽仍存在微小结石，但均没有任何临床症状。41% 的患者骨密度得到改善，同时 50% 的患者骨病处于稳定状态[61]。

在最近一项入组 71 例经手术治疗的 NCHPT 患者的研究报道，甲状旁腺切除术后 6 个月时，53% 的患者 PTH 水平恢复正常，而 46% 的患者 PTH 水平仍偏高。两组病例在单腺体与多腺体病变、手术方式和甲状旁腺切除率方面均没有统计学差异。在多变量分析中，术后 PTH 偏高的预测因素如下：术前 PTH 水平＞100pg/ml 和离体 30min 后 PTH 水平＞30pg/ml。研究发现 PTH 恢复正常的患者其骨密度提高了 5.6%，而 PTH 未正常的患者其骨密度没有显著变化[63]。

对于 NCHPT 术后患者，目前既没有明确的长期治愈标准，也没有明确的随访建议。由于这些患者血钙正常，因此，仅根据 PTH 水平即可确定有效性。美国内分泌外科医师协会指南将 NCHPT 手术治愈定义为：PTH 水平在术后 6 个月时恢复正常[71]。他们建议对未达标患者重新评估继发性病因，并密切跟踪患者的复发情况。

结论

NCHPT 越来越被认可为甲状旁腺功能亢进症的一种特殊亚型。骨质疏松症和肾结石是引起

这些患者就诊的首发症状。应先充分排除甲状旁腺功能亢进的继发性病因，才可明确诊断。虽然手术干预对特定的患者有所获益，但明确的手术指征标准尚待确定（图 9-1）。

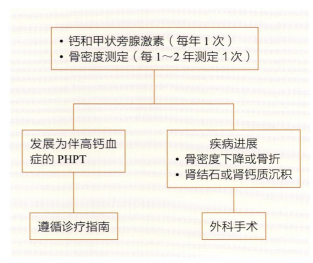

▲ 图 9-1　NCHPT 管理流程

参考文献

[1] Khan A, Hanley D, Rizzoli R, Bollerslev J, Young J, Rejnmark L, et al. Primary hyperparathyroidism: review and recommendations on evaluation, diagnosis, and management. A Canadian and international consensus. Osteoporos Int. 2017;28(1):1-19.

[2] Adami S, Marcocci C, Gatti D. Epidemiology of primary hyperparathyroidism in Europe. J Bone Miner Res Off J Am Soc Bone Miner Res. 2002;17:N18-23.

[3] Bilezikian JP, Brandi ML, Eastell R, Silverberg SJ, Udelsman R, Marcocci C, et al. Guidelines for the management of asymptomatic primary hyperparathyroidism: summary statement from the Fourth International Workshop. J Clin Endocrinol Metabol. 2014;99(10):3561-9.

[4] Wills MR, Pak CY, Hammond WG, Bartter FC. Normocalcemic primary hyperparathyroidism. Am J Med. 1969;47(3):384-91.

[5] Mather HG. Hyperparathyroidism with normal serum calcium. Br Med J. 1953;2(4833):424.

[6] Siperstein AE, Shen W, Chan AK, Duh Q-Y, Clark OH. Normocalcemic hyperparathyroidism: biochemical and symptom profiles before and after surgery. Arch Surg. 1992;127(10):1157-63.

[7] Silverberg SJ, Bilezikian JP. "Incipient" primary hyperparathyroidism: a "forme fruste" of an old disease. J Clin Endocrinol Metabol. 2003;88(11):5348-52.

[8] Lowe H, McMahon D, Rubin M, Bilezikian J, Silverberg S. Normocalcemic primary hyperparathyroidism: further characterization of a new clinical phenotype. J Clin Endocrinol Metabol. 2007;92(8):3001-5.

[9] Bilezikian JP, Khan AA, Potts JT Jr. Hyperthyroidism TIWotMoAP. Guidelines for the management of asymptomatic primary hyperparathyroidism: summary statement from the third international workshop. J Clin Endocrinol Metabol. 2009;94(2):335-9.

[10] Rao DS, Wilson R, Kleerekoper M, Parfitt A. Lack of biochemical progression or continuation of accelerated bone loss in mild asymptomatic primary hyperparathyroidism: evidence for biphasic disease course. J Clin Endocrinol Metabol. 1988;67(6):1294-8.

[11] Farquharson RF, Salter WT, Tibbetts DM, Aub JC. Studies of calcium and phosphorus metabolism: XII. The effect of the ingestion of acid-producing substances. J Clin Invest. 1931;10(2):221-49.

[12] Maruani G, Hertig A, Paillard M, Houillier P. Normocalcemic primary hyperparathyroidism: evidence for a generalized target-tissue resistance to parathyroid hormone. J Clin

Endocrinol Metabol. 2003;88(10):4641-8.

[13] Eastell R, Brandi ML, Costa AG, D'Amour P, Shoback DM, Thakker RV. Diagnosis of asymptomatic primary hyperparathyroidism: proceedings of the Fourth International Workshop. J Clin Endocrinol Metabol. 2014;99(10):3570-9.

[14] U.S. Department of Health and Human Services and U.S. Department of Agriculture. 2015-2020 dietary guidelines for Americans. 8th Edition. Dec 2015. Available at https://health.gov/our-work/food-and-nutrition/2015-2020-dietary-guidelines/.

[15] Ross AC TC, Yaktine AL, et al., editors. Institute of Medicine (US) Committee to Review Dietary Reference Intakes for Vitamin D and Calcium; Dietary reference intakes for calcium and vitamin D. Washington (DC): National Academies Press (US). Dietary reference intakes for adequacy: calcium and vitamin D. Available from: https://www.ncbi.nlm.nih.gov/books/NBK56056/. 5. 2011.

[16] Cusano NE, Silverberg SJ, Bilezikian JP. Normocalcemic primary hyperparathyroidism. J Clin Densitom. 2013;16(1):33-9.

[17] Eller-Vainicher C, Cairoli E, Zhukouskaya VV, Morelli V, Palmieri S, Scillitani A, et al. Prevalence of subclinical contributors to low bone mineral density and/or fragility fracture. Eur J Endocrinol. 2013;169(2):225-37.

[18] Martinez I, Saracho R, Montenegro J, Llach F. The importance of dietary calcium and phosphorous in the secondary hyperparathyroidism of patients with early renal failure. Am J Kidney Dis. 1997;29(4):496-502.

[19] Group KDIGOC-MW. KDIGO clinical practice guideline for the diagnosis, evaluation, prevention, and treatment of chronic kidney disease-mineral and bone disorder (CKD-MBD). Kidney Int Suppl. 2009;113:S1.

[20] Coe FL, Canterbury JM, Firpo JJ, Reiss E. Evidence for secondary hyperparathyroidism in idiopathic hypercalciuria. J Clin Invest. 1973;52(1):134-42.

[21] Broadus AE, DOMINGUEZ M, BARTTER FC. Pathophysiological studies in idiopathic hypercalciuria: use of an oral calcium tolerance test to characterize distinctive hypercalciuric subgroups. J Clin Endocrinol Metabol. 1978;47(4):751-60.

[22] Palmieri S, Eller-Vainicher C, Cairoli E, Morelli V, Zhukouskaya VV, Verga U, et al. Hypercalciuria may persist after successful parathyroid surgery and it is associated with parathyroid hyperplasia. J Clin Endocrinol Metabol. 2015;100(7):2734-42.

[23] Worcester EM, Coe FL. New insights into the pathogenesis of idiopathic hypercalciuria. InSeminars in nephrology 2008;28(2):120-132. WB Saunders.

[24] Pierreux J, Bravenboer B, Velkeniers B, Unuane D, Andreescu CE, Vanhoeij M. Normocalcemic primary hyperparathyroidism: a comparison with the hypercalcemic form in a tertiary referral population. Horm Metab Res. 2018;50(11):797-802.

[25] Rejnmark L, Vestergaard P, Heickendorff L, Andreasen F, Mosekilde L. Effects of long-term treatment with loop diuretics on bone mineral density, calcitropic hormones and bone turnover. J Intern Med. 2005;257(2):176-84.

[26] Haden ST, Stoll AL, McCormick S, Scott J, El-Hajj FG. Alterations in parathyroid dynamics in lithium-treated subjects. J Clin Endocrinol Metabol. 1997;82(9):2844-8.

[27] Chesnut CH 3rd, McClung MR, Ensrud KE, Bell NH, Genant HK, Harris ST, et al. Alendronate treatment of the postmenopausal osteoporotic woman: effect of multiple dosages on bone mass and bone remodeling. Am J Med. 1995;99:144-52.

[28] Cusano NE, Cipriani C, Bilezikian JP. Management of normocalcemic primary hyperparathyroidism. Best Pract Res Clin Endocrinol Metab. 2018;32(6):837-45.

[29] Wei JH, Lee WJ, Chong K, Lee YC, Chen SC, Huang PH, et al. High incidence of secondary hyperparathyroidism in bariatric patients: comparing different procedures. Obes Surg. 2018;28(3):798-804.

[30] Rosário PW, Calsolari MR. Normocalcemic primary hyperparathyroidism in adults without a history of nephrolithiasis or fractures: a prospective study. Horm Metab Res. 2019;51(04):243-7.

[31] Cusano NE, Maalouf NM, Wang PY, Zhang C, Cremers SC, Haney EM, et al. Normocalcemic hyperparathyroidism and hypoparathyroidism in two community-based nonreferral populations. J Clin Endocrinol Metabol. 2013;98(7):2734-41.

[32] Bilezikian JP, Silverberg SJ. Normocalcemic primary hyperparathyroidism. Arq Bras Endocrinol Metabol. 2010;54(2):106-9.

[33] Ozturk FY, Erol S, Canat MM, Karatas S, Kuzu I, Cakir SD, et al. Patients with normocalcemic primary hyperparathyroidism may have similar metabolic profile as hypercalcemic patients. Endocr J. 2015;62:EJ15-0392.

[34] Mosekilde L. Primary hyperparathyroidism and the skeleton. Clin Endocrinol. 2008;69(1): 1-19.

[35] Tordjman KM, Greenman Y, Osher E, Shenkerman G, Stern N. Characterization of normocalcemic primary hyperparathyroidism. Am J Med. 2004;117(11):861-3.

[36] Wade TJ, Yen TW, Amin AL, Wang TS. Surgical management of normocalcemic primary hyperparathyroidism. World J Surg. 2012;36(4):761-6.

[37] García-Martín A, Reyes-García R, Muñoz-Torres M. Normocalcemic primary hyperparathyroidism: one-year follow-up in one hundred postmenopausal women. Endocrine. 2012;42(3): 764-6.

[38] Díaz-Soto G, Romero E, Castrillon J, Jauregui O, de Luis Román D. Clinical expression of calcium sensing receptor polymorphism (A986S) in normocalcemic and asymptomatic hyperparathyroidism. Horm Metab Res. 2016;48(03):163-8.

[39] Brardi S, Cevenini G, Verdacchi T, Romano G, Ponchietti R. Use of cinacalcet in nephrolithiasis associated with normocalcemic or hypercalcemic primary hyperparathyroidism: results of a prospective randomized pilot study. Archivio

Italiano di Urologia e Andrologia. 2015;87(1):66-71.

[40] Rubin MR, Maurer MS, McMahon DJ, Bilezikian JP, Silverberg SJ. Arterial stiffness in mild primary hyperparathyroidism. J Clin Endocrinol Metabol. 2005;90(6):3326-30.

[41] Tordjman KM, Yaron M, Izkhakov E, Osher E, Shenkerman G, Marcus-Perlman Y, et al. Cardiovascular risk factors and arterial rigidity are similar in asymptomatic normocalcemic and hypercalcemic primary hyperparathyroidism. Eur J Endocrinol. 2010;162(5):925.

[42] Chen G, Xue Y, Zhang Q, Xue T, Yao J, Huang H, et al. Is normocalcemic primary hyperparathyroidism harmful or harmless? J Clin Endocrinol Metabol. 2015;100(6):2420-4.

[43] Tuna MM, Çalışkan M, Ünal M, Demirci T, Doğan BA, Küçükler K, et al. Normocalcemic hyperparathyroidism is associated with complications similar to those of hypercalcemic hyperparathyroidism. J Bone Miner Metab. 2016;34(3):331-5.

[44] Hagstrom E, Lundgren E, Rastad J, Hellman P. Metabolic abnormalities in patients with normocalcemic hyperparathyroidism detected at a population-based screening. Eur J Endocrinol. 2006;155(1):33-9.

[45] Pasieka JL, Parsons LL, Demeure MJ, Wilson S, Malycha P, Jones J, et al. Patient-based surgical outcome tool demonstrating alleviation of symptoms following parathyroidectomy in patients with primary hyperparathyroidism. World J Surg. 2002;26(8):942-9.

[46] Bargren AE, Repplinger D, Chen H, Sippel RS. Can biochemical abnormalities predict symptomatology in patients with primary hyperparathyroidism? J Am Coll Surg. 2011;213(3):410-4.

[47] Murray SE, Pathak PR, Pontes DS, Schneider DF, Schaefer SC, Chen H, et al. Timing of symptom improvement after parathyroidectomy for primary hyperparathyroidism. Surgery. 2013;154(6):1463-9.

[48] Ospina NS, Maraka S, Rodriguez-Gutierrez R, de Ycaza AE, Jasim S, Gionfriddo M, et al. Comparative efficacy of parathyroidectomy and active surveillance in patients with mild primary hyperparathyroidism: a systematic review and meta-analysis. Osteoporos Int. 2016;27(12):3395-407.

[49] Ambrogini E, Cetani F, Cianferotti L, Vignali E, Banti C, Viccica G, et al. Surgery or surveillance for mild asymptomatic primary hyperparathyroidism: a prospective, randomized clinical trial. J Clin Endocrinol Metabol. 2007;92(8):3114-21.

[50] McDow AD, Sippel RS. Should symptoms be considered an indication for parathyroidectomy in primary hyperparathyroidism? Clin Med Insights Endocrinol Diabetes. 2018;11:1179551418785135.

[51] Bannani S, Christou N, Guerin C, Hamy A, Sebag F, Mathonnet M, et al. Effect of parathyroidectomy on quality of life and non-specific symptoms in normocalcaemic primary hyperparathyroidism. Br J Surg. 2018;105(3):223-9.

[52] Šiprová H, Fryšák Z, Souček M. Primary hyperparathyroidism, with a focus on management of the normocalcemic form: to treat or not to treat? Endocr Pract. 2016;22(3):294-301.

[53] Cesareo R, Di Stasio E, Vescini F, Campagna G, Cianni R, Pasqualini V, et al. Effects of alendronate and vitamin D in patients with normocalcemic primary hyperparathyroidism. Osteoporos Int. 2015;26(4):1295-302.

[54] Haber RS, Kim CK, Inabnet WB. Ultrasonography for preoperative localization of enlarged parathyroid glands in primary hyperparathyroidism: comparison with 99mtechnetium sestamibi scintigraphy. Clin Endocrinol. 2002;57(2):241-9.

[55] Lavely WC, Goetze S, Friedman KP, Leal JP, Zhang Z, Garret-Mayer E, et al. Comparison of SPECT/CT, SPECT, and planar imaging with single-and dual-phase 99mTc-sestamibi parathyroid scintigraphy. J Nucl Med. 2007;48(7):1084-9.

[56] Rodgers SE, Hunter GJ, Hamberg LM, Schellingerhout D, Doherty DB, Ayers GD, et al. Improved preoperative planning for directed parathyroidectomy with 4-dimensional computed tomography. Surgery. 2006;140(6):932-41.

[57] Starker LF, Mahajan A, Björklund P, Sze G, Udelsman R, Carling T. 4D parathyroid CT as the initial localization study for patients with de novo primary hyperparathyroidism. Ann Surg Oncol. 2011;18(6):1723-8.

[58] Cunha-Bezerra P, Vieira R, Amaral F, Cartaxo H, Lima T, Montarroyos U, et al. Better performance of four-dimension computed tomography as a localization procedure in normocalcemic primary hyperparathyroidism. J Med Imaging Radiat Oncol. 2018;62(4):493-8.

[59] Noureldine SI, Aygun N, Walden MJ, Hassoon A, Gujar SK, Tufano RP. Multiphase computed tomography for localization of parathyroid disease in patients with primary hyperparathyroidism: how many phases do we really need? Surgery. 2014;156(6):1300-7.

[60] Gawande AA, Monchik JM, Abbruzzese TA, Iannuccilli JD, Ibrahim SI, Moore FD. Reassessment of parathyroid hormone monitoring during parathyroidectomy for primary hyperparathyroidism after 2 preoperative localization studies. Arch Surg. 2006;141(4):381-4.

[61] Traini E, Bellantone R, Tempera SE, Russo S, De Crea C, Lombardi CP, et al. Is parathyroidectomy safe and effective in patients with normocalcemic primary hyperparathyroidism? Langenbeck's Arch Surg. 2018; 403(3):317-23.

[62] Trinh G, Rettig E, Noureldine SI, Russell JO, Agrawal N, Mathur A, et al. Surgical management of normocalcemic primary hyperparathyroidism and the impact of intraoperative parathyroid hormone testing on outcome. Otolaryngol Head Neck Surg. 2018;159(4):630-7.

[63] Sho S, Kuo EJ, Chen AC, Li N, Yeh MW, Livhits MJ. Biochemical and skeletal outcomes of parathyroidectomy for normocalcemic (incipient) primary hyperparathyroidism. Ann Surg Oncol. 2019;26(2):539-46.

[64] Kiriakopoulos A, Petralias A, Linos D. Classic primary hyperparathyroidism versus normocalcemic and

normohormonal variants: do they really differ? World J Surg. 2018;42(4):992-7.

[65] Siperstein A, Berber E, Barbosa GF, Tsinberg M, Greene AB, Mitchell J, et al. Predicting the success of limited exploration for primary hyperparathyroidism using ultrasound, sestamibi, and intraoperative parathyroid hormone: analysis of 1158 cases. Ann Surg. 2008; 248(3):420-8.

[66] Udelsman R, Lin Z, Donovan P. The superiority of minimally invasive parathyroidectomy based on 1650 consecutive patients with primary hyperparathyroidism. Ann Surg. 2011;253(3):585-91.

[67] Schneider DF, Mazeh H, Sippel RS, Chen H. Is minimally invasive parathyroidectomy associated with greater recurrence compared to bilateral exploration? Analysis of more than 1,000 cases. Surgery. 2012;152(6):1008-15.

[68] Lavryk OA, Siperstein AE. Pattern of calcium and parathyroid hormone normalization at 12-months follow-up after parathyroid operation. Surgery. 2017;161(4):1139-48.

[69] Pandian T, Lubitz CC, Bird SH, Kuo LE, Stephen AE. Normocalcemic hyperparathyroidism: a collaborative endocrine surgery quality improvement program analysis. Surgery. 2020;167(1):168-72.

[70] Koumakis E, Souberbielle J-C, Sarfati E, Meunier M, Maury E, Gallimard E, et al. Bone mineral density evolution after successful parathyroidectomy in patients with normocalcemic primary hyperparathyroidism. J Clin Endocrinol Metabol. 2013;98(8):3213-20.

[71] Wilhelm SM, Wang TS, Ruan DT, Lee JA, Asa SL, Duh Q-Y, et al. The American Association of Endocrine Surgeons guidelines for definitive management of primary hyperparathyroidism. JAMA Surg. 2016;151(10):959-68.

第 10 章　甲状旁腺切除术的适应证
Indications for Parathyroidectomy

Sara M. Wing　Michael Lui　Kepal N. Patel　Brendan C. Stack Jr　著
刘　畅　译

甲状旁腺最早由伦敦自然历史博物馆馆长 Richard Owen 爵士于 1850 年发现。他描述了一个"小而紧凑、附着于甲状腺静脉发出处的黄色腺体"[1]。德国病理学家 Rudolph Virchow 可能于 1863 年描述颈部解剖区域时发现了甲状旁腺，但直到 1880 年，人体中甲状旁腺的存在才被尚为医学生的 Ivar Sandström 通过细致的尸体解剖和记录所证实[1, 2]。

维也纳外科医生 Felix Mandl 则是第一个证实切除甲状旁腺与人体钙平衡及骨健康相关的人。他还于 1925 年通过切除甲状旁腺腺瘤成功控制了高钙血症。Mandl、David Barr 和 Harold Bulger 一起，在 20 世纪 20 年代末帮助发展并定义了甲状旁腺功能亢进症的临床表现。

一、甲状旁腺相关的高钙血症

通常情况下，人体有上、下各 1 对，共 4 枚甲状旁腺，每枚重 30～50mg[3-5]。约 13% 的人在尸检时发现富余或额外的甲状旁腺[3, 4]。另有 15%～20% 的人会出现异位的甲状旁腺组织[5]。异位的甲状旁腺可以位于胸腺分布区域的各处[1-5]。图 10-1 描述了异位甲状旁腺组织常见的位置及相对出现概率[6]。

甲状旁腺在孕 5～6 周发育。下甲状旁腺和上甲状旁腺分别产生于第三和第四咽囊[6-10]。下甲状旁腺跟随胸腺向内下方迁移。这也是这些腺体的位置不那么恒定的原因。

甲状旁腺激素通过影响骨矿物质的转换、肾脏对钙的重吸收和饮食中钙的吸收来辅助调节机体的钙平衡。由于钙离子测定已是一项常规的血液检验，所以能够发现早期疾病症状，以及增加钙正常的原发性甲状旁腺功能亢进症的检出概率。一些研究表明，相对于持续的生化监测和预防终端脏器损害的付出，考虑成本效用，手术治疗更可使这一人群临床获益[9, 10]。Stephen 等发现，对无症状、血钙正常的甲状旁腺功能亢进症患者进行手术干预，可降低日后肾功能异常、骨质疏松和心血管疾病的发生率[4]。

原发性甲状旁腺功能亢进症最常见的病因是一枚单发的甲状旁腺腺瘤，占 85%[5, 11]。某些病例中还存在另一枚腺瘤，其同样富于细胞且产

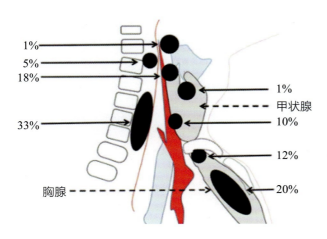

▲ 图 10-1　异位甲状旁腺分布的颈部矢状位图
颈动脉、甲状软骨、颈椎和胸骨亦在图中显示。在所述位置发现异位甲状旁腺组织的概率由百分数表示

生过量甲状旁腺素，但被第一枚腺瘤所抑制。据报道，有高达 10% 的个体存在多发的甲状旁腺腺瘤[1, 11]。4 枚甲状旁腺同时增生的情况约占原发性甲状旁腺功能亢进症病例的 15%，其次是甲状旁腺癌，占比 <1%[7]。

甲状旁腺癌可能出现高钙血症危象。其病因尚不清楚，但它与一些综合征和已知的基因突变有关。HRPT2/CDC73 是位于 1 号染色体上的肿瘤抑制基因，编码调节基因表达和抑制细胞增殖的副纤维蛋白[12, 13]。该基因的突变与家族性和散发性甲状旁腺癌均相关。

PI3K、AKT 和 MTOR 通路的突变也已通过全外显子组测序得到证实。甲状旁腺癌相关的血清甲状旁腺激素水平通常比单发或多发腺瘤高 5~10 倍。它还与血钙明显升高（>14mg/dl）有关[12, 13]。

二、PTH 介导的高钙血症的影响

甲状旁腺激素对维生素 D 的平衡至关重要。一般来说，维生素 D 的吸收和活化由饮食中摄入的 D_2、D_3 或 7- 脱氢胆固醇经 290~315nm 中波

紫外线（日光照射皮肤）激活开始[14]。然后肝脏将其羟基化，形成 25- 羟基维生素 D。由低血钙所反应性释放的甲状旁腺激素会使 25- 羟基维生素 D 在肾脏羟化成为 1,25- 二羟基维生素 D，即其生物活性形式[14]。甲状旁腺激素的分泌预示着肾脏增加了对钙的吸收和磷酸盐的排泄，以及 1,25- 二羟基维生素 D 合成的增多，其提高了肠道对钙的吸收，并与成骨细胞相结合，激活抑制骨增殖的信号级联[14, 15]。在甲状旁腺正常的情况下，这种生理功能促进了适当钙平衡的维持。在原发性甲状旁腺功能亢进症中，这种病生理改变导致了血清钙水平的升高。高钙血症是一个需要解决的重要问题，因为随着时间的推移，长期的高血钙水平会导致终端脏器的损伤。Assadipour 等报道，62% 的患者在原发性甲状旁腺功能亢进症确诊后 5 年内，表现出至少一种与高钙血症相关的终端脏器损害[11]。

高钙血症可通过肾钙质沉着和高钙尿直接对肾功能造成损害。它也可以间接地通过肾结石导致继发性慢性肾功能不全。肾功能通常以估算肾小球滤过率（eGFR）来预测和表示，即使没有出现肾结石或肾癌，原发性甲状旁腺功能亢进症也与 eGFR 下降相关。但由于原发性甲状旁腺功能亢进症的患者常能被早期诊断，出现肾功能障碍患者的比例正在下降。

骨健康也会受到原发性甲状旁腺功能亢进症的影响。如上所述，甲状旁腺激素与成骨细胞结合后可激活导致骨质吸收的信号级联。在没有新骨生成的情况下，骨质永久丢失，骨质减少，最终导致骨质疏松症[15, 16]。

原发性甲状旁腺功能亢进症所导致的高钙血症也会对心血管系统造成不利影响。一些研究表明，其可导致动脉粥样硬化、高血压、左心室肥大、心力衰竭、心律失常和瓣膜钙化病的发生率

增加 [17, 18]。引起这种功能障碍的机制被认为是由于过量的甲状旁腺激素作用于心脏的 G- 蛋白耦联受体，导致心肌细胞在收缩、肥大和增殖上的改变（这也可能导致血管内皮的变化）[18]。钙沉积也可直接导致瓣膜病 [17]。

三、何时干预

高钙血症虽然可以通过药物控制，但原发性甲状旁腺功能亢进症的最佳治疗手段是手术。药物治疗仅限于那些不适合或拒绝手术的患者。盐酸西那卡塞是唯一被证明能在不显著影响血清甲状旁腺素和骨密度的情况下降低血清钙水平的药物。双膦酸盐治疗则被证明可以改善骨密度 [9]，尤其是阿仑膦酸盐，其可以在不影响血清钙水平的情况下改善未手术原发性甲状旁腺功能亢进症患者的腰椎骨密度 [9]。在严重的高钙血症情况下，积极的静脉水化与利尿甚至透析都可以缓解病情，直到可以进行适当的药物治疗或手术。

四、手术指征

历史上，患者只有在出现明显的疾病相关后遗症（如病理性骨折或复发性肾结石）时才被确诊为原发性甲状旁腺功能亢进症。然而，鉴于如今的患者一般能获得早期诊断，手术的价值和必要性已成为一个更有意义的临床问题。人们普遍认为，"有症状"的患者（通常被定义为经历了病理性骨折或肾结石）应该接受手术治疗。这些患者从手术中的获益是显而易见的。

对于那些所谓的"无症状"患者，手术的价值存在更大的争议。美国国立卫生研究院（NIH）已经发布了一系列针对这一群体的共识指南。在

2014 年发布的最新版本中，推荐符合以下条件的无症状患者进行手术治疗：＜50 岁、血清钙高于正常上限 1mg/dl 以上、双能 X 线吸收测定法（DEXA）显示骨密度 T-score ≤ –2.5、肌酐清除率＜60ml/min 或 24h 尿钙＞400mg/d，以及放射学成像发现有肾结石或肾癌 [19]。最近，美国内分泌外科医生协会（American Association of Endocrine Surgeons，AAES）公布了他们关于甲状旁腺切除术的共识指南 [20]。其内容与 NIH 的推荐相近。

然而，哪些人应该被定性为"无症状"的问题仍然未有定论。长期积累的数据表明，"无症状"的患者往往不是真正的无症状，且许多患者无论有无症状都能从手术中获益。许多附加症状，如神经认知损伤和睡眠障碍，至少在一些患者中是可以归因于原发性甲状旁腺功能亢进症。因此，AAES 指南的推荐在 NIH 的基础上有所扩展。对于那些表现出可归因于甲状旁腺功能亢进症的神经认知或神经精神症状的患者，建议进行手术治疗。此外，在权衡可能的手术价值时，还应考虑该疾病的其他可能表现，其中包括肌无力、睡眠模式异常和胃食管反流等。关于手术的最佳适应证的争论将继续下去，直到获得更多关于手术获益的确切证据。

对于再次手术，治疗失败和并发症的风险更高，进行手术的门槛应该比初次手术更高。美国头颈协会（American Head and Neck Society，AHNS）和英国内分泌和甲状腺外科医生协会（British Association of Endocrine and Thyroid Surgeons，BAETS）最近发布了关于甲状旁腺疾病再次手术管理的指南 [21]，并推荐外科医生仔细重新评估手术的适应证和潜在获益，以应对再次手术更加复杂的情况。

参考文献

[1] DuBose J, Ragsdale T, Morvant J. "Bodies so tiny": the history of parathyroid surgery. Curr Surg. 2005;62:91-5. https://doi.org/10.1016/j.cursur.2004.07.012.

[2] Toneto MG, Prill S, Debon LM, Furlan FZ, Steffen N. The history of the parathyroid surgery. Revista do Colegio Brasileiro de Cirurgioes. 2016;43(3):214-22. https://doi.org/10.1590/0100-69912016003003.

[3] Ruda JM, Hollenbeak CS, Stack BC. A systematic review of the diagnosis and treatment of primary hyperparathyroidism from 1995 to 2003. Otolaryngol Head Neck Surg. 2005;132(3):359-72. https://doi.org/10.1016/j.otohns.2004.10.005.

[4] Stephen AE, Mannstadt M, Hodin RA. Indications for surgical management of hyperparathyroidism: a review. JAMA Surg. 2017;152(9):878-82. https://doi.org/10.1001/jamasurg.2017.1721.

[5] Zeng Q, Brown T, Chen RZ. Primary hyperparathyroidism: diagnosis, indications for surgery, and perioperative management. J Nurse Pract. 2019;15(10):754-6. https://doi.org/10.1016/j.nurpra.2019.08.008.

[6] Guidoccio F, Mazzarri S, Mazzeo S, Mariani G. Diagnostic applications of nuclear medicine: parathyroid tumors. In: Nuclear oncology: from pathophysiology to clinical applications. Springer International Publishing; 2017. p. 585-612. https://doi.org/10.1007/978-3-319-26236-9_40.

[7] Bilezikian JP. Primary hyperparathyroidism. J Clin Endocrinol Metab. 2018;103(11):3993-4004. https://doi.org/10.1210/jc.2018-01225.

[8] Ernst LM, Marsden L. Parathyroid gland. In: Color atlas of human fetal and neonatal histology. Springer International Publishing; 2019. p. 233-9. https://doi.org/10.1007/978-3-030-11425-1_22.

[9] Marcocci C, Bollerslev J, Khan AA, Shoback DM. Medical management of primary hyperparathyroidism: proceedings of the fourth international workshop on the management of asymptomatic primary hyperparathyroidism. J Clin Endocrinol Metab. 2014;99(10):3607-18. https://doi.org/10.1210/jc.2014-1417.

[10] Zachariah SK. Management of primary hyperparathyroidism: "past, present and future". In: Thyroid and parathyroid diseases - new insights into some old and some new issues. InTech; 2012. https://doi.org/10.5772/29587.

[11] Assadipour Y, Zhou H, Kuo EJ, Haigh PI, Adams AL, Yeh MW. End-organ effects of primary hyperparathyroidism: a population-based study. Surgery (United States). 2019;165(1):99-104. https://doi.org/10.1016/j.surg.2018.04.088.

[12] Beus KS, Stack BC. Parathyroid carcinoma. Otolaryngol Clin N Am. 2004;37(4):845-54. https://doi.org/10.1016/j.otc.2004.02.014.

[13] Quinn CE, Healy J, Lebastchi AH, et al. Modern experience with aggressive parathyroid tumors in a high-volume New England referral center. J Am Coll Surg. 2015;220(6):1054-62. https://doi.org/10.1016/j.jamcollsurg.2014.10.007.

[14] Fleet JC. The role of vitamin D in the endocrinology controlling calcium homeostasis. Mol Cell Endocrinol. 2017;453:36-45. https://doi.org/10.1016/j.mce.2017.04.008.

[15] Rolighed L, Rejnmark L, Christiansen P. Bone involvement in primary hyperparathyroidism and changes after parathyroidectomy. Eur Endocrinol. 2014;10(1):84-7. https://doi.org/10.17925/ee.2014.10.01.84.

[16] Saleem TFM, Horwith M, Stack BC. Significance of primary hyperparathyroidism in the management of osteoporosis. Otolaryngol Clin N Am. 2004;37(4):751-61. https://doi.org/10.1016/j.otc.2004.02.007.

[17] Roberts WC, Waller BF. Effect of chronic hypercalcemia on the heart. An analysis of 18 necropsy patients. Am J Med. 1981;71(3):371-84. https://doi.org/10.1016/0002-9343(81)90163-7.

[18] Brown SJ, Ruppe MD, Tabatabai LS. The parathyroid gland and heart disease. Methodist DeBakey Cardiovasc J. 2017;13(2):49-54. https://doi.org/10.14797/mdcj-13-2-49.

[19] Bilezikian JP, Brandi ML, Eastell R, et al. Guidelines for the management of asymptomatic primary hyperparathyroidism: summary statement from the fourth international workshop. J Clin Endocrinol Metab. 2014;99(10):3561-9.

[20] Wilhelm SM, Wang TS, Ruan DT, et al. The American association of endocrine surgeons guidelines for definitive management of primary hyperparathyroidism. JAMA Surg. 2016;151(10):959-68. https://doi.org/10.1001/jamasurg.2016.2310.

[21] Stack BC, Tolley NS, Bartel TB, et al. AHNS series: do you know your guidelines? Optimizing outcomes in reoperative parathyroid surgery: definitive multidisciplinary joint consensus guidelines of the American Head and Neck Society and the British Association of Endocrine and Thyroid Surgeons. Head Neck. 2018;40(8):1617-29. https://doi.org/10.1002/hed.25023.

第三篇　手术辅助

Surgical Adjuncts

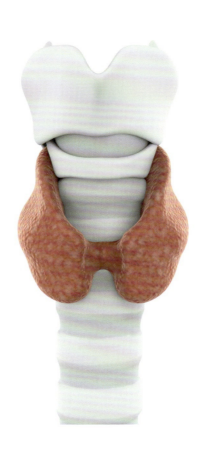

第 11 章　非持续性喉返神经监测技术

Intermittent Neuromonitoring of the Recurrent Laryngeal Nerve

Erin P. Buczek　Dipti Kamani　Gregory W. Randolph　著

刘小瑜　译

甲状腺和甲状旁腺手术已发展成为一种以手术效果及声音保护为导向的精细化的现代手术。喉返神经（recurrent laryngeal nerve，RLN）损伤是内分泌手术中最严重的并发症之一。单侧 RLN 损伤后果十分严重，不仅仅是影响声音，还可能导致误吸和吞咽困难。双侧 RLN 损伤常导致严重的气道狭窄进而需要行气管切开术。

RLN 损伤的危险因素包括外科医生经验和累计手术例数、恶性肿瘤、既往手术史及患者个体差异（如解剖变异等）。永久性神经麻痹的发生率为 0.5%～5%，而暂时性神经麻痹的发生率为 1%～30%，这取决于外科医生的经验和累计手术例数[1]。值得注意的是，由于术中损伤识别困难，以及术后喉发音检查和损伤记录的不一致性，实际 RLN 麻痹发病率可能被低估。

1938 年，Lahey 报道了在甲状腺手术[2]中常规解剖和识别 RLN。从那时起，直视下解离 RLN 一直是预防神经损伤[3]的金标准。在引进术中神经监测（intraoperative nerve monitoring，IONM）之前，外科医生主要依赖于裸视下喉返神经结构完整性评估术后喉返神经功能。虽然可

视化对喉返神经功能的保护至关重要的，但很明显，喉返神经的物理结构完整不代表功能完好[4]。神经卡压、热损伤和牵拉伤均可导致严重的功能障碍或永久性麻痹，但往往此时，在视觉上喉返神经物理结构是完好无损的。不幸的是，单纯的视觉评估是不可靠的，基于一项研究报告显示，甲状腺切除术中 90% 的神经损伤不能被视觉评估识别[5]。

IONM 为喉返神经的功能评估提供了一个非常重要的工具。IONM 可提供 RLN 状态的实时信息，并有助于指导术中决策。IONM 最有价值的体现是在明确单侧 RLN 损伤并决定继续进行对侧手术的时候。

一、背景

（一）IONM 接受度的挑战

自 IONM 引入以来，由于较高的成本及其效能问题，阻碍了其广泛应用。既往高成本（包括设备和时间成本）被认为是反对使用 IONM 的理由。在 Al-Quaryshi 等最近的一项研究显示，

单侧 RLN 麻痹的对侧手术中 IONM 使用率为 1%～17%，使用 IONM 并辅助术中决策实际上是最有效的方法 [5]。

有一个障碍是明确 IONM 是否获益，因为很难在统计学上证明 RLN 麻痹概率显著减少。最近的一项研究显示，各机构在术前术后喉镜及术中监测具体使用情况的差异是影响 IONM 效能的一个重要因素 [6]。此外，大多数研究没有认识和考虑到影响结果的其他混杂因素，其中包括外科医生的专业知识和对 IONM 的熟悉程度、基于音频系统的使用、基础疾病和手术范围。Dralle 等为确切评估有无 IONM 的结果差异发起了一项研究，为保证研究结果可靠性，预计纳入 900 万例甲状腺良性疾病患者和 4 万例甲状腺恶性疾病患者 [7]。希金斯团队、隆巴迪团队和皮萨努团队分别进行了 Meta 分析，结果都提示是否应用神经监测在总体结果上没有差异 [8]。然而，他们也提出对研究结果要保持严谨的态度，因为大多数研究都是非随机的观察性研究。斯堪的纳维亚内分泌外科质量中心数据显示，应用神经监测时 [9] 永久性 RLN 麻痹的发生率较低。Barczynski 等的一项回顾性研究显示，850 例二次手术患者术中应用神经监测，暂时性 RLN 麻痹 [10] 的发生率下降，差异有统计学意义。

（二）IONM 在现代临床中的应用

IONM 现在被头颈外科和普通外科医生广泛使用。美国头颈外科协会建议存在高危因素、二次手术及术前声带麻痹的病例中使用 IONM[11]。2015 年 ATA 指南及 ATA 外科委员会都建议使用 IONM 并借助神经监测评估喉返神经功能 [12-14]。超过 95% 的内分泌外科主治医师在培训期接触到 IONM 后，会在实践 [15] 中部分或所有病例中使用 IONM。对最近接受内分泌专科医师培训及头

颈部外科医师的调查显示，60% 的外科医生总是术中常规使用 IONM，36% 选择性地使用，仅有 5% 从未使用过 [15]。在过去的数年中，IONM 的使用率在美国大幅提升，约 80% 的头颈部外科医生和 65% 的普通外科医生选择使用 IONM[16, 17]。

二、术中神经监测技术的应用

根据国际神经监测研究小组（International Standards Guidelines Statement developed by the International Neuromonitoring Study Group, INMSG）制订的国际标准指南声明，IONM 有三个基本应用 [18]。

1. RLN 的识别定位

首先通过电刺激定位喉返神经，进一步显露，裸视下识别。一些研究表明，使用 IONM 可以提高识别速度，节省神经识别时间 [19, 20]。刺激神经和非神经结构有助于追踪神经及其分支。IONM 在甲状腺再手术中的作用尤为突出，因为瘢痕粘连使得甲状腺再手术神经识别变得困难；同样，在甲状腺腺体较大或甲状腺恶性肿瘤手术中，当喉返神经正常解剖结构发生改变时，神经监测作用也十分显著。

2. RLN 功能评估

IONM 在喉返神经部分功能受损的情况下仍具有应用价值。例如，喉返神经被恶性肿瘤侵犯后仍可保留残余的肌电信号（electromyography, EMG），这可以通过 IONM 的主动刺激来显示。即使是在声带瘫痪的情况下，残留的肌电活动仍然存在。根据笔者团队最近的一项研究显示，约 1/3 的由恶性肿瘤侵犯神经引起的声带麻痹患者在术中表现出显著的肌电活动 [21]。因此，IONM 有助于评估受侵犯神经的功能，这是既往无法实现的。外科医生要充分认识到，切除那些声带麻

痪但是神经监测可以检测到肌电信号的患者喉返神经的后果，可能会出现吞咽困难和误吸等功能问题。最近发表的 INMSG 指南强调了这一点，并提出基于术前喉镜检查和术中 IONM 肌电图数据[22]处理 RLN 受累患者的处理原则。

3. 术后神经功能评估和病损部位的确认

IONM 提高了术后神经功能评估的准确性，特别是有效的预防双侧喉返神经损伤。Bergenfelz 等分析了 3600 多例内分泌患者资料，结果显示外科医生仅能预测 11.3% 的损伤，此外，只有 16% 的双侧损伤在术中发现[23]。相反，IONM 要精确得多，一些研究显示阴性预测值为 92%～100%，正常的肌电活动与正常的术后神经功能相关[24-28]。

（一）阴性预测值（NPV）

NPV 是指在手术结束时肌电信号保持正常的患者术后声带功能正常的概率。多个系列研究显示，术后正常的迷走神经肌电信号与较高的阴性预测值相关（92%～100%）[7, 26, 27, 29-34]。手术结束时肌电信号正常，IONM 可用于持续、准确地预测神经功能正常。

（二）阳性预测值（PPV）

对于 IONM，PPV 是指通过手术完成时的肌电信号丢失（LOS），预测术后[32]声带功能障碍的概率。Dralle 等回顾了几项研究发现，平均 PPV 为 45%，但是波动范围较大（10%～90%）[24-28, 35, 36]。PPV 比 NPV 更多变，这是由于故障排除方法的差异，以及在不同产品间缺乏对信号丢失的统一定义（即使用较低的振幅来定义 LOS 会导致较高的 PPV）[29]。

三、技术

（一）设备

已经介绍了许多神经监测方法，其中包括喉镜检查、喉部触诊、带表面电极气管插管和环状体后表面电极[11, 18, 37]。最首选的 IONM 方法是使用基于气管插管的系统，该系统包括音频和视觉反馈，用来监测甲杓肌肌电波形的图形（图 11-1）。这种方法优于仅使用音频的方法，因为它允许肌电波形的振幅、潜伏期和形态的可视化。可以使用预置电极的器官插管或是贴片电极。电刀应保持在距离神经监测装置至少 3m（10 英尺）的地方，以避免电子干扰。接地电极可以放置在三角肌或剑突下。

（二）麻醉注意事项

术前，外科医生和麻醉团队之间的沟通是 IONM 成功的必要条件。肌松药可能会干扰肌电信号，应避免使用长效肌松药。插管前段不使用润滑剂，保证电极与声带充分接触（图 11-2）。国际指南支持使用减少气道分泌物的药物，如格隆溴铵或是术中吸痰，这可能有助于改善声带和电极[18]之间的接触。在插管过程中，一些麻醉医师会弯曲气管插管以利于通过声门，因此，确认电极是否正确地朝向声带是很重要的。最近，Macias 等根据 3000 多例神经监测经验，发表了最新的神经监测方案，特别强调麻醉参数是神经监测成功的关键[38]。

在固定插管之前，患者应处于手术体位，例如颈部过伸，体位调整可导致插管[39]移动 6cm 之多。在颈部伸展后，应验证电极的位置，可以通过可视喉镜观察或通过肌电图上的呼吸变化波形来评估（图 11-3）。呼吸变化波形是一种小波

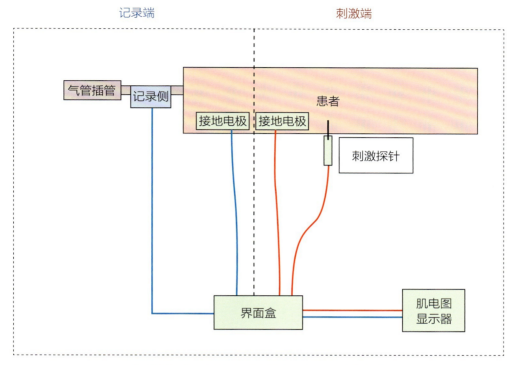

▲ 图 11-1　使用预置电极标准 **IONM** 设备设置
图片由 Gregory W. Randolph 提供 [42]

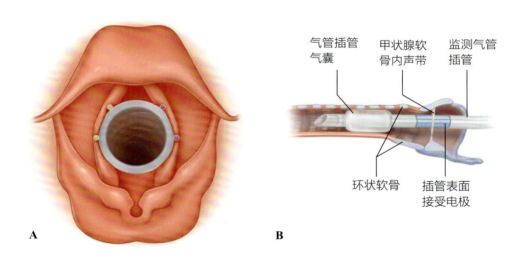

▲ 图 11-2　气管插管的正确放置
气管插管（ETT）电极的暴露表面（用黑线表示）与声带的管腔面相邻。应注意避免电极的旋转。A. 内镜下视图；B. 侧向视图（图片由 Gregory W. Randolph 提供 [42]）

形，振幅在 30～70μV 范围内，可导致基线干扰。当麻醉较浅时，或者是患者自主呼吸、咳嗽或"发声"时可见 [40]。

另外，一个评估插管是否合适的检查是评估阻抗，因为较高的阻抗或是两侧不对称可能表明不合适的插管位置。一个较高的整体阻抗要检查接地电极是否正确连接。整体阻抗应＜5Ω，两侧差异应＜1Ω。

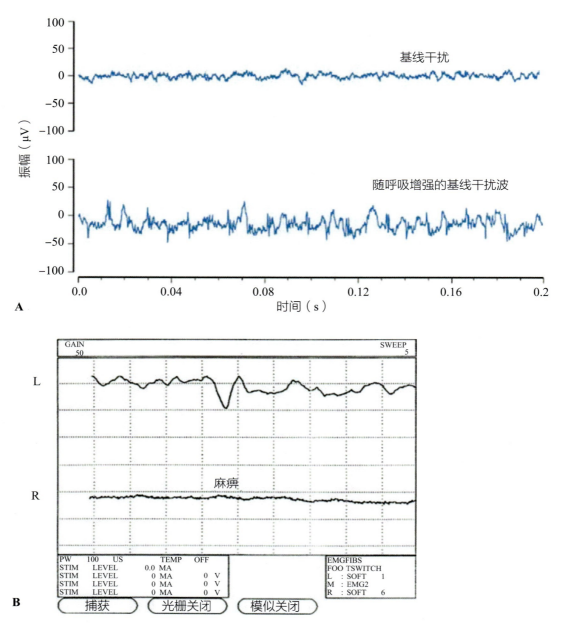

▲ 图 11-3 A. 一名患者的呼吸变化和基线追踪；B. 左声带在 30～70μV 出现正常的呼吸变化，而右声带因瘫痪而出现电沉默

图片由 Gregory W. Randolph 提供[42]

（三）IONM 数据收集

与 IONM 相比，传统直视下神经识别的困境之一就是缺乏一致的数据采集方法。需要记录的标准数据包括术前喉镜检查（L1）、术中初始迷走神经刺激（V1）、术中初始 RLN 刺激（R1）、术后 RLN 刺激（R2）和术后迷走神经刺激（V2），以及术后喉镜检查（L2）[41, 42]。神经定位和迷走神经刺激的刺激电流为 2mA；当神经显露后，电流可以减少到 1mA，以供进一步的监测和评估。神经监测事件阈值应设置为 100μV，刺激探针设置脉冲式，每秒 4 次。

（四）肌电图波形：振幅、潜伏期和阈值

监测波形是术中准确解释肌电图数据的重要组成部分。振幅被定义为正弦波正向波顶点至随后出现的负向波的最低点的垂直高度（图 11-4）。国际神经监测研究小组将潜伏期定义为从刺激峰值到第一个诱发波形峰值出现的时间。潜伏期不仅有助于区分是否为神经结构，还可以用于区分RLN、喉上神经和迷走神经。图 11-5 描述了规范肌电图和波形的意义[43]。在神经监测过程中，潜伏期的变化也可能表明隐匿的神经损伤，应该密切评估。

四、信号丢失

（一）设定一个合适的基线

根据 INMSG 的最新指南，刺激电流为 1~2mA 的情况下，合理的初始振幅是 500μV 或更大[32]。这已成为一些研究[44-47] 的初步基线。如果振幅＜350μV[45]，则更有可能发生易混淆的异常肌电图。

（二）设备故障评估

为了确认神经监测设备的建立有效，可以通过刺激同侧和对侧迷走神经观察喉抽动反应。喉抽动反应的存在证实了该设备建立有效。设备记录侧的故障通常是由于导管定位不当、电流不足、术区血液存留或肌松药使用不当导致的。在考虑真正的信号丢失（loss of signal，LOS）之前，应该排除这些问题。

（三）真正的信号丢失

必须满足以下三个条件才认定为信号丢失。
- 神经监测开始时振幅达标，＞500μV。
- 术野干爽条件下，1~2mA 刺激电流，肌电图无或有较低的反应（250μV 或更低）。
- 在同侧迷走神经刺激时，没有喉部抽动和（或）声带抽动。

（四）信号丢失的排查

使用一致的 LOS 标准可以有效减少假阴性预测错误。图 11-6 描述了由 INMSG[32] 发布的一个

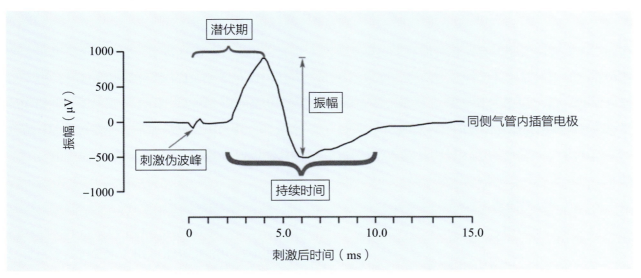

▲ 图 11-4　标准诱发肌电图（EMG）同侧波形参数
图片由 Gregory W. Randolph 提供[18]

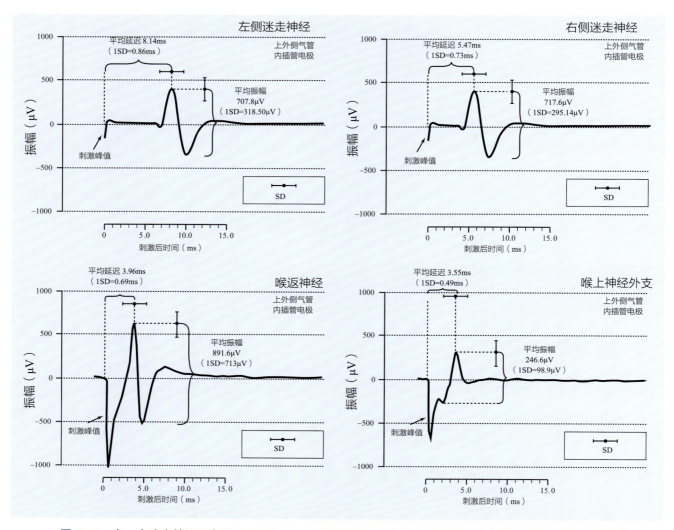

▲ 图 11-5　左、右迷走神经肌电图（EMG），RLN 和 EBSLN 肌电图合集，显示正常潜伏期和振幅的正常波形
SD. 标准差。图片由 Gregory W. Randolph 提供 [43]

标准。首先要评估是否存在喉肌抽动。如果喉肌抽动存在，刺激对侧迷走神经无信号，应该检查设备问题，其中包括气管插管位置和设备连接。建议在麻醉师调整插管位置的时候刺激迷走神经。

　　如果没有喉肌抽动，这可能是刺激端问题。确保术野干爽，并在肌肉上测试探针。如果刺激端正常，应测试对侧迷走神经，以确定是否为真正的 LOS 或其他病因。

（五）假阴性 vs. 假阳性结果

　　假阳性错误是术中有 LOS，但术后神经功能正常，相对于假阴性错误，假阳性会更常见。假阴性错误是术中 RLN 刺激有阳性信号，但术后声带功能障碍 / 瘫痪。表 11-1 展示了这些错误的原因 [48]。外科医生在决定是否探查对侧时，应仔细评估每种情况。

五、管理策略

　　如前所述，IONM 可用于预测 RLN 的术后状态。如果在初始侧解剖后出现神经功能问题或信号丢失，外科医生应首先通过故障排除法评

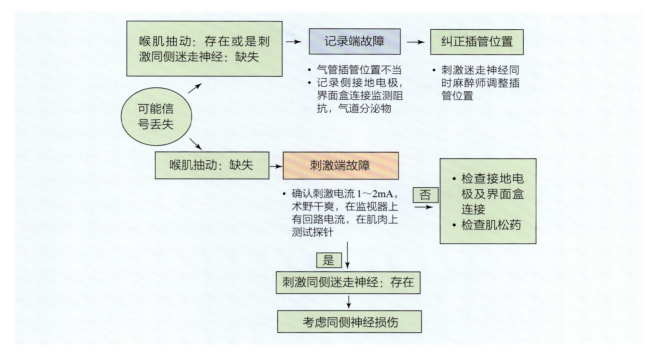

▲ 图 11-6 确定是否存在真实信号损失（LOS）的故障排除法
图片由 Gregory W. Randolph 提供 [42]

表 11-1 预后测试错误的来源

假阳性错误（手术后声带功能正常）	假阴性错误（尽管术中肌电图活动良好，但术后仍会出现声带功能障碍）
• 由于手术区域的血液或神经被筋膜遮挡，导致刺激不足 • 设备故障（气管插管错位，接地电极错位） • 长效肌松药 • 术后喉镜检查前早期恢复	• 刺激到损伤部位的远端神经 • 与非神经损伤相关的声带麻痹或功能障碍（如杓状软骨脱位） • 在最后一次刺激后发生的神经损伤（例如，在关闭术区时） • 后支损伤可能通过监测无法发现 • 水肿所致迟发性神经麻痹

估，以确定是否有真正的 LOS。如果是这样的情况，对侧手术应该推迟，除非患者存在高危疾病或二次麻醉会导致严重的不良后果。如果外科医生选择继续手术，必须与患者家属充分沟通，尤其是关于气管切开术的相关事宜 [32]。

分期手术

如果发生真正的 LOS（除非高危疾病），建议分期进行对侧手术，并在术后进行喉镜检查以评估声带功能。喉部功能的恢复是决定完成手术的时机的主要因素。一些研究表明，神经性损伤通常在 2～6 个月内恢复 [49-51]。最初应在术后 2 周至 2 个月间，每 4 周进行 1 次喉镜检查 [11]。对于接受甲状腺癌手术治疗的患者，只要没有肿瘤残留或远处转移，如果在 6 个月内完成补全手术，对肿瘤预后没有影响 [52-54]。

重要的是，神经功能恢复后补全甲状腺切除是安全的，但并不一定意味着必须进行补全手术。应重新评估手术指征并与患者讨论，以确定是否仍需要手术。如果神经功能在 6 个月内不能恢复，再进行多学科讨论，仔细考虑进一步的治疗，其中包括观察、放射性碘治疗，甚至外照射。

六、IONM 的最新进展和未来发展方向

（一）持续的迷走神经监测

使用迷走神经电极进行的连续 IONM（continuous IONM，CIONM）是一种新的 IONM 模式，它从迷走神经和 RLN 闭环中获得持续的、实时的术中肌电图数据。这项技术可以让外科医生获得关于神经功能状态的持续反馈，并在怀疑神经受到损伤时立即进行校正补救。CIONM 将在下一章中进行全面的描述。

（二）喉上神经监测

喉上神经（superior laryngeal nerve，SLN）外分支的损伤会导致环甲肌功能障碍，进而影响声带紧张度而使患者高音障碍。这些语音变化是微妙的，但显著影响专业声音从业者。IONM 可辅助识别所有的喉上神经外分支（external branch of the SLN，EBSLN），其中包括 20% 的筋膜下 EBSLN[55]。第 13 章将详细讨论术中监测 SLN 的应用。

（三）喉不返神经的术中识别

喉不返神经（nonrecurrent laryngeal nerve，NRLN）是一种罕见的 RLN 解剖变异。右侧更为常见（0.5%～1%），左侧 NRLN 极为罕见（0.04%），与内脏转位相关。虽然 NRLN 功能上没有特殊意义，但是术中未显露时损伤的风险明显增加。况且目前，术前通过影像学检查识别 NRLN 的方法并不完全可靠。这种基于 IONM 的方法可以在 NRLN 显露前检测到变异的存在。甲状软骨上缘水平刺激迷走神经监测到肌电信号，而在第四气管软骨下缘迷走神经肌电信号缺失即可识别存在 NRLN[56, 57]。NRLN 具有与 RLN 相似的电生理参数（振幅、潜伏期和阈值）。一些研究人员已经评估了 NRLN 的潜伏期值，并认为 < 3.5 ms 的潜伏期强烈提示 NRLN[58] 的存在。这一理念需要进一步评估，因为未来的研究可能能够建立一个潜伏期的临界值，作为 NRLN 的诊断指标。

结论

总的来说，只有当 IONM 按照既定的标准执行，并且监测数据，即由 IONM 获得的电生理信息被准确地解读时，我们才能认识到 IONM 的实际好处。此外，IONM 还需要一定的学习曲线和额外成本。然而，IONM 带来的获益抵消了额外的成本和学习所需的时间。IONM 提供的信息有助于术中神经识别，在涉及神经功能的手术决策中有效避免双侧神经损伤。

参考文献

[1] Joliat GR, et al. Recurrent laryngeal nerve injury after thyroid and parathyroid surgery: incidence and postoperative evolution assessment. Medicine (Baltimore). 2017;96(17): e6674.

[2] Lahey F. Exposure of the recurrent laryngeal nerves in thyroid operations: further experience. Surg Gynecol Obstet.

1938;66:775-77.

[3] Lahey FH, Hoover WB. Injuries to the recurrent laryngeal nerve in thyroid operations: their management and avoidance. Ann Surg. 1938;108(4):545-62.

[4] Riddell V. Thyroidectomy: prevention of bilateral recurrent nerve palsy. Results of identification of the nerve over 23 consecutive years (1946-69) with a description of an additional safety measure. Br J Surg. 1970;57(1):1-11.

[5] Al-Qurayshi Z, Kandil E, Randolph GW. Cost-effectiveness of intraoperative nerve monitoring in avoidance of bilateral recurrent laryngeal nerve injury in patients undergoing total thyroidectomy. Br J Surg. 2017;104(11):1523-31.

[6] Schneider R, et al. Continuous intraoperative neural monitoring of the recurrent nerves in thyroid surgery: a quantum leap in technology. Gland Surg. 2016;5(6):607-16.

[7] Dralle H, et al. Risk factors of paralysis and functional outcome after recurrent laryngeal nerve monitoring in thyroid surgery. Surgery. 2004;136(6):1310-22.

[8] Higgins TS, et al. Recurrent laryngeal nerve monitoring versus identification alone on post-thyroidectomy true vocal fold palsy: a meta-analysis. Laryngoscope. 2011;121(5):1009-17.

[9] Bergenfelz A, et al. Scandinavian quality register for thyroid and parathyroid surgery: audit of surgery for primary hyperparathyroidism. Langenbeck's Arch Surg. 2007;392(4):445-51.

[10] Barczynski M, et al. Intraoperative nerve monitoring can reduce prevalence of recurrent laryngeal nerve injury in thyroid reoperations: results of a retrospective cohort study. World J Surg. 2014;38(3):599-606.

[11] Chandrasekhar SS, et al. Clinical practice guideline: improving voice outcomes after thyroid surgery. Otolaryngol Head Neck Surg. 2013;148(6 Suppl):S1-37.

[12] Terris DJ, Snyder S, Carneiro-Pla D, Inabnet WB, Kandil E, Orloff LA, Shindo M, Tufano RP, Tuttle RM, Urken ML, Yeh MW. American Thyroid Association statement on outpatient thyroidectomy. Thyroid. 2013;23(10):1193-202.

[13] Chen AY, et al. American thyroid association statement on optimal surgical management of goiter. Thyroid. 2014;24(2):181-9.

[14] Haugen BR, et al. 2015 American Thyroid Association management guidelines for adult patients with thyroid nodules and differentiated thyroid cancer: the American Thyroid Association guidelines task force on thyroid nodules and differentiated thyroid cancer. Thyroid. 2016;26(1):1-133.

[15] Marti JL, Holm T, Randolph G. Universal use of intraoperative nerve monitoring by recently fellowship-trained thyroid surgeons is common, associated with higher surgical volume, and impacts intraoperative decision-making. World J Surg. 2016;40(2):337-43.

[16] Singer MC, Rosenfeld RM, Sundaram K. Laryngeal nerve monitoring: current utilization among head and neck surgeons. Otolaryngol Head Neck Surg. 2012;146(6):895-9.

[17] Ho Y, Carr MM, Goldenberg D. Trends in intraoperative neural monitoring for thyroid and parathyroid surgery amongst otolaryngologists and general surgeons. Eur Arch Oto-Rhino-Laryngol. 2013;270(9):2525-30.

[18] Randolph GW, et al. Electrophysiologic recurrent laryngeal nerve monitoring during thyroid and parathyroid surgery: international standards guideline statement. Laryngoscope. 2011;121(Suppl 1):S1-16.

[19] Timmerman W, Hamelmann W. Thyroid surgery: neuromonitoring of the RLN during thyroid surgery. Dtsch Arztebl Int. 2004;101(7);1341-45.

[20] Sari S, et al. Evaluation of recurrent laryngeal nerve monitoring in thyroid surgery. Int J Surg. 2010;8(6):474-8.

[21] Kamani D, Darr EA, Randolph GW. Electrophysiologic monitoring characteristics of the recurrent laryngeal nerve preoperatively paralyzed or invaded with malignancy. Otolaryngol Head Neck Surg. 2013;149(5):682-8.

[22] Wu CW, et al. International neuromonitoring study group guidelines 2018: part II: optimal recurrent laryngeal nerve management for invasive thyroid cancer-incorporation of surgical, laryngeal, and neural electrophysiologic data. Laryngoscope. 2018;128(Suppl 3):S18-27.

[23] Bergenfelz A, et al. Complications to thyroid surgery: results as reported in a database from a multicenter audit comprising 3,660 patients. Langenbeck's Arch Surg. 2008;393(5):667-73.

[24] Hamelmann WH, et al. [A critical estimation of intraoperative neuromonitoring (IONM) in thyroid surgery]. Zentralbl Chir. 2002;127(5):409-13.

[25] Tomoda C, et al. Sensitivity and specificity of intraoperative recurrent laryngeal nerve stimulation test for predicting vocal cord palsy after thyroid surgery. World J Surg. 2006;30(7):1230-3.

[26] Dralle H, et al. Intraoperative monitoring of the recurrent laryngeal nerve in thyroid surgery. World J Surg. 2008;32(7):1358-66.

[27] Thomusch O, et al. Validity of intra-operative neuromonitoring signals in thyroid surgery. Langenbeck's Arch Surg. 2004;389(6):499-503.

[28] Chan WF, Lo CY. Pitfalls of intraoperative neuromonitoring for predicting postoperative recurrent laryngeal nerve function during thyroidectomy. World J Surg. 2006;30(5):806-12.

[29] Genther DJ, et al. Correlation of final evoked potential amplitudes on intraoperative electromyography of the recurrent laryngeal nerve with immediate postoperative vocal fold function after thyroid and parathyroid surgery. JAMA Otolaryngol Head Neck Surg. 2014;140(2):124-8.

[30] Zur KB, Carroll LM. Recurrent laryngeal nerve reinnervation in children: acoustic and endoscopic characteristics pre-intervention and post-intervention. A comparison of treatment options. Laryngoscope. 2015;125(Suppl 11):S1-15.

[31] Barczynski M, Randolph GW, Cernea C. International

survey on the identification and neural monitoring of the EBSLN during thyroidectomy. Laryngoscope. 2016;126(1):285-91.

[32] Schneider R, et al. International neural monitoring study group guideline 2018 part I: staging bilateral thyroid surgery with monitoring loss of signal. Laryngoscope. 2018;128(Suppl 3):S1-S17.

[33] Caragacianu D, Kamani D, Randolph GW. Intraoperative monitoring: normative range associated with normal postoperative glottic function. Laryngoscope. 2013;123(12):3026-31.

[34] Pavier Y, et al. Acute prediction of laryngeal outcome during thyroid surgery by electromyographic laryngeal monitoring. Head Neck. 2015;37(6):835-9.

[35] Beldi G, Kinsbergen T, Schlumpf R. Evaluation of intraoperative recurrent nerve monitoring in thyroid surgery. World J Surg. 2004;28(6):589-91.

[36] Hermann M, Hellebart C, Freissmuth M. Neuromonitoring in thyroid surgery: prospective evaluation of intraoperative electrophysiological responses for the prediction of recurrent laryngeal nerve injury. Ann Surg. 2004;240(1):9-17.

[37] Dackiw AP, Rotstein LE, Clark OH. Computer-assisted evoked electromyography with stimulating surgical instruments for recurrent/external laryngeal nerve identification and preservation in thyroid and parathyroid operation. Surgery. 2002;132(6):1100-6; discussion 1107-8.

[38] Macias AA, et al. Successful intraoperative electrophysiologic monitoring of the recurrent laryngeal nerve, a multidisciplinary approach: the Massachusetts Eye and Ear Infirmary monitoring collaborative protocol with experience in over 3000 cases. Head Neck. 2016;38(10):1487-94.

[39] Yap SJ, Morris RW, Pybus DA. Alterations in endotracheal tube position during general anaesthesia. Anaesth Intensive Care. 1994;22(5):586-8.

[40] Chambers KJ, et al. Respiratory variation predicts optimal endotracheal tube placement for intra-operative nerve monitoring in thyroid and parathyroid surgery. World J Surg. 2015;39(2):393-9.

[41] Chiang FY, et al. Standardization of intraoperative neuromonitoring of recurrent laryngeal nerve in thyroid operation. World J Surg. 2010;34(2):223-9.

[42] Randolph G. Surgical anatomy of recurrent laryngeal nerve. In: Randolph G, editor. Surgery of the thyroid and parathyroid glands. Philadelphia: Saunders; 2013.

[43] Sritharan N, et al. The vagus nerve, recurrent laryngeal nerve, and external branch of the superior laryngeal nerve have unique latencies allowing for intraoperative documentation of intact neural function during thyroid surgery. Laryngoscope. 2015;125(2):E84-9.

[44] Phelan E, et al. Continuous vagal IONM prevents recurrent laryngeal nerve paralysis by revealing initial EMG changes of impending neuropraxic injury: a prospective, multicenter study. Laryngoscope. 2014;124(6):1498-505.

[45] Schneider R, et al. Continuous intraoperative vagus nerve stimulation for identification of imminent recurrent laryngeal nerve injury. Head Neck. 2013;35(11):1591-8.

[46] Stecker MM, et al. Acute nerve stretch and the compound motor action potential. J Brachial Plex Peripher Nerve Inj. 2011;6(1):4.

[47] Stecker MM, Baylor K, Chan YM. Acute nerve compression and the compound muscle action potential. J Brachial Plex Peripher Nerve Inj. 2008;3:1.

[48] Randolph GW, Kamani D. Intraoperative electrophysiologic monitoring of the recurrent laryngeal nerve during thyroid and parathyroid surgery: experience with 1,381 nerves at risk. Laryngoscope. 2017;127(1):280-6.

[49] Schneider R, et al. Dynamics of loss and recovery of the nerve monitoring signal during thyroidectomy predict early postoperative vocal fold function. Head Neck. 2016;38(Suppl 1):E1144-51.

[50] Perie S, et al. Value of recurrent laryngeal nerve monitoring in the operative strategy during total thyroidectomy and parathyroidectomy. Eur Ann Otorhinolaryngol Head Neck Dis. 2013;130(3):131-6.

[51] Chiang FY, et al. Recurrent laryngeal nerve palsy after thyroidectomy with routine identification of the recurrent laryngeal nerve. Surgery. 2005;137(3):342-7.

[52] Salari B, et al. Staged surgery for advanced thyroid cancers: safety and oncologic outcomes of neural monitored surgery. Otolaryngol Head Neck Surg. 2017;156(5):816-21.

[53] Scheumann GF, et al. Completion thyroidectomy in 131 patients with differentiated thyroid carcinoma. Eur J Surg. 1996;162(9):677-84.

[54] Walgenbach S, Junginger T. [Is the timing of completion thyroidectomy for differentiated thyroid carcinoma prognostic significant?]. Zentralbl Chir. 2002;127(5):435-8.

[55] Darr AE, et al. Superior laryngeal nerve quantitative intraoperative monitoring is possible in all thyroid surgeries. Laryngoscope. 2014;124(4):1035-41.

[56] Kamani D, et al. The nonrecurrent laryngeal nerve: anatomic and electrophysiologic algorithm for reliable identification. Laryngoscope. 2015;125(2):503-8.

[57] Brauckhoff M, et al. Identification of the non-recurrent inferior laryngeal nerve using intraoperative neurostimulation. Langenbeck's Arch Surg. 2002;386(7):482-7.

[58] Brauckhoff M, et al. Latencies shorter than 3.5 ms after Vagus nerve stimulation signify a nonrecurrent inferior laryngeal nerve before dissection. Ann Surg. 2011;253(6):1172-7.

第 12 章　喉返神经连续性神经监测

Continuous Neuromonitoring of the Recurrent Laryngeal Nerve

Marcin Barczyński　Rick Schneider　著

谢文焌　译

甲状腺手术，尤其是甲状腺全切术，总是伴随着喉返神经或喉上神经外支暂时性或永久性麻痹的风险，以及术后一过性或持续性甲状旁腺功能减退症。

多年来，在甲状腺手术过程中，喉返神经（RLN）可视化的重要性一直被强调，这种操作可以降低神经损伤的发生率，并构成甲状腺安全手术技术的公认标准[1-3]。近年来，术中喉返神经监测（IONM）作为一种神经可视化的补充方法，可以在手术过程中评估神经功能的完整性，已经获得了越来越多的认可[4, 5]。目前，这项技术被认为是一种有价值的方法，不仅适用于经验不足的年轻外科医生，而且适用于那些具有多年甲状腺手术经验以及对甲状腺手术解剖学有深刻认识的医生[4, 6]。

2011 年，国际神经监测研究小组发布了喉返神经术中监测的推荐指南。随后的指南提出了喉上神经外支（EBSLN）的监测标准，监测信号丢失时对双侧甲状腺手术进行分期手术，以及对浸润性甲状腺癌进行最佳的喉返神经监测管理[7-10]。

目前，术中喉神经生理学监测有三种类型。

- 间歇性 RLN 神经监测（intermittent RLN neuromonitoring，i-IONM）。
- 连续性 RLN 神经监测（continuous RLN neuromonitoring，c-IONM）。
- 喉上神经外支神经监测。

本章概述了目前在甲状腺手术中对 RLN 进行 c-IONM 的最新方法，并特别强调了这种方法在改善甲状腺手术结果方面的潜力。

一、使用 c-IONM 的理由

间歇性 IONM 仍然是评估肉眼识别 RLN 正确性以及在神经暴露于手术区之前通过神经映射识别神经的最常用方法。这种技术在甲状腺二次手术和肿瘤复发手术中特别重要。i-IONM 可以对术后神经功能进行预测，在有信号丢失（LOS）的情况下，可以确定损伤的特征和受损部位的精确位置。它还可以修改手术计划，比如在手术过程中出现信号丢失，可以推迟对侧腺叶切除时间（分期甲状腺切除术）[9]。然而，i-IONM 也有很大的局限性。最重要的是，这种形式的神经监测只能识别已经发生的 RLN 损伤。它不提供任何数据以预警即将发生的神经损伤。

由于许多 RLN 损伤是由术中操作和牵拉神经引起的微损伤累积的结果，因此，只能基于实时和连续的电生理神经数据分析来识别即将发生的神经损伤。c-IONM 的显著优势是能够提供这个关键的信息。它允许外科医生在手术过程中发现即将发生的 RLN 损伤（最常见的机制是牵拉），纠正导致神经损伤的手术操作，以及在术中肌电信号（EMG）减少或丢失后验证 RLN 功能的恢复情况[9, 11, 12]。因此，c-IONM 技术不仅仅能诊断 RLN 损伤，更能够帮助预防 RLN 损伤。

二、标准化的 c-IONM 方法

执行 c-IONM 技术的设备通常包括多通道 EMG 系统、EMG 显示器、气管内表面感应电极、手持式刺激探头，以及临时放置的迷走神经电极。

为了安全和可靠地使用迷走神经电极，应遵循以下步骤[7, 11-15]。

· 在通过前入路（中线，如原发性良性甲状腺切除手术）或侧入路（胸骨舌骨肌和胸锁乳突肌之间，如巨大甲状腺肿，以及二次甲状腺手术）暴露甲状腺之前，在颈动脉鞘内寻找迷走神经（vagus nerve，VN）。

· 在放置迷走神经电极之前，用手持式刺激探头刺激 VN，以测试其完整性和功能。如果 VN 刺激呈阴性，应使用 IONM 描述的故障排除法。

· 在之前刺激神经的地方，对 VN 的一小段进行 360° 的轻柔剥离。在剥离过程中避免神经的血管被破坏是十分重要的（图 12-1）。

· 用 1mA 和 1Hz 电流进行初始迷走神经刺激，

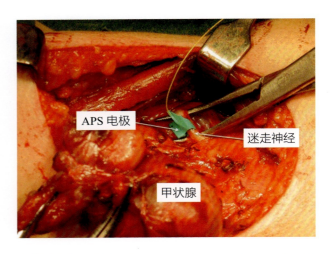

APS 电极

迷走神经

甲状腺

▲ 图 12-1　左侧迷走神经 1cm 的范围被 360° 游离，并将一个 3mm 的电极放置在它周围

并进行系统校准，建立适当的初始基线。在初始校准期间，"基线"参考幅度必须 ≥500μV，以保证稳定和可靠的肌电信号。足够的振幅值可以可靠地计算潜伏期，并对预示将发生神经损伤的解剖相关改变有一定耐受范围。

· 利用振幅和潜伏期值的时间轴启动 c-IONM。这个监视器还应该显示这些数值在手术过程中的变化。当阈值水平被超过时，可以设置声音和视觉警报。以帮助警告外科医生有风险的操作。

· 使用手持式刺激探头，以与 i-IONM 相同的方式进行 RLN 识别及其进一步解剖。

三、c-IONM 肌电图数据的解读

（一）即将发生神经损伤

熟练地使用 c-IONM 需要一定的经验和对 EMG 屏幕的观察以促进与临床相关的定量 EMG 信号的解读，并与"正常"EMG 描记相区别（图 12-2）。不利的"联合"EMG 事件在振幅和潜伏期都有特定的一致性信号变化。振幅下降 50% 以上，伴有潜伏期比基线值增加 10% 以上，这似乎是即将发生神经损伤的标志[13]。在 102 例患

者中，联合事件的阳性预测值为 33%，阴性预测值为 97%，并且 73% 的患者是可逆的[16]。最近，在 788 例患者（1314 条处于危险状态的神经）中

显示，在 80%（63/77 例患者）的联合事件中，通过解除神经张力的即时反应可以防止联合事件进展到 LOS[17]。对 101 例接受 C-IONM 的患者

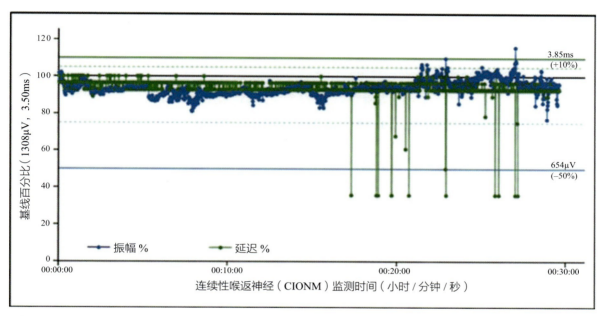

A

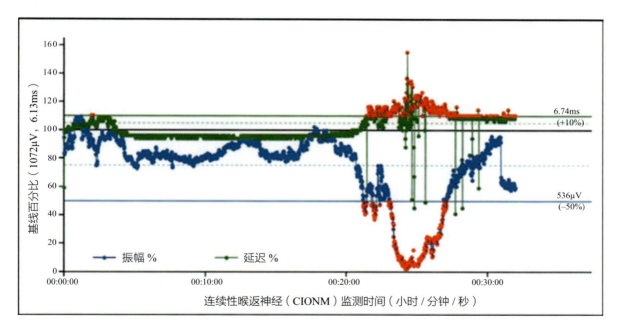

B

▲ 图 12-2　术中连续性神经监测期间的 EMG 描记实例（蓝色和绿色描述的是神经振幅和潜伏期）
A. 在一个顺利手术的病例中"正常"的 EMG 描记，表明声带功能正常；B. 暂时整体性 LOS（2 型）（振幅下降到＜100μV）由牵拉损伤引起，联合事件（相对于基线，振幅下降＜50%，潜伏期增加＞110%）发生后振幅恢复到基线的＞50%，说明声带功能正常

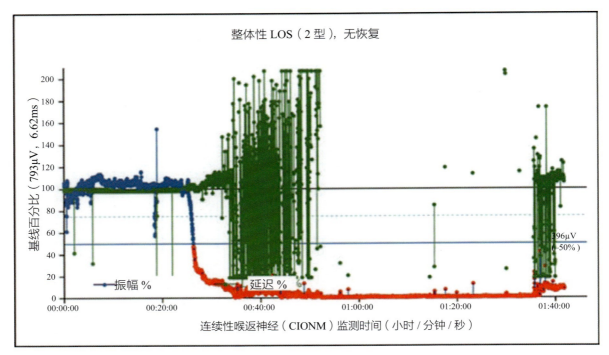

C

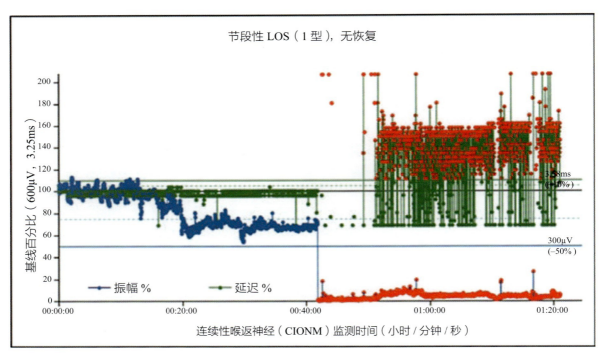

D

▲ 图 12-2（续） 术中连续性神经监测期间的 EMG 描记实例（蓝色和绿色描述的是神经振幅和潜伏期）

C. 持续整体性 LOS（2 型）由牵拉损伤引起，联合事件发生后术中没有恢复 EMG 信号，表明术后声带麻痹的风险＞70%；D. 持续节段性 LOS（1 型）（振幅下降到＜100μV）由热损伤引起，术中没有恢复 EMG 信号，表明术后声带麻痹的风险＞100%

的分析表明，68% 的病例（13/19）在停止刺激性手术操作和改变手术方式后，EMG 事件得到解决[18]。最近，一项对 455 条处于危险状态的神经进行持续刺激的研究显示，在所有即将发生损伤的病例中，立即解除牵拉可以成功地保留神经功能[19]。

这种与即将发生神经功能障碍有关的电生理学现象可以被结构化为神经解剖学变化的两个阶段：①随着功能性神经纤维数量的减少，振幅出现降低；②随后，振幅进一步下降，潜伏期增加，表明通过持续的 RLN 牵拉额外增加了声带肌肉震颤的时间间隔。利用 c-IONM 使外科医生能够识别第一阶段。此时术者应该立即放松神经或停止危险的手术操作，以避免进入第二阶段（即将发生神经损伤）[11, 12, 20]。

（二）假信号

单纯的振幅或潜伏期的轻微下降或增加，在 c-IONM 期间可能出现不止一次。振幅和潜伏期的重复性增加或减少可能是假象，可能是由于气管内导管旋转不良或气管移动导致记录电极和声带之间的接触受损引起的。使用双极电凝止血也会引起电信号紊乱，因为它会导致暂时性 EMG 记录丢失。第三种情况是不良的 VN 刺激，这会导致明显的信号伪影。在偶然拉动传导线后，迷走神经电极可能发生脱位。另外，VN 和电极的大小不匹配可能导致刺激特性不佳。"肌电图风暴"即重复的暂时性肌电图记录丢失，随后振幅值增加，这是由过大的迷走神经电极导致迷走神经接触不良产生的。通常情况下，与真正的神经损伤相关的 EMG 变化相反，这些非危险的人工信号会在重新定位迷走神经电极或释放甲状腺回到原来的位置后消失[12-14, 20]。在一个 102 例患者

的研究中发现，孤立的振幅或潜伏期变化与声带麻痹无关[16]。

（三）信号恢复

在最近的一项概念验证研究中，当 41 例患者（41 条处于危险状态的神经）发生节段性（1 型）或整体性（2 型）LOS 后，如果术中监测信号振幅从 <100μV 上升到 >100μV 时，就可以诊断为神经功能恢复[21]。这揭示了 LOS 后术中振幅恢复的程度与术后声带功能之间的相关性。信号恢复到 ≥50% 的神经基线振幅，标志着术后声带功能正常。相反，在所有节段性损伤（1 型）和 2/3 的整体性损伤（2 型）的患者中，信号恢复 <50% 的患者会出现术后早期声带麻痹。这可以为外科医生在计划进行双侧甲状腺切除术时提供极其重要的信息。一项国际多中心研究显示，在手术结束时有 115 例 LOS 患者，80%（92/115 例患者）的 LOS 是由牵拉 RLN 引起的[22]。一项针对 68 例患者（68 条处于危险状态的神经）的国际多中心研究已经证实，相对于基线而言，振幅恢复 ≥50% 可以可靠地预测所有患者在短暂的节段性 LOS 或整体性 LOS 后，术后早期声带功能可恢复正常（图 12-2b）[15]。在 ROC 分析中，相对和绝对振幅恢复为 49% 和 455μV（均为 $P<0.001$）的节段性 LOS（1 型），和恢复为 44%（$P=0.01$）或 253μV（$P=0.15$）的整体性 LOS（2 型），对术后早期声带功能正常和受损的区分效能最好。实际上，对两种类型的 LOS 使用一个振幅恢复阈值 ≥50% 是合理的。这个单一的阈值可以准确地预测节段性 LOS 术后早期声带功能恢复情况，但可能会略微低估整体性 LOS（较不严重的神经损伤形式）术后早期声带功能恢复情况。

（四）假阳性和假阴性事件

c-IONM 的预测准确率为 99.5%，是术中决策支持或反对进行对侧手术的完美工具。假阳性率低可以进一步减少不必要的分期手术，特别是在 c-IONM 引导下的甲状腺切除术中监测到一过性 LOS 后振幅完全恢复（>初始基线的 50%）时 [17]。因此，在甲状腺手术 c-IONM 过程中，建议在 LOS 后采用扩展管理算法 [23]。

此外，c-IONM 可能会进一步降低假阴性发生率和潜在的双侧声带麻痹的风险。这是因为它克服了 i-IONM 在甲状腺手术期间不能记录一过性 LOS 的缺点。i-IONM 的这种缺点可能会导致虚假的"完整"EMG（但比初始振幅弱），但术后早期仍有声带麻痹。

四、c-IONM 监测下分期甲状腺切除术

由于 95% 的节段性 LOS 或 48% 的整体性 LOS 患者的早期声带功能受损，因此不建议等待超过 20min 来评估神经的振幅是否恢复>50% 或更多（图 12-2）[9, 15, 21]。在大多数情况下，在计划行双侧甲状腺切除术时，一侧喉返神经出现 LOS 持续存在或术中振幅恢复少于 50% 时，应该取消对侧甲状腺切除术。术者应该选择分期手术，以防止患者发生双侧 RLN 麻痹 [12, 19, 23-27]。基于对神经功能恢复的考量，当术者试图将甲状腺切除术的风险降至最低时，最佳的对侧甲状腺切除手术时间是初次手术后 3 天内或 3 个月后 [5, 9, 28-30]。

如果 RLN 损伤在初次手术后的 6 个月内没有恢复，则应该采用多学科参与的方式进行进一步管理。如果判断仍必须完成手术，则必须明确

教育患者和内分泌医疗团队关于气管切开的可能性并且需要经验丰富的三级外科护理团队 [9, 27, 31]。

五、c-IONM 的安全性

多项研究已经讨论了 c-IONM 的安全性 [12, 32-35]。除了一些关于 c-IONM 期间局部损伤或心脏事件的传闻报告 [18, 36, 37]，数项大型研究显示没有证据表明环形剥离或重复刺激 VN 会导致不良事件发生 [38]。如动物实验所示，用 1mA 电流进行 c-IONM 不会对 VN 产生即刻或者迟发的不良反应，如头痛、麻木、心律失常、心动过缓、支气管痉挛或恶心 [13, 16, 39-44]。在一项概念验证研究中，c-IONM 导致副交感神经活动占主导地位，而交感神经活动的增加并没有抵消这一影响 [45]。副交感神经张力的增加既不影响心脏或血流动力学参数，也不影响促炎症细胞因子 TNF-α 的水平 [46]。

通过坚持神经监测的标准，其中包括温和的迷走神经和喉返神经管理，没有证据表明 c-IONM 本身有危害。即使是患有晚期房室传导阻滞和（或）佩戴起搏器的老年患者，也可以用 c-IONM 安全地进行监测 [38, 47]。

六、c-IONM 与 i-IONM 的比较

由于 c-IONM 的应用仍处于早期阶段，将其与 i-IONM 在结果方面的比较研究仍十分有限。Schneider 等最近报道了一项观察性研究，该研究包括 1526 例因良性疾病接受甲状腺手术的患者，其中 788 例（1314 条处于危险状态的神经）使用 c-IONM，738 例（965 条处于危险状态的神经）使用 i-IONM。在使用 c-IONM 时，77 次联合事件中的 63 次（82%）在手术期间是可逆的。

在 c-IONM 队列中没有发生永久性声带麻痹，而在 i-IONM 队列中，有 4 例患者出现单侧永久性声带麻痹（0.4%）[17]。同一组的研究人员在他们的儿科研究中发现相似的结果[47]。

七、未来展望

C-IONM 似乎有能力克服 i-IONM 的主要缺点[48]。i-IONM 只有助于在神经损伤发生后发现这一问题，而 c-IONM 具有预防术中神经损伤的潜力。最近，IONM 技术的标准化使这项技术变得更加成熟并易于应用于临床实践。学者们需要通过前瞻性和多中心的研究，为这项技术的益处提供更多可靠的证据，并改变目前甲状腺手术中 RLN 管理的方法。这种模式的改变有可能是基于新技术支持下的外科专业技术的相互反馈。

参考文献

[1] Lahey FH. Routine dissection and demonstration of the recurrent laryngeal nerve in subtotal thyroidectomy. Surg Gynecol Obstet. 1938;66:775-7.

[2] Rieddell V. Thyroidectomy: prevention of bilateral recurrent laryngeal nerve palsy: results of identification of the nerve over 23 consecutive years (1946 - 1969) with description of an additional safety measure. Br J Surg. 1970;57:1-11.

[3] Jatzko GR, Lisborg PH, Müller MG, et al. Recurrent laryngeal nerve palsy after thyroid operations: principal nerve identification and literature review. Surgery. 1994;115:139-44.

[4] Barczyński M, Randolph GW, Cernea C. International Neural Monitoring Study Group in Thyroid and Parathyroid Surgery. International survey on the identification and neural monitoring of the EBSLN during thyroidectomy. Laryngoscope. 2016;126:285-91.

[5] Dralle H, Sekulla C, Lorenz K, Nguyen Thanh P, Schneider R, Machens A. Loss of the nerve monitoring signal during bilateral thyroid surgery. Br J Surg. 2012;99:1089-95.

[6] Wojtczak B, Sutkowski K, Kaliszewski K, et al. Experience with intraoperative neuromonitoring of the recurrent laryngeal nerve improves surgical skills and outcomes of non-monitored thyroidectomy. Langenbeck's Arch Surg. 2017;402:709-17.

[7] Randolph GW, Dralle H, Abdullah H, et al. International Nerve Monitoring Study Group. Electrophysiologic recurrent laryngeal nerve monitoring during thyroid and parathyroid surgery: international standards guideline statement. Laryngoscope. 2011;121(Suppl 1):S1-16.

[8] Barczyński M, Randolph GW, Cernea CR, et al. International Neural Monitoring Study Group. External branch of the superior laryngeal nerve monitoring during thyroid and parathyroid surgery: International Neural Monitoring Study Group standards guideline statement. Laryngoscope. 2013;123(Suppl 4):S1-14.

[9] Schneider R, Randolph GW, Dionigi G, et al. International neural monitoring study group guideline 2018 part I: staging bilateral thyroid surgery with monitoring loss of signal. Laryngoscope. 2018;128(Suppl 3):S1-S17.

[10] Wu CW, Dionigi G, Barczynski M, et al. International Neuromonitoring Study Group guidelines 2018: part II: optimal recurrent laryngeal nerve management for invasive thyroid cancer-incorporation of surgical, laryngeal, and neural electrophysiologic data. Laryngoscope. 2018;128(Suppl 3):S18-27.

[11] Schneider R, Machens A, Randolph GW, et al. Opportunities and challenges of intermittent and continuous intraoperative neural monitoring in thyroid surgery. Gland Surg. 2017; 6:537-45.

[12] Schneider R, Randolph GW, Barczynski M, et al. Continuous intraoperative neural monitoring of the recurrent nerves in thyroid surgery: a quantum leap in technology. Gland Surg. 2016;5:607-16.

[13] Schneider R, Randolph GW, Sekulla C, et al. Continuous intraoperative vagus nerve stimulation for identification of imminent recurrent laryngeal nerve injury. Head Neck. 2013;35:1591-8.

[14] Schneider R, Lorenz K, Machens A, et al. Continuous intraoperative neuromonitoring (CIONM) of the recurrent laryngeal nerve. In: Randolph GW, editor. The recurrent and superior laryngeal nerves. Cham: Springer International; 2016. p. 169-83.

[15] Schneider R, Randolph G, Dionigi G, et al. Prediction of postoperative vocal fold function after intraoperative recovery of loss of signal. The International Neuromonitoring Study Group's PREC study. Laryngoscope. 2019;129:525-31.

[16] Phelan E, Schneider R, Lorenz K, et al. Continuous vagal IONM prevents RLN paralysis by revealing initial EMG changes of impending neuropraxic injury: a prospective,

multicenter study. Laryngoscope. 2014;124:1498-505.

[17] Schneider R, Sekulla C, Machens A, et al. Postoperative vocal fold palsy in patients undergoing thyroid surgery with continuous or intermittent nerve monitoring. Br J Surg. 2015;102:1380-7.

[18] Marin Arteaga A, Peloni G, Leuchter I, Bedat B, Karenovics W, Triponez F, Sadowski SM. Modification of the surgical strategy for the dissection of the recurrent laryngeal nerve using continuous intraoperative nerve monitoring. World J Surg. 2018;42(2):444-50.

[19] Kandil E, Mohsin K, Murcy MA, Randolph GW. Continuous vagal monitoring value in prevention of vocal cord paralysis following thyroid surgery. Laryngoscope. 2018;128:2429-32.

[20] Schneider R, Machens A, Randolph G, et al. Evolution and progress of continuous intraoperative neural monitoring. Ann Thyroid. 2018;3:29. https://doi.org/10.21037/aot.2018.09.02.

[21] Schneider R, Sekulla C, Machens A, et al. Dynamics of loss and recovery of the nerve monitoring signal during thyroidectomy predict early postoperative vocal fold function. Head Neck. 2016;38:E1144-51.

[22] Schneider R, Randolph G, Dionigi G, et al. Prospective study of vocal fold function after loss of the neuromonitoring signal in thyroid surgery: the International Neural Monitoring Study Group's POLT study. Laryngoscope. 2016;126:1260-6.

[23] Schneider R, Machens A, Randolph G, Kamani D, Lorenz K, Dralle H. Impact of continuous intraoperative vagus stimulation on intraoperative decision making in favor of or against bilateral surgery in benign goiter. Best Pract Res Clin Endocrinol Metab. 2019;33(4):101285.

[24] Christoforides C, Papandrikos I, Polyzois G, Roukounakis N, Dionigi G, Vamvakidis K. Two-stage thyroidectomy in the era of intraoperative neuromonitoring. Gland Surg. 2017;6:453-63.

[25] Fontenot TE, Randolph GW, Setton TE, Alsaleh N, Kandil E. Does intraoperative nerve monitoring reliably aid in staging of total thyroidectomies? Laryngoscope. 2015;125(9):2232-5.

[26] Melin M, Schwarz K, Pearson MD, Lammers BJ, Goretzki PE. Postoperative vocal cord dysfunction despite normal intraoperative neuromonitoring: an unexpected complication with the risk of bilateral palsy. World J Surg. 2014;38:2597-602.

[27] Schneider R, Lorenz K, Sekulla C, et al. [Surgical strategy during intended total thyroidectomy after loss of EMG signal on the first side of resection]. Chirurg 2015;86:154-63.

[28] Erbil Y, Bozbora A, Ademoglu E, Salmaslioglu A, Ozarmagan S. Is timing important in thyroid reoperation? J Otolaryngol Head Neck Surg. 2008;37:56-64.

[29] Glockzin G, Hornung M, Kienle K, et al. Completion thyroidectomy: effect of timing on clinical complications and oncologic outcome in patients with differentiated thyroid cancer. World J Surg. 2012;36:1168-73.

[30] Wu CW, Sun H, Zhang G, Kim HY, Catalfamo A, Portinari M, Carcoforo P, Randolph GW, Chai YJ, Dionigi G. Staged thyroidectomy: a single institution perspective. Laryngoscope Investig Otolaryngol. 2018;3(4):326-32.

[31] Sadowski SM, Soardo P, Leuchter I, Robert JH, Triponez F. Systematic use of recurrent laryngeal nerve neuromonitoring changes the operative strategy in planned bilateral thyroidectomy. Thyroid. 2013;23(3):329-33.

[32] Dionigi G, Chiang FY, Dralle H, et al. Safety of neural monitoring in thyroid surgery. Int J Surg. 2013;11(Suppl 1):S120-6.

[33] Dionigi G, Donatini G, Boni L, et al. Continuous monitoring of the recurrent laryngeal nerve in thyroid surgery: a critical appraisal. Int J Surg. 2013;11(Suppl 1):S44-6.

[34] Lörincz BB, Möckelmann N, Busch CJ, Hezel M, Knecht R. Automatic periodic stimulation of the vagus nerve during single-incision transaxillary robotic thyroidectomy: feasibility, safety, and first cases. Head Neck. 2016;38:482-5.

[35] Ulmer C, Koch K, Seimer A, et al. Real-time monitoring of the recurrent laryngeal nerve: an observational clinical trial. Surgery. 2008;143:359-65.

[36] Brauckhoff K, Vik R, Sandvik L, et al. Impact of EMG changes in continuous vagal nerve monitoring in high-risk endocrine neck surgery. World J Surg. 2016;40:672-780.

[37] Terris DJ, Chaung K, Duke WS. Continuous vagal nerve monitoring is dangerous and should not routinely be done during thyroid surgery. World J Surg. 2015;39:2471-6.

[38] Schneider R, Machens A, Bucher M, et al. Continuous intraoperative monitoring of vagus and recurrent laryngeal nerve function in patients with advanced atrioventricular block. Langenbeck's Arch Surg. 2016;401:551-6.

[39] Schneider R, Przybyl J, Pliquett U, et al. A new vagal anchor electrode for real-time monitoring of the recurrent laryngeal nerve. Am J Surg. 2010;199:507-14.

[40] Wu CW, Lu IC, Randolph GW, et al. Investigation of optimal intensity and safety of electrical nerve stimulation during intraoperative neuromonitoring of the recurrent laryngeal nerve: a prospective porcine model. Head Neck. 2010;32:1295-301.

[41] Mangano A, Kim HY, Wu CW, et al. Continuous intraoperative neuromonitoring in thyroid surgery: safety analysis of 400 consecutive electrode probe placements with standardized procedures. Head Neck. 2016;38(Suppl 1):E1568-74.

[42] Schneider R, Przybyl J, Hermann M, et al. A new anchor electrode design for continuous neuromonitoring of the recurrent laryngeal nerve by vagal nerve stimulations. Langenbeck's Arch Surg. 2009;394:903-10.

[43] Van Slycke S, Gillardin JP, Brusselaers N, et al. Initial experience with S-shaped electrode for continuous vagal

nerve stimulation in thyroid surgery. Langenbeck's Arch Surg. 2013;398:717-22.

[44] Xiaoli L, Wu CW, Kim HY, Tian W, Chiang FY, Liu R, Anuwong A, Randolph GW, Dionigi G, Lavazza M. Gastric acid secretion and gastrin release during continuous vagal neuromonitoring in thyroid surgery. Langenbeck's Arch Surg. 2017;402:265-72.

[45] Ulmer C, Friedrich C, Kohler A, et al. Impact of continuous intraoperative neuromonitoring on autonomic nervous system during thyroid surgery. Head Neck. 2011;33:976-84.

[46] Friedrich C, Ulmer C, Rieber F, et al. Safety analysis of vagal nerve stimulation for continuous nerve monitoring during thyroid surgery. Laryngoscope. 2012;122:1979-87.

[47] Schneider R, Machens A, Sekulla C, Lorenz K, Weber F, Dralle H. Twenty-year experience of paediatric thyroid surgery using intraoperative nerve monitoring. Br J Surg. 2018;105(8):996-1005.

[48] Ranganath R, Dhillon VK, Russell JO, Tufano RP. Future directions of neural monitoring in thyroid surgery. Ann Thyroid. 2019;4:5. https://doi.org/10.21037/aot.2019.03.04.

第 13 章 喉上神经监测
Neuromonitoring of the Superior Laryngeal Nerve

Andre S. Potenza　Claudio R. Cernea　著

洪天姿　译

甲状腺和甲状旁腺手术中，当解剖甲状腺上极和结扎甲状腺上血管（superior thyroid vessel，STV）时，就存在损伤喉上神经外支（EBSLN）的风险。EBSLN 是支配环甲肌（cricothyroid muscle，CTM）的唯一运动神经纤维，术中损伤会造成音频降低、嗓音低沉、发音费力、无法产生高音。

尽管甲状腺术后多数声音改变与 EBSLN 功能受损之间的联系并不确切，但歌手及依赖声音的职业，如教师、律师和广播人员，可能会因声音的细微改变而受到严重影响。无论如何，对所有接受甲状腺手术的患者来说，EBSLN 的损伤将带来重大影响，因为声音异常或改变会损害生活质量，并在许多方面降低总体健康水平[1]。不同文献对甲状腺切除术中 EBSLN 的损伤率报道不一，有的报道高达 58%[2]。

术中神经监测技术（IONM）是提高甲状腺手术技巧的重要技术突破。作为一种帮助识别和解剖喉上、喉下或喉不返神经的工具，越来越多的人将这种技术应用于外科实践当中，因为它可以预测术后的神经功能，并可能影响手术策略[3-5]。

一、EBSLN 的损伤及后果

环甲关节可以让环状软骨绕额状轴旋转和矢状轴水平滑动，使杓状软骨向后侧方移位，进而引起声带延长和变薄[6]。最终，环甲肌收缩调节声音的基本频率，转换为临床上所谓的声音"音高"[7]。

识别 EBSLN 损伤是具有挑战性的，因为它只会让说话声音发生轻微的改变。但唱歌就会受到的严重影响。发音会变得微弱、气短、单调，音调范围变窄，无法完成高音任务[8-11]。患者可能会抱怨说话乏力、变紧、更吃力。气动测量显示，环甲肌瘫痪后，声门下压力增加，气流率下降[12]；诊断性检查可显示喉偏转，声门向无力侧偏转[8, 9, 12-14]。Abelson 和 Tucker[15] 在 4 例志愿者身上设计了一个急性环甲肌麻痹模型，通过 EBSLN 的局部麻醉阻滞，他们发现这种偏转在发声活动过程中动态发生，主要是因为环状软骨移动，而甲状软骨仍保持固定。在此模型中，可以感觉到患侧会厌皱襞缩短，检查同时发现患侧声带下移，伴随曲度和高度失调[8, 10, 13-16]，以及声带运动能力低下、黏膜不对称波形偏移、相位不对称[10, 13]。

Rubin 等[17] 提出，在做重复、劳累发音任务时，出现声带运动能力下降可以诊断 EBSLN 瘫痪。然而，正如 Heman-Ackah 和 Barr[18] 在一项对比临床表现、喉部检查和喉部肌电图的研究中报道的那样，当声带仅表现轻微滞后时，未受累肌肉不同程度的代偿使其没有表现出声带运动能力低下，因而无法提示 EBSLN 功能障碍。Mendelsohn 等[19] 也报道了相位不对称情况，并用视频频闪方式描述了声带的这种"互相碰撞"。

与上述研究相反，Roy 等的研究结果并没有报道相同的偏转模式，也没有发现声带运动障碍的证据[12, 20]。三篇文献综述一致认为，并没有特异的喉部体征可以精确诊断 EBSLN 麻痹[21-23]。患者的临床表现容易被忽视，并因不同程度的神经损伤而受到影响。当同时存在喉返神经功能障碍、环甲关节滑动能力变化、手术中环甲肌损伤、其他固有肌代偿、瘢痕导致的喉固定，以及喉神经之间连接不稳定等情况时，会导致喉返神经外支损伤的诊断更加困难[21, 24-27]。评估 EBSLN 功能障碍最精确的方法是喉部肌电图[8, 10]，然而，这是一种具有侵入性、高难度并且高度依赖操作者经验的方法。

由于诊断困难，在甲状腺及甲状旁腺手术中，EBSLN 损伤发生率并不明确，且其发生率也因诊断方法不同而存在差异。当使用喉镜和声音分析时，报道的发生率为 0%～6%[28-31]。当使用肌电图时，报道的发生率则高达 58%[2, 13, 32-35]。

二、EBSLN 保护基础

纵观内分泌外科历史，EBSLN 的保护受到不同程度的关注。对比喉返神经，EBSLN 的关注较少。1951 年，Moran 和 Castro[36] 提出，在不确定喉返神经是否损伤情况下，声音的改变可能是由于被忽视的 EBSLN 损伤造成的。他们连续在 8 例甲状腺腺瘤手术中故意用夹子损伤 EBSLN，发现所有病例术后立即出现嗓音变化。因此他们最终建议，处理上极肿块时，应避免甲状腺上极的结扎[36]。

EBSLN 的损伤通常发生在神经离断、钳夹、结扎、牵拉、热损伤或缺血时[33, 34, 37]。保护 EBSLN 的关键是熟悉甲状腺上极区域解剖知识。为此，CRC 中一位学者和许多人提出了分类方法用以确定解剖标志，并描述其与甲状腺上血管的关系，所有这些分类方法最终都聚焦于 EBSLN 解剖及其相关损伤风险。

（一）解剖

EBSLN 走行于甲状软骨外侧，沿着气管前筋膜和咽下缩肌（inferior pharyngeal constrictor muscle，IPCM）表面，平行于甲状腺上动脉（superior thyroid artery，STA）进入环甲肌。在靠近甲状软骨下缘处，常被咽下缩肌肌纤维覆盖[28, 38-40]。多数情况下，喉上神经外支在靠近甲状腺上极位于动脉内侧时，通常穿过 STA 后方[40]。它通常出现在 Moosman 和 DeWeese[41] 所描述的胸骨甲状肌 - 喉三角内，该三角区由上界的胸骨甲状肌、附着在甲状软骨和环状软骨上的环甲肌和咽下缩肌的内侧界以及外下界的甲状腺上极（图 13-1）[41] 组成。

Cernea 等[42] 在 1992 年提出了他们的分类标准。它依据 EBSLN 与甲状腺上极或甲状腺上血管的关系进行了分类，具体如下。

• 1 型：EBSLN 与甲状腺上极血管交叉点距离甲状腺上极＞1cm。

• 2a 型：EBSLN 与甲状腺上极血管交叉点距

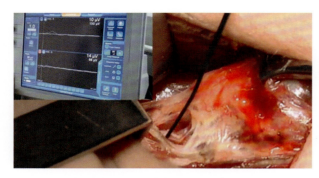

▲ 图 13-1　显示右侧 EBSLN 探针刺激

离甲状腺上极≤1cm。

• 2b 型：神经穿入环甲肌的路径在甲状腺上极边缘以下。此类型术中损伤的风险最大。研究者在一组尸体实验研究中发现损伤率达 20%，这些病例中 14% 为小腺叶，54% 为巨大腺叶[42, 43]。

后来，Kierner 等[44] 提出了一个类似的分类，增加了第四个类别。在 Kierner 4 型中，ESBLN 走行于甲状腺上动脉背侧，并在甲状腺上极[44]上方越过其分支。

然而上述两位学者均是在尸体上进行解剖的，相反，Friedman 等[39] 在一项回顾性研究中报道了他们在甲状腺手术中的经验，该研究纳入 884 例患者和超过 1000 例 ESBLN 检查。他们提出了一种基于 EBSLN 主干下降过程与咽下缩肌之间关系的方案，具体如下。

• 1 型：EBSLN 全程走行于咽下缩肌表面，直至环甲肌。

• 2 型：神经深入咽下缩肌下部，部分被咽下缩肌肌纤维覆盖。

• 3 型：神经被咽下缩肌全程覆盖并保护。在这种特殊的情况下，神经无法在手术野暴露，但可以通过 IONM[39] 电刺激反应出来。

第 3 种分类基于 Selvan 等[45] 进行的一项前瞻性研究，该研究纳入 35 例全甲状腺切除患者，记录了 70 条 EBSLN 的复合动作电位和肌电图。笔者提出了一种以甲状腺上血管和环状软骨为标志的新分类，具体如下。

• 1a 型：神经位于上极血管进入腺体处周围 1cm 内，走行于血管前方或者分支间，距环状软骨 3cm 以内。

• 1b 型：神经位于上极血管后方，但在甲状腺上极血管进入腺体 1cm 内。这是 ESBLN 损伤风险最高的类型。

• 2 型：神经位于上极血管入腺体处周围 1~3 cm，或距环状软骨处 3~5cm 内。

• 3 型：神经位于上极血管入腺体处周围 3~5cm，或者距甲状软骨超过 5cm[45]。

多种因素影响了神经成功识别和显露的可能性。Cernea 等[35] 在一项前瞻性随机试验中表明，由高级外科医生实施的手术与由住院医生实施的手术对比，发生 EBSLN 麻痹的比例存在显著差异。这表明，外科医生的经验与 EBSLN 损伤风险相关。他们还提出，EBSLN 损伤风险与需要手术的甲状腺体积成正比。当腺体明显增大时，上极位置似乎更高，更靠近 EBSLN 下降路线[43]。其他研究小组也发现较大的甲状腺与 EBSLN 损伤风险之间存在类似的联系[46-48]。在 Ravikumar 等的一项回顾性研究中[46]，93% 的 ESBLN 就可直视下辨认。他们发现，较大的甲状腺更可能对成功识别和保护神经造成影响。

（二）神经识别

我们认为在所有手术中都应该尝试对 EBSLN 进行肉眼识别，这其实在大多数病例中是可实现的。

虽然有共识认为应避免集束结扎甲状腺上血管，但仍有不同的方法被报道。

• 尽量远离上极血管主干单独结扎甲状腺上血管分支，以及尽量靠近甲状腺包膜，这样就不需要肉眼识别神经[31, 49]。

• 在结扎上极血管前尝试肉眼识别神经[47,48,50-52]。

已有许多研究支持上述两种方法。然而，似乎更多证据描述了神经识别的价值地位，因为它减少了神经损伤的可能性。

三、IONM 和 EBSLN 保护

由于 RLN IONM 使用的设备可以同时实现 EBSLN 监测，EBSLN IONM 也逐渐被甲状腺和甲状旁腺外科医生[32]所使用。2014 年，一项针对内分泌手术感兴趣的外科医生的网络调查发现，68% 的外科医生使用了 EBSLN IONM。93% 的受访者一致认为在为以声音为职业的人群[58]进行手术时，通过 IONM 识别 ESBLN 是必要的。

所有的电刺激手段都能引起环甲肌震颤，这在手术中很容易观察到。这就是 EBSLN IONM 的关键点。此外，IONM 可以精确定位神经，并通过专用气管导管[3, 32, 54]记录声门甲杓肌肌肉活动，或者通过探针电极[56, 57, 59]直接记录环甲肌的反应。我们认为，EBSLN 引起的甲杓肌动作电位是由 RLN 和 EBSLN 之间的许多吻合支介导的，只要术前 EBSLN 功能完好，并配备相应的设备，几乎所有病例都可以进行监测（图 13-2）[32, 54]。

四、IONM 的优势

（一）IONM 提高了 EBSLN 的识别和保护

电刺激有助于勾勒出两条喉部神经的走行，甚至对于像 Cernea 1 型和 Friedman 3 型这种深入咽下缩肌肌纤维的类型也至关重要，普遍认为这种类型占 EBSLN 的 20%[39]。在这种情况下，尽管神经位置较深且受保护着，IONM 仍然可以探测出其走行。

不少研究报告表明，在未借助 IONM 的情

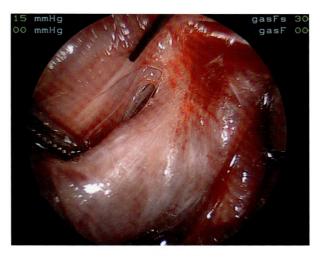

▲ 图 13-2　EBSLN 的神经监测可在微创或视频辅助甲状腺切除术中进行。图示 MIVAT 术中，左 EBSLN 位于上极血管蒂内侧

况下，EBSLN 的肉眼识别率非常高，有些超过 90%[47, 48, 51]。然而，其他许多前瞻性研究也表明，在没有电刺激时，EBSLN 肉眼识别率明显较低，与上述报告不符。此外，仅通过肉眼识别而没有电刺激的纤维可能不是真正的神经纤维，因为肌腱和肌纤维等其他非神经结构也可能会被误认为是喉上神经外支[45]。以下这些研究人员报告，使用 IONM 时，神经的识别率更高[29, 34, 53, 55, 59, 59, 61]。Dionigi 等[55]在 72 例 30° 5mm 内镜辅助下甲状腺切除术中，ESBLN 的肉眼识别率为 42%，而在 IONM 辅助下达 84%（$P<0.05$）。同样的，Lifante 等[59]发现在局部麻醉下切口的甲状腺手术中，未使用神经监测组 ESBLN 的识别率只有 21%，而监测组达 66%（$P=0.03$）。Barczynski 等[29]将 210 例接受甲状腺切除术患者随机分组，发现无监测组 EBSLN 识别率与监测组对比为 34% vs. 84%（$P<0.01$）。在手术野暴露受限的手术中，如机器人[62]视频辅助[55]及小切口甲状腺切除术中[56, 59]，IONM 显然是有用的，至少提供了 EBSLN 的电生理识别。

除了识别和确认 EBSLN 结构外，探针刺激

可以排除上极血管蒂内的神经被钳夹和分离。在离断上极的血管和周围结缔组织之前[32]，必须证实为真阴性刺激，其中包括肌电图反应的缺失和环甲肌震颤消失。此外，如果发生 EBSLN 离断或结扎，以及信号丢失（LOS），电刺激最终可用于确定损伤部位。

（二）神经监测技术、设备和设置

国际神经监测研究小组（INMSG）于 2013 年发布了 EBSLN[32] 监测指南。指南中提出了标准的方法，用于更精准、有效地进行神经监测和系统故障的排除。总的来说，EBSLN 监测技术依赖于两个主要操作：①当神经探针以 1 mA 刺激 EBSLN 后，出现环甲肌震颤（或记录到声门 EMG 波形）即为阳性反应；②当上极血管蒂分离后，以 1～2mA 刺激后，既不出现环甲肌收缩，也不出现声门 EMG 反应时，则为阴性刺激[32]。

由于其可用性、安全性和简单性，使用基于表面电极的气管插管监测是目前 EBSLN 和 RLN IONM 最常用的方法[3]。2 条神经的麻醉、置管方式及置管位置标准均相同。当监测开始时，需拮抗或禁用神经阻滞药，同时也应避免在导管上使用润滑剂。正确的插管位置是至关重要的，应该通过直视下和记录到自发性肌电活动确认（在屏幕上表现为随呼吸变化产生的波），这种肌电活动在浅麻醉下即可诱发出现。使用能够显示和记录动作电位波形的监视器优于简单声音报警装置[3]。

然后将设备设置为通过单极或双极探针施加电刺激，脉冲刺激持续时间为 100μs，4Hz，电流为 1～2mA。电流可以根据需要下调或上调。更大的电流可以提供更广的去极化区域，可以依据

其出现阴性反应来判断该区域无神经组织，因此这是有用的。此外，较低的电流可以精确地确定神经的确切位置或路径。

（三）肌电图记录和术后记录

电刺激 EBSLN 能产生可记录的动作电位波形，这种波形形态上不同于迷走神经和 RLN 波。数据显示，三条神经都各自具有相应的应激潜伏期和振幅参数范围[60, 63, 64]。一项连续对 72 例甲状腺手术患者行术中 IONM 记录的前瞻性研究中，电子记录 EBSLN 的双相或三相波形中显示它的潜伏期短，平均振幅约为 270μV。EBSLN 平均振幅约为 RLN 振幅[60] 的 1/3。这些参数与 Barczynski 等和 Dionigi 等报告的参考数据一致[29, 33]。

在 RLN 常规 IONM 中，手术结束记录到 VN 的强阳性反应可以预测神经功能正常，而与之不同的是，EBSLN 的功能完整性只能在手术野内对甲状腺上血管结扎残端以上进行刺激时才能被记录下来[33, 34]。Dionigi 等[33] 提出，IONM 的流程应包括初始（S1）和解剖后（S2）的 ESBLN 刺激，因为这些操作有助于记录神经已被识别和保护。

结论

EBSLN 损伤可导致以声音为职业和非以声音为职业的患者显著的发音障碍。历史上，许多外科医生试图通过简单地避开 EBSLN 来降低其损伤风险。然而，类似 RLN，神经识别似乎更能为患者提供了好的发音结局。EBSLN 的 IONM 可以显著提高 EBSLN 的识别率和保护率。随着时间的推移，EBLSN 的神经监测技术将会被广泛应用。

参考文献

[1] Benninger MS, Ahuja A, Gardner G, Grywalski C. Assessing outcomes for dysphonic patients. J Voice. 1998;12:540-50.

[2] Jansson S, et al. Partial superior laryngeal nerve (SLN) lesions before and after thyroid surgery. World J Surg. 1988;12:522-7.

[3] Randolph GW, et al. Electrophysiologic recurrent laryngeal nerve monitoring during thyroid and parathyroid surgery: international standards guideline statement. Laryngoscope. 2010;121(Suppl 1):S1-S16.

[4] Brauckhoff M, et al. Identification of the non-recurrent inferior laryngeal nerve using intraoperative neurostimulation. Langenbeck's Arch Surg/Deutsche Gesellschaft für Chirurgie. 2002;386:482-7.

[5] Kamani D, Potenza AS, Cernea CR, Kamani YV, Randolph GW. The nonrecurrent laryngeal nerve: anatomic and electrophysiologic algorithm for reliable identification. Laryngoscope. 2015;125: 503-8.

[6] Arnold GE. Physiology and pathology of the cricothyroid muscle. Laryngoscope. 1961;71:687-753.

[7] Hirano M, Ohala J, Vennard W. The function of laryngeal muscles in regulating fundamental frequency and intensity of phonation. J Speech Hear Res. 1969;12:616-28.

[8] Bevan K, Griffiths M, Morgan M. Cricothyroid muscle paralysis: its recognition and diagnosis. J Laryngol Otol. 1989;103:191-5.

[9] Tanaka S, Hirano M, Umeno H. Laryngeal behavior in unilateral superior laryngeal nerve paralysis. Ann Otol Rhinol Laryngol. 1994;103:93-7.

[10] Dursun G, et al. Superior laryngeal nerve paresis and paralysis. J Voice. 1996;10:206-11.

[11] Roy N, et al. Exploring the phonatory effects of external superior laryngeal nerve paralysis: an in vivo model. Laryngoscope. 2009;119:816-26.

[12] Roy N, et al. An in vivo model of external superior laryngeal nerve paralysis. Laryngoscope. 2009;119:1017-32.

[13] Teitelbaum B, Wenig B. Superior laryngeal nerve injury from thyroid surgery. Head Neck. 1995;17:36-40.

[14] Adour K, Schneider G, Hilsinger R. Acute superior laryngeal nerve palsy: analysis of 78 cases. Otolaryngol Head Neck Surg. 1980;88:418-24.

[15] Abelson T, Tucker H. Laryngeal findings in superior laryngeal nerve paralysis: a controversy. Otolaryngol Head Neck Surg. 1981;89:463-70.

[16] Tsai V, Celmer A, Berke GS, Chhetri DK. Videostroboscopic findings in unilateral superior laryngeal nerve paralysis and paresis. Otolaryngol Head Neck Surg. 2007;136:660-2.

[17] Rubin AD, et al. Repetitive phonatory tasks for identifying vocal fold paresis. J Voice. 2005;19:679-86.

[18] Heman-Ackah YD, Barr A. Mild vocal fold paresis: understanding clinical presentation and Electromyographic findings. J Voice. 2006;20:269-81.

[19] Mendelsohn AH, Sung M-W, Berke GS, Chhetri DK. Strobokymographic and videostroboscopic analysis of vocal fold motion in unilateral superior laryngeal nerve paralysis. Ann Otol Rhinol Laryngol. 2007;116:85-91.

[20] Roy N, Smith ME, Houtz DR. Laryngeal features of external superior laryngeal nerve denervation: revisiting a century-old controversy. Ann Otol Rhinol Laryngol. 2011;120:1-8.

[21] Sulica L. The superior laryngeal nerve: function and dysfunction. Otolaryngol Clin N Am. 2004;37:183-201.

[22] Orestes MI, Chhetri DK. Superior laryngeal nerve injury: effects, clinical findings, prognosis, and management options. Curr Opin Otolaryngol Head Neck Surg. 2014;22: 439-43.

[23] Roy N. Denervation of the external branch of the superior laryngeal nerve: laryngeal and phonatory features. Curr Opin Otolaryngol Head Neck Surg. 2011;19:182-7.

[24] Wu B, Sanders I, Mu L, Biller H. The human communicating nerve. An extension of the external superior laryngeal nerve that innervates the vocal cord. Arch Otolaryngol Head Neck Surg. 1994;120:1321-8.

[25] Nasri S, et al. Cross-innervation of the thyroarytenoid muscle by a branch from the external division of the superior laryngeal nerve. Ann Otol Rhinol Laryngol. 1997;106:594-8.

[26] Sañudo J, et al. Anatomical study. The Laryngoscope. 2009;109:1-5.

[27] Maranillo E, León X, Quer M, Orús C, Sañudo J. Is the external laryngeal nerve an exclusively motor nerve? The cricothyroid connection branch. The Laryngoscope. 2003;113:525-9.

[28] Lennquist S, Cahlin C, Smeds S. The superior laryngeal nerve in thyroid surgery. Surgery. 1987;102:999-1008.

[29] Barczynski M, Konturek A, Stopa M, Honowska A, Nowak W. Randomized controlled trial of visualization versus neuromonitoring of the external branch of the superior laryngeal nerve during thyroidectomy. World J Surg. 2012;36:1340-7.

[30] Jonas J, Bähr R. Neuromonitoring of the external branch of the superior laryngeal nerve during thyroid surgery. Am J Surg. 2000;179:234-6.

[31] Bellantone R, et al. Is the identification of the external branch of the superior laryngeal nerve mandatory in thyroid operation? Results of a prospective randomized study. Surgery. 2001;130:1055-9.

[32] Barczynski M, et al. External branch of the superior laryngeal nerve monitoring during thyroid and parathyroid surgery: International Neural Monitoring Study Group standards guideline statement. Laryngoscope.

2013;123(Suppl 4):S1-14.

[33] Dionigi G, et al. Prospective validation study of Cernea classification for predicting EMG alterations of the external branch of the superior laryngeal nerve. Surg Today. 2015; https://doi.org/10.1007/s00595-015-1245-9.

[34] Uludag M, et al. Contribution of intraoperative neural monitoring to preservation of the external branch of the superior laryngeal nerve: a randomized prospective clinical trial. Langenbeck's Arch Surg/Deutsche Gesellschaft für Chirurgie. 2016; https://doi.org/10.1007/s00423-016-1544-7.

[35] Cernea C, et al. Identification of the external branch of the superior laryngeal nerve during thyroidectomy. Am J Surg. 1992;164:634-9.

[36] Moran R, Castro A. The superior laryngeal nerve in thyroid surgery. Ann Surg. 1951;134:1018-21.

[37] Yalcin B, Develi S, Tubbs SR, Poyrazoglu Y, Yazar F. Blood supply of the terminal part of the external branch of the superior laryngeal nerve. Surg Today. 2015:1-6. https://doi.org/10.1007/s00595-014-1051-9.

[38] Kambic V, Zargi M, Radsel Z. Topographic anatomy of the external branch of the superior laryngeal nerve. Its importance in head and neck surgery. J Laryngol Otol. 1984;98:1121-4.

[39] Friedman M, LoSavio P, Ibrahim H. Superior laryngeal nerve identification and preservation in thyroidectomy. Arch Otolaryngol Head Neck Surg. 2002;128:296-303.

[40] Ortega C, Maranillo E, McHanwell S, Sañudo J, Vázquez-Osorio T. External laryngeal nerve landmarks revisited. Head Neck. 2018;40:1926-33.

[41] Moosman D. & DeWeese. The external laryngeal nerve as related to thyroidectomy. Surg Gynecol Obstetr. 1968;127:1011-6.

[42] Cernea CR, et al. Surgical anatomy of the external branch of the superior laryngeal nerve. Head Neck. 1992;14:380-3.

[43] Cernea C, Nishio S, Hojaij F. Identification of the external branch of the superior laryngeal nerve (EBSLN) in large goiters. Am J Otolaryngol. 1995;16:307-11.

[44] Kierner A, Aigner M, Burian M. The external branch of the superior laryngeal nerve: its topographical anatomy as related to surgery of the neck. Arch Otolaryngol Head Neck Surg. 1998;124:301-3.

[45] Selvan B, et al. Mapping the compound muscle action potentials of cricothyroid muscle using electromyography in thyroid operations. Ann Surg. 2009;250:293-300.

[46] Ravikumar K, et al. EBSLN and factors influencing its identification and its safety in patients undergoing Total thyroidectomy: a study of 456 cases. World J Surg. 2016;40:545-50.

[47] Aina E, Hisham A. External laryngeal nerve in thyroid surgery: recognition and surgical implications. ANZ J Surg. 2001;71:1-3.

[48] Pagedar NA, Freeman JL. Identification of the external branch of the superior laryngeal nerve during thyroidectomy. Arch Otolaryngol Head Neck Surg. 2009;135:360-2.

[49] Lekacos N, Miligos N, Tzardis P, Majiatis S, Patoulis J. The superior laryngeal nerve in thyroidectomy. Am Surg. 1987;53:610-2.

[50] Hurtado-López L-M, Pacheco-Alvarez M, la Montes-Castillo M, Zaldívar-Ramírez F. Importance of the intraoperative identification of the external branch of the superior laryngeal nerve during thyroidectomy: electromyographic evaluation. Thyroid. 2005;15:449-54.

[51] Loch-Wilkinson TJ, et al. Nerve stimulation in thyroid surgery: is it really useful? ANZ J Surg. 2007;77:377-80.

[52] Droulias C, et al. The superior laryngeal nerve. Am Surg. 1976;42:635-8.

[53] Gurleyik E, Dogan S, Cetin F, Gurleyik G. Visual and electrophysiological identification of the external branch of superior laryngeal nerve in redo thyroid surgery compared with primary thyroid surgery. Ann Surg Treat Res. 2019;96:269-74.

[54] Darr AE, et al. Superior laryngeal nerve quantitative intraoperative monitoring is possible in all thyroid surgeries. Laryngoscope. 2014;124:1035-41.

[55] Dionigi G, Boni L, Rovera F, Bacuzzi A, Dionigi R. Neuromonitoring and video-assisted thyroidectomy: a prospective, randomized case-control evaluation. Surg Endosc. 2008;23:996-1003.

[56] Inabnet WB, Murry T, Dhiman S, Aviv J, Lifante J-C. Neuromonitoring of the external branch of the superior laryngeal nerve during minimally invasive thyroid surgery under local anesthesia: a prospective study of 10 patients. Laryngoscope. 2009;119:597-601.

[57] Masuoka H, et al. Prospective randomized study on injury of the external branch of the superior laryngeal nerve during thyroidectomy comparing intraoperative nerve monitoring and a conventional technique. Head Neck. 2014;37:1456-60.

[58] Barczynski M, Randolph GW, Cernea C, International Neural Monitoring Study Group in Thyroid and Parathyroid Surgery. International survey on the identification and neural monitoring of the EBSLN during thyroidectomy. Laryngoscope. 2015;126:285-91.

[59] Lifante J-C, McGill J, Murry T, Aviv JE, Inabnet WB. A prospective, randomized trial of nerve monitoring of the external branch of the superior laryngeal nerve during thyroidectomy under local/regional anesthesia and IV sedation. Surgery. 2009;146:1167-73.

[60] Potenza AS, et al. Normative intra-operative electrophysiologic waveform analysis of superior laryngeal nerve external branch and recurrent laryngeal nerve in patients undergoing thyroid surgery. World J Surg. 2013;37:2336-42.

[61] Hurtado-López L-M, Díaz-Hernández P, Basurto-Kuba

E, Zaldívar-Ramírez F, Pulido-Cejudo A. Efficacy of intraoperative neuro-monitoring to localize the external branch of the superior laryngeal nerve. Thyroid. 2016;26: 174-8.

[62] Kim S, et al. Intraoperative neuromonitoring of the external branch of the superior laryngeal nerve during robotic thyroid surgery: a preliminary prospective study. Ann Surg Treat Res. 2015;89:233-9.

[63] Tharan N, Chase M, Kamani D, Randolph M, Randolph GW. The vagus nerve, recurrent laryngeal nerve, and external branch of the superior laryngeal nerve have unique latencies allowing for intraoperative documentation of intact neural function during thyroid surgery. Laryngoscope. 2014;125:E84-9.

[64] Phelan E, et al. Recurrent laryngeal nerve monitoring during thyroid surgery: normative vagal and recurrent laryngeal nerve electrophysiological data. Otolaryngol Head Neck Surg. 2012;147:640-6.

第 14 章　先进的能量设备
Advanced Energy Devices

Jina Kim　Quan-Yang Duh　著
龚麒麟　译

电外科是指使用高频电流来凝结和切割组织。在当今的手术室里，说起电外科就会联想到 Bovie 电刀。Bovie 电刀是由科学家 William T. Bovie 和神经外科医生 Harvey Cushing 共同研制得出。1926 年，Cusing 第一次使用 Bovie 的电热装置在手术室为一位 64 岁老人切除了头部血管性骨髓瘤[1]。从那以后，各种各样的电外科设备被研制出来，并应用于现代的内分泌手术。

本章讨论已经应用于内分泌手术的三个先进的能量设备：双极血管封闭系统、超声设备和射频消融术。双极血管封闭系统在组织两边发出双极电流来凝固组织。超声设备通过发出超声波震动来产热，从而达到凝固和切割组织的目的。两种设备都已经作为传统缝扎和夹闭血管的替代方法用于内分泌手术。最近，射频消融术已经应用于治疗良性甲状腺结节、微小癌和复发性甲状腺癌。射频消融术通过电极传输一定频率范围（460～500kHz）的高频交流电至组织，从而导致局灶性组织破坏。

一、双极血管封闭系统

双极血管封闭系统双极能同时释放双极能量（使胶原蛋白和弹性蛋白变性从而使组织凝结），并通过并列的双极尖头对组织施加压力[2]。当组织凝结后，阻抗增加会触发电流自动中断，从而最大限度减少能量损耗，避免热量传递到邻近组织[3]。LigaSure（美国明尼阿波里斯市美敦力公司）是著名的双极血管封闭系统。动物实验表明，使用 LigaSure 热传导组织损伤的范围在 4mm 内[4, 5]。在多个比较甲状腺手术使用 LigaSure 和传统血管缝扎的研究中，发现使用 LigaSure 组手术时间更短，短暂性低钙血症发生更少[6-9]。例如，在 2007 年一项 403 例使用传统止血法和 LigaSure 的甲状腺手术回顾性研究中，Lepner 和 Vaasna 发现使用 LigaSure 组平均手术时间缩短 25.8min[6]。Shen 等在一项回顾性研究中由同一个外科医师使用传统血管结扎或 LigaSure 对 234 例连续患者进行甲状腺切除术，该研究得出了类似的结果[10]。

LigaSure 在特定的甲状腺疾病手术中也进行

了研究。如结节性甲状腺肿和 Graves 病。Saint Marc 等在他们的机构对 200 例连续结节性甲状腺肿手术使用 LigaSure 和传统止血法进行对比研究。LigaSure 组平均手术时间稍短（41.5min vs. 48.9min，P=0.001），但是在术后并发症上没有区别（38% vs. 33%，P=0.66）[11]。在一项对 100 例因 Graves 病接受甲状腺切除术患者进行的前瞻性、非随机对照研究中，LigaSure 组对比传统止血组同样显示有更短的平均手术时间（75min vs. 58min，P=0.0001）和相似的并发症发生率（4% vs. 6%，P=0.64）[12]。

尽管在甲状腺手术中使用能量设备的证据主要来自单中心研究和质量改进项目，但美国外科医师协会国家手术质量改进项目（ACS NSQIP）等质量改进方案能够使研究者在人群水平研究并发症发生率。在 2019 年，Siu 等通过使用 ACS NSQIP 中的甲状腺切除单元研究了传统止血方法与血管闭合设备对于术后出血的效果。在这项针对 6522 例倾向性匹配患者的研究中，传统止血方法颈部血肿发生风险高（OR=2.33，95%CI 1.55~3.49，P<0.001）。有 74 例患者需要血管闭合设备预防术后血肿。两组在喉返神经损伤的发生率上没有区别（OR=0.9，95%CI 0.96~1.01，P=0.32）[13]。

二、其他血管封闭系统

除了已经得到了深入研究的 LigaSure 品牌，市场上还有其他双极血管封闭系统，如 BiClamp 150（爱博，德国蒂宾根）、Thunderbeat（欧林巴斯，日本东京）和 Enseal（爱惜康，美国辛辛那提）。BiClamp 150 是一个专门为甲状腺手术设计的系统。有多个小型、单中心研究对比了 BiClamp 150 与传统缝扎或其他能量设备[14-16]。

在一个 1156 例甲状腺手术对比使用 BiClamp 150 与传统缝扎的单中心回顾性研究中，BiClamp 150 组平均手术时间短，术后出血、二次手术发生率低[15]。一个有 86 例甲状腺手术对比使用 BiClamp 150 与 LigaSure 的单中心、前瞻性研究中，BiClamp 150 组口服钙剂补充发生率低（34.7% vs. 67.5%，P=0.002），且手术时间短（142min vs. 170min，P=0.023）[16]。

Thunderbeat 采用了混合技术，可同时对组织提供双极和超声能量，从而实现血管封闭和组织切除。在一项对 761 例连续患者对比使用 Thunderbeat 与 Harmonic Focus（一个广泛使用的超声刀，本章稍后讨论）行甲状腺手术的回顾性研究中，两组有相似的手术时间、估计失血量和住院时间。但 Thunderbeat 组发生短暂性喉返神经麻痹的风险更低（OR=0.31，95%CI 0.13~0.75，P=0.009）[17]。在一项关于在喉返神经旁使用 Thunderbeat 的安全性研究中，研究者使用 Thunderbeat 对 4 只小猪行甲状腺切除术，术中进行神经监测，研究发现在神经 3mm 外使用 Thunderbeat 时没有任何不良肌电图事件发生[18]。

三、超声设备

超声手术设备在 50~100um 距离产生 55kHz 超声波振动，从而在组织中产生热量和摩擦导致蛋白变性[19, 20]。超声手术设备可产生较少的热量而实现有效的组织凝闭和切除。一项比较人体腹膜热损伤的研究表明，Harmonic 超声刀比单极烧灼产生的热损伤更小，但与 LigaSure 相似[21]。用双极和超声手术设备在猪血管上作比较，平均热传递的差别无统计学意义[5]。在内分泌手术中，当在喉返神经、喉上神经外支和甲状旁腺附近解剖时，尽量减少热传递尤为重要。

Harmonic 系列能量设备是超声手术技术领域中最知名的品牌。CS-14C 超声刀是第一个用于甲状腺手术的 Harmonic 超声刀设备，并获得美国食品和药品管理局批准，用于封闭直径最高达 3mm 的血管[22]。Harmonic Focus 是一个新的设备，并被批准用于封闭直径最高达 5mm 的血管。Harmonic Focus 的有效性已经在多个前瞻性研究中得到检验[23-29]。2013 年对单中心 778 例患者进行对比使用 Harmonic Focus 与传统止血方法的前瞻性随机性研究，研究表明 Harmonic Focus 组手术时间短（79min vs. 125min，$P<0.001$）和症状性低钙血症发生风险低（3.6% vs. 6.9%，$P<0.05$）[29]。Cannizzaro 等在 2016 年进行了 Harmonic Focus 与传统止血方法、LigaSure 比较的 Meta 分析。该分析包括了 14 个研究，涵盖 2293 例行甲状腺全切术的患者。分析表明 Harmonic Focus 组与传统止血方法组比较具有更短的手术时间（-27.2min，$P=0.0001$）和相似的并发症发生率（OR=0.816，95%CI 0.471~1.412，$P=0.467$）。Harmonic Focus 组与 LigaSure 组比较，两组手术时间和并发症发生率相似[30]。同样，在 2011 年一项单盲前瞻性研究中，90 例行甲状腺切除术的患者随机分配到双极血管封闭和超声凝闭组，Rahabari 等发现两组之间的手术时间和医疗成本差异没有统计学意义[31]。

Harmonic 超声刀也在特定的甲状腺疾病中进行了研究，如 Graves 病和结节性甲状腺肿[32, 33]。在一项 2008 年的研究中，51 例因 Graves 病行甲状腺全切术的患者被随机分配到 Harmonic 超声刀组和传统止血方法组。Harmonic 超声刀组手术时间短（121min vs. 172min，$P=0.011$），但术中出血量（69ml vs. 79ml，$P=0.42$）和短暂性喉返神经麻痹发生率（14% vs. 4%，$P=0.35$）均相似[32]。

四、先进能量设备的挑战、障碍和误解

对任何新引入的手术创新，总是会有它不如传统技术的担心。对于甲状腺手术能量设备的使用，有人担心使用能量设备替代永久缝线可能会增加术后出血的风险，术中热量可能会增加喉返神经损伤的风险。但是，正如我们这章讨论的，研究表明甲状腺手术中使用能量设备与传统组织缝扎方法的术后出血和神经损伤的发生率相似[6-9, 11, 12, 29, 30, 32, 33]。现在大多数内分泌外科医生术中只使用能量设备或将其作为缝扎的辅助手段。随着现在外科住院医生越来越多在训练中学会使用能量设备，我们预计能量设备在未来仍将是外科医生工具箱中重要的组成部分[34, 35]。

然而，对能量设备缺乏基本的了解是在手术室有效和安全使用它们的主要障碍。外科医生越来越多地使用能量设备，然而他们并没有被要求正式学习或记录他们对能量设备的理解，这样就存在巨大的知识漏洞。例如，当给美国胃肠道和内窥镜外科医生协会（SAGES）的 48 位领导者进行一项有关手术能量的 11 道多选题时，正确回答者的中位人数是 59%。31% 的考生不知道如何正确处理患者身上的问题[36]。为了填补这个知识漏洞，美国胃肠道和内窥镜外科医生协会于 2010 年制订了手术能量基本使用计划，现在这一计划可为外科医生提供理解手术能量设备的正式课程[37-39]。

五、远程甲状腺手术的能量设备

除了开放甲状腺手术研究外，能量设备还在视频辅助甲状腺切除术（minimally invasive

video-assisted thyroidectomy，MIVAT）和远程甲状腺切除术中进行了研究。在这些术式中，传统缝扎法不合适或不可行。目前有多种已报道的远程甲状腺手术入路，其中包括经腋窝、机器人耳后发际线、经口内窥镜或机器人经口入路 [40, 41]。在一项前瞻性研究中，67 例有甲状腺孤立性结节的患者（＜30mm）通过 MIVAT 方法行甲状腺叶切除术。患者被随机分配到甲状腺上极血管使用夹子结扎组和使用 Harmonic 超声刀组。笔者通过 MIVAT 入路，首先在胸骨切迹上方做一个 1.5cm 的皮肤切口，通过钝性解剖分离形成一个工作空间，接着使用硬性内镜辅助解剖甲状腺。他们发现使用 Harmonic 超声刀组术后 1 个月的美容满意度更高，但这种差异在术后 6 个月后并不显著 [42]。在另一项 114 例患者使用 Harmonic 超声刀通过单侧腋乳入路内镜辅助下行甲状腺切除术的研究中，3 例患者出现轻微的皮瓣血肿，5 例患者出现短暂性单侧声带麻痹 [43]。在内镜甲状腺手术中使用能量设备时，有皮瓣出现热损伤的罕见报道 [44]。这些研究尽管来自单中心，样本量较小，但可表明能量设备（如 Harmonic 超声刀）可以安全的使用在内镜甲状腺手术中。

六、未来方向：射频消融术

射频消融术（RFA）虽然早已经应用于其他实体器官肿瘤的治疗，但在甲状腺手术中是个新兴领域 [45]。在交流电作用下，组织中的离子随交流电方向运动，射频波激发离子震荡，离子震荡相互摩擦产热，从而在电极周围产生热量导致蛋白质变性和细胞死亡 [46]。有专门为甲状腺手术设计的射频消融设备，它的电极更短更薄，激发尖端小至 3.8mm，可以精确治疗目标的同时对邻近组织造成的损伤最小。射频消融术已被证明对良性甲状腺结节和复发性甲状腺癌有效 [47-51]。

世界各地的许多机构已经报道了他们使用射频消融术治疗良性甲状腺结节的短期和长期经验。2019 年的一项单中心回顾性研究中，Guang 等随访了 103 例患者，涉及 194 个甲状腺结节，平均超过 16 个月：50.5% 的结节需要 1 程射频消融术，44.9% 需要 2 程射频消融术，4.6% 需要 3 程射频消融术。结节按大小分为：小（≤ 5ml），中小（5.1～13ml），中（13.1～30ml））和大（＞30ml）。笔者发现所有结节体积均显著减小，小结节减小最多（24 个月体积减小 98.7%），中或大结节患者美容评分增加最多 [52]。其他国家的回顾性研究也证明了射频消融术在治疗良性甲状腺结节的疗效 [53-55]。

射频消融术用于甲状腺微小癌和复发性甲状腺癌的治疗也有短期和长期的效果 [50, 51, 56, 57]。在一项对 174 例孤立性甲状腺微小乳头状癌患者的回顾性研究中，94 例患者进行射频消融术，80 例患者进行手术。在手术组，有 3 例患者出现并发症（2 例永久性神经损伤，1 例永久性甲状旁腺功能减退）。射频消融术组无并发症报告。在随后 5 年的随访中，每组各有 1 例患者出现复发 [56]。在另一项有 73 例最大直径＜2cm 的复发性甲状腺癌患者的回顾性研究中，27 例患者进行了射频消融术，46 例患者进行了 2 次手术。统计 1 年和 3 年无病生存率，射频消融术组分别为 96.0% 和 92.6%，2 次手术组分别为 92.2% 和 92.2%，在用逆概率法调整权重以减小选择性偏倚后，两组差异无统计学意义。此外，经过调整后，两组的声音沙哑率无统计学差异（7.3% vs. 9.0%，P=0.812）[51]。

总之，虽然射频消融术已经广泛应用于其他器官，但它目前对于甲状腺肿瘤仍是一个新的工具。随着我们对内分泌手术中射频消融术的理解不断加深，我们期望未来能够建立射频消融术使用的临床规范。

结论

能量设备，如双极血管封闭系统和超声刀，都是现代内分泌手术非常重要的一部分。虽然能量设备不能完全代替传统缝扎，但确实为手术入路带来了进步，如微创和远程甲状腺手术。

- 充分的止血和避免热量传递到邻近组织（如喉返神经）是内分泌手术中使用能量设备最关注的两个主要问题。

- 在甲状腺切除术中，双极血管封闭系统和超声设备与传统缝扎相比，并发症发生率相似。

- 射频消融术在内分泌外科是一个值得关注的新兴领域，它作为替代方案治疗良性甲状腺结节和甲状腺癌的研究正在进行。

参考文献

[1] Massarweh NN, Cosgriff N, Slakey DP. Electrosurgery: history, principles, and current and future uses. J Am Coll Surg. 2006;202:520-30.

[2] Butskiy O, Wiseman SM. Electrothermal bipolar vessel sealing system (LigaSure™) for hemostasis during thyroid surgery: a comprehensive review. Expert Rev Med Devices. 2013;10:389-410.

[3] Dhepnorrarat RC, Witterick IJ. New technologies in thyroid cancer surgery. Oral Oncol. 2013;49:659-64.

[4] Campbell PA, Cresswell AB, Frank TG, Cuschieri A. Real-time thermography during energized vessel sealing and dissection. Surg Endosc. 2003;17:1640-5.

[5] Harold KL, et al. Comparison of ultrasonic energy, bipolar thermal energy, and vascular clips for the hemostasis of small-, medium-, and large-sized arteries. Surg Endosc. 2003; 17:1228-30.

[6] Lepner U, Vaasna T. LigaSure vessel sealing system versus conventional vessel ligation in thyroidectomy. Scand J Surg. 2007;96:31-4.

[7] Parmeggiani U, et al. Major complications in thyroid surgery: utility of bipolar vessel sealing (Ligasure® Precise). G Chir. 2005;26:387-94.

[8] Petrakis IE, Kogerakis NE, Lasithiotakis KG, Vrachassotakis N, Chalkiadakis GE. LigaSure versus clamp-and-tie thyroidectomy for benign nodular disease. Head Neck. 2004;26:903-9.

[9] Youssef T, Mahdy T, Farid M, Latif AA. Thyroid surgery: use of the LigaSure vessel sealing system versus conventional knot tying. Int J Surg. 2008;6:323-7.

[10] Shen WT, Baumbusch MA, Kebebew E, Duh Q-Y. Use of the electrothermal vessel sealing system versus standard vessel ligation in thyroidectomy. Asian J Surg. 2005;28:86-9.

[11] Saint Marc O, Cogliandolo A, Piquard A, Famà F, Pidoto RR. LigaSure vs clamp-and-tie technique to achieve hemostasis in total thyroidectomy for benign multinodular goiter: a prospective randomized study. Arch Surg. 2007;142:150-6; discussion 157.

[12] Barbaros U, et al. The use of LigaSure in patients with hyperthyroidism. Langenbeck's Arch Surg. 2006;391:575-9.

[13] Siu JM, et al. Association of vessel-sealant devices vs conventional hemostasis with postoperative neck hematoma after thyroid operations. JAMA Surg. 2019;154:e193146.

[14] Del Rio P, et al. The use of energy devices for thyroid surgical procedures. Harmonic Focus versus Biclamp 150. Ann Ital Chir. 2015;86:553-9.

[15] Pniak T, Formánek M, Matoušek P, Zeleník K, Komínek P. Bipolar thermofusion BiClamp 150 in thyroidectomy: a review of 1156 operations. Biomed Res Int. 2014;2014: 707265.

[16] Oussoultzoglou E, et al. Use of BiClamp decreased the severity of hypocalcemia after total thyroidectomy compared with LigaSure: a prospective study. World J Surg. 2008;32: 1968-73.

[17] Van Slycke S, et al. Comparison of the harmonic focus and the thunderbeat for open thyroidectomy. Langenbeck's Arch Surg. 2016;401:851-9.

[18] Kwak HY, et al. Thermal injury of the recurrent laryngeal nerve by THUNDERBEAT during thyroid surgery: findings from continuous intraoperative neuromonitoring in a porcine model. J Surg Res. 2016;200:177-82.

[19] Becker AM, Gourin CG. New technologies in thyroid surgery. Surg Oncol Clin N Am. 2008;17:233-48, x.

[20] Lyons SD, Law KSK. Laparoscopic vessel sealing technologies. J Minim Invasive Gynecol. 2013;20:301-7.

[21] Družijanić N, Pogorelić Z, Perko Z, Mrklić I, Tomić S. Comparison of lateral thermal damage of the human peritoneum using monopolar diathermy, Harmonic scalpel and LigaSure. Can J Surg. 2012;55:317-21.

[22] Manouras A, Markogiannakis HE, Kekis PB, Lagoudianakis EE, Fleming B. Novel hemostatic devices in thyroid surgery: electrothermal bipolar vessel sealing system and harmonic scalpel. Expert Rev Med Devices. 2008;5:447-66.

[23] Cannizzaro MA, Lo Bianco S, Borzì L, Cavallaro A, Buffone A. The use of FOCUS harmonic scalpel compared to conventional haemostasis (knot and tie ligation) for thyroid surgery: a prospective randomized study. Springerplus. 2014;3:639.

[24] Di RMR, et al. Comparison of conventional technique, Ligasure Precise and Harmonic Focus in total thyroidectomy. G Chir. 2010;31:296-8.

[25] Ferri E, Armato E, Spinato G, Spinato R. Focus harmonic scalpel compared to conventional haemostasis in open total thyroidectomy: a prospective randomized trial. Int J Otolaryngol. 2011;2011:357195.

[26] Dionigi G, et al. The safety of energy-based devices in open thyroidectomy: a prospective, randomised study comparing the LigaSure™ (LF1212) and the Harmonic® FOCUS. Langenbeck's Arch Surg. 2012;397:817-23.

[27] Pons Y, et al. Comparison of LigaSure vessel sealing system, harmonic scalpel, and conventional hemostasis in total thyroidectomy. Otolaryngol Head Neck Surg. 2009;141: 496-501.

[28] Mourad M, et al. Randomized clinical trial on Harmonic Focus shears versus clamp-and-tie technique for total thyroidectomy. Am J Surg. 2011;202:168-74.

[29] Duan Y-F, Xue W, Zhu F, Sun D-L. FOCUS harmonic scalpel compared to conventional hemostasis in open total thyroidectomy - a prospective randomized study. J Otolaryngol Head Neck Surg. 2013;42:62.

[30] Cannizzaro MA, et al. Comparison between Focus Harmonic scalpel and other hemostatic techniques in open thyroidectomy: A systematic review and meta-analysis. Head Neck. 2016;38:1571-8.

[31] Rahbari R, et al. Prospective randomized trial of ligasure versus harmonic hemostasis technique in thyroidectomy. Ann Surg Oncol. 2011;18:1023-7.

[32] Hallgrimsson P, Lovén L, Westerdahl J, Bergenfelz A. Use of the harmonic scalpel versus conventional haemostatic techniques in patients with Grave disease undergoing total thyroidectomy: a prospective randomised controlled trial. Langenbeck's Arch Surg. 2008;393:675-80.

[33] Konturek A, Barczyński M, Stopa M, Nowak W. Total thyroidectomy for non-toxic multinodular goiter with versus without the use of harmonic FOCUS dissecting shears - a prospective randomized study. Videosurg Other Miniinvas Tech. 2012;4:268-74.

[34] Fuchshuber P, et al. The SAGES Fundamental Use of Surgical Energy program (FUSE): history, development, and purpose. Surg Endosc. 2018;32:2583-602.

[35] Madani A, et al. Structured simulation improves learning of the Fundamental Use of Surgical Energy™ curriculum: a multicenter randomized controlled trial. Surg Endosc. 2016;30:684-91.

[36] Feldman LS, et al. Surgeons don't know what they don't know about the safe use of energy in surgery. Surg Endosc. 2012;26:2735-9.

[37] Feldman LS, Fuchshuber PR, Jones DB. The SAGES manual on the fundamental use of surgical energy (FUSE). New York: Springer; 2012.

[38] Madani A, Jones DB, Fuchshuber P, Robinson TN, Feldman LS. Fundamental Use of Surgical Energy™ (FUSE): a curriculum on surgical energy-based devices. Surg Endosc. 2014;28:2509-12.

[39] Feldman LS, et al. Rationale for the Fundamental Use of Surgical Energy™ (FUSE) curriculum assessment: focus on safety. Surg Endosc. 2013;27:4054-9.

[40] Richmon JD, Kim HY. Transoral robotic thyroidectomy (TORT): procedures and outcomes. Gland Surg. 2017;6: 285-9.

[41] Russell JO, et al. Remote-access thyroidectomy: a multi-institutional North American experience with transaxillary, robotic facelift, and transoral endoscopic vestibular approaches. J Am Coll Surg. 2019;228:516-22.

[42] Barczyński M, Konturek A, Cichoń S. Minimally invasive video-assisted thyroidectomy (MIVAT) with and without use of harmonic scalpel—a randomized study. Langenbeck's Arch Surg. 2008;393:647-54.

[43] Koh YW, Park JH, Kim JW, Lee SW, Choi EC. Clipless and sutureless endoscopic thyroidectomy using only the harmonic scalpel. Surg Endosc. 2010;24:1117-25.

[44] Fan Y, et al. Minimally invasive video-assisted thyroidectomy: experience of 300 cases. Surg Endosc. 2010;24:2393-400.

[45] Brace CL. Radiofrequency and microwave ablation of the liver, lung, kidney, and bone: what are the differences? Curr Probl Diagn Radiol. 2009;38:135-43.

[46] Park HS, et al. Thyroid radiofrequency ablation: updates on innovative devices and techniques. Korean J Radiol. 2017;18:615-23.

[47] Spiezia S, et al. Thyroid nodules and related symptoms are stably controlled two years after radiofrequency thermal ablation. Thyroid. 2009;19:219-25.

[48] Faggiano A, et al. Thyroid nodules treated with percutaneous radiofrequency thermal ablation: a comparative study. J Clin Endocrinol Metab. 2012;97:4439-45.

[49] Cesareo R, et al. Prospective study of effectiveness of ultrasound-guided radiofrequency ablation versus control group in patients affected by benign thyroid nodules. J Clin Endocrinol Metab. 2015;100:460-6.

[50] Lim HK, et al. Efficacy and safety of radiofrequency ablation for treating locoregional recurrence from papillary thyroid cancer. Eur Radiol. 2015;25:163-70.

[51] Kim J-H, et al. Efficacy and safety of radiofrequency ablation for treatment of locally recurrent thyroid cancers smaller than 2 cm. Radiology. 2015;276:909-18.

[52] Guang Y, et al. Patient satisfaction of radiofrequency ablation for symptomatic benign solid thyroid nodules: our experience for 2-year follow up. BMC Cancer. 2019;19:147.

[53] Hamidi O, et al. Outcomes of radiofrequency ablation therapy for large benign thyroid nodules: a mayo clinic case series. Mayo Clin Proc. 2018;93:1018-25.

[54] Jawad S, Morley S, Otero S, Beale T, Bandula S. Ultrasound-guided radiofrequency ablation (RFA) of benign symptomatic thyroid nodules - initial UK experience. Br J Radiol. 2019;92:20190026. https://doi.org/10.1259/bjr.20190026.

[55] Deandrea M, et al. Long-term efficacy of a single session of RFA for benign thyroid nodules: a longitudinal 5-year observational study. J Clin Endocrinol Metab. 2019;104:3751-6.

[56] Zhang M, et al. Ultrasound-guided radiofrequency ablation versus surgery for low-risk papillary thyroid microcarcinoma: results of over 5 years' follow-up. Thyroid. 2020; https://doi.org/10.1089/thy.2019.0147.

[57] Choi Y, Jung S-L. Efficacy and safety of thermal ablation techniques for the treatment of primary papillary thyroid microcarcinoma: a systematic review and meta-analysis. Thyroid. 2020; https://doi.org/10.1089/thy.2019.0707.

第 15 章　甲状旁腺荧光成像
Parathyroid Gland Fluorescence Imaging

Richard H. Law　Michael C. Singer　著

吴述平　译

识别甲状旁腺（PG）的能力是甲状腺和甲状旁腺外科手术的基本技能。甲状旁腺切除术依赖于这些腺体的识别，以便外科医生评估其可能的病理学和切除的必要性。在甲状腺切除手术中，甲状旁腺的识别是甲状旁腺保留过程中的第一步，也是最大限度降低甲状旁腺功能减退的风险的必需步骤。识别确认甲状旁腺后再对其生存能力进行解剖评估。

时至今日，所有这些能力都取决于外科医生的手术能力。然而，最近出现的技术似乎为外科医生提供了识别和保存甲状旁腺的辅助工具。这些技术利用具有内源性甲状旁腺自体荧光（autofuorescence，AF）的近红外成像（near-infrared imaging，NIRI）或借助吲哚菁绿（indocyanine green，ICG）的技术尚处于早期开发阶段，其在临床中的详细作用尚未确定。本章将讨论这些术中成像模式的一些细微差别和局限性及其潜在的未来应用。

一、甲状旁腺识别和存活评估的必要性

术后暂时性甲状旁腺功能减退是甲状腺切除手术最常见的并发症之一，术后可导致低钙血症，发生率高达 35%[1-4]。相对于暂时性低钙血症，永久性低钙血症的发生率较低，但总体发生率仍相当高 [5-11]，永久性甲状旁腺功能减退显著影响患者的长期健康和生活质量。

虽然过去一些外科医生认为在甲状腺手术期间避开甲状旁腺是减少这类并发症的最佳方法，但今天大多数外科医生认为通过辨别甲状旁腺，并进行"包膜剥离"，最大限度保留甲状旁腺的终末血供，可以改善甲状旁腺功能减退的发生。

在甲状腺手术中，除了识别甲状旁腺，评估腺体的血供情况也至关重要，对于无血供的甲状旁腺可考虑重新种植。然而，甲状旁腺的终末支血供高度不规则且精细，使得解剖保留血供相当具有挑战性。

区分甲状旁腺是甲状旁腺切除术的最基本要求。虽然通常术前放射影像学检查可以为病理性的甲状旁腺做到精确定位，但无法定位异位甲状旁腺，这使得治疗效果不理想，是甲状旁腺手术最常见的并发症。异位定位、并发甲状腺疾病或体质的个体差异会使甲状旁腺识别更具挑战性，尤其在非局限性或 4 个腺体都有增生的情况下。

二、甲状旁腺的识别和检测

纵观历史，甲状旁腺与周围组织的识别与区分完全依赖于外科医生的技能。要鉴别这些小腺体，需要了解解剖学和组织特征，同时包括颜色。尽管明确的解剖毗邻关系便于甲状旁腺的识别，但某些情况下识别仍尤其困难，如非常大的甲状腺肿、再次手术或自身免疫性炎症，如桥本甲状腺炎，都可能导致甲状旁腺位置和血供的变异，使识别和功能保留更具挑战性[3]。因此，外科医生之间对甲状旁腺识别能力差异很大，很大程度上取决于他们的培训和经验。

为了术前定位病理性甲状旁腺，在开展和改进放射影像学方面做了很多努力，但较少关注术中检测工具的应用。早期开发实时术中识别甲状旁腺的方法包括术中闪烁扫描的放射引导甲状旁腺切除术、亚甲蓝（methylene blue，MB）注射和氨基乙酰丙酸（aminolevulinic acid，ALA）注射[12-16]。不幸的是，所有这些方法都有明显的缺点。

Dudley首创在术中通过静脉注射亚甲蓝来识别甲状旁腺[17, 18]。自从其文章发表后，亚甲蓝注入法获得了一定程度的普及。然而，一些潜在的不良反应包括神经毒性、光毒性、注射部位疼痛和恶心也受到人们的重视[13, 14, 17, 19, 20]。由于对这些并发症的担忧，尤其是脑病的风险，大多数外科医生淘汰了这种方法。

氨基乙酰丙酸是另一种荧光分子，在甲状腺和甲状旁腺手术中用于辅助甲状旁腺检测[14, 15, 21-23]。它是血红素生物合成的中间产物，是荧光原卟啉IX（PpIX）的前体。在被短弧氙灯（D光）[16] 产生的特定蓝光激发后，它会发出特征性的红色荧光。甲状旁腺相对于周围组织优先摄取ALA的

基础尚不清楚。在甲状旁腺手术中，氨基乙酰丙酸的使用被描述为"光学活检"，但在缩短手术时间方面有明显作用。与亚甲蓝一样，ALA也有其局限性。例如，由于刺激光的穿透较浅，必须在很大程度上解剖出甲状旁腺才能进行检测。此外，由于周围组织的过度光敏化可能使甲状旁腺几乎无法区分，因此判断错误的可能性大大增加。尽管尚未发现相关的致命性肝衰竭，但服用ALA也会导致肝酶暂时升高。然而，丙氨酸注射法无法广泛推广，最大障碍可能是患者在术后48h内需避光，以防止潜在的光毒性皮肤反应，这给患者带来极大不便。

三、吲哚菁绿（ICG）

吲哚菁绿（ICG）与近红外成像（NIRI）技术的组合配对标志着甲状腺切除术中，甲状旁腺实时定位和保存的重要一步。ICG是一种水溶性阴离子三碳菁染料，作为评估灌注的血管内对比剂[12]。注射后ICG的荧光光谱约为 $820\sim834nm$[26]。ICG与近红外荧光的结合使用已在其他程序中发挥作用，如术中血管造影、肝外胆管造影、冠状动脉旁路移植、淋巴结定位和肠吻合[12, 27]。

相对于周围组织，甲状旁腺对ICG有选择性摄取，同时拥有良好的安全性，使得ICG术中实时识别甲状旁腺成为一种可行的选择。ICG唯一的不良反应是，对于碘对比剂过敏的患者，可能会引起荨麻疹和过敏反应。它的半衰期为 $2.5\sim3min$。

ICG的利用不仅有助于甲状旁腺的定位，还可以用于评估甲状旁腺的血供和存活情况。通过评估可指导是否游离再种植甲状旁腺以保证其功能。这与传统的灌注评估方法（如观察腺体的颜

色、出血能力或温度）有很大不同[24, 25]。除了其良好的安全性外，这种评估甲状旁腺灌注和存活情况的能力是 ICG 和 MB 或 ALA 之间的关键区别之一。

为了采用基于 ICG 的方法，需要将光源和相机设置为适当的波长，约 805nm 用于吸收，峰值发射为 835nm。多种成像系统都可应用在此项技术，其中包括 Spy（Stryker）、Fluoptics 和为机器人手术设计的 Firefly 系统（Intuitive Surgical）。在这些成像系统中，甲状旁腺的血供越丰富，则显示出越深的颜色。

多个团队研究了 ICG 在甲状腺和甲状旁腺手术中的有效性和可行性[17, 25, 28–30]。Zaidi 等是最早研究 ICG 成像在甲状腺全切除术中的应用的[29]。灌注情况根据荧光程度分为三类：3+（>70% 摄取）、2+（30%～70%）和 1+（<30%），最低荧光强度提示灌注不良。在此项研究中，肉眼识别了 85 个甲状旁腺。85 例中 71 例（84%）显示 ICG 荧光。假阴性率（当 ICG 荧光不显影与腺体活力的肉眼评估不匹配时）为 6%。ICG 摄取情况与术后血清甲状旁腺激素（PTH）水平相关。该研究的局限性之一是，通过肉眼和 ICG 识别的腺体没有通过冰冻切片来确定真假阳性率或阴性率。它也没有描述由于永久性甲状旁腺功能减退引起的永久性低钙血症的发生率。

Fortuny 等也对甲状腺全切除术中甲状旁腺的检测和灌注进行研究[6]。他们发现，甲状腺切除术后，通过 ICG 摄取荧光显示确认，缺乏良好灌注的甲状旁腺可很好地预测低钙血症。在该研究的 36 例患者中，在手术结束时 30 例患者都保留了至少一个血管化良好的甲状旁腺，6 例患者无法保留血供良好的甲状旁腺。这 6 例患者中有 2 例患者出现了短暂的甲状旁腺功能减退，没有出现永久性低钙血症的患者。甲状旁腺灌注情

况采用类似于 Zaidi 研究中使用的三点分级标准进行肉眼评估。如果肉眼评估和 ICG 灌注评估不一致，则切开腺体以确定是否有出血，如果没有出血迹象，则游离再种植。

来自瑞士的 Triponez 团队随后对大量患者（n=196）进行了随机试验，证明 ICG 在甲状腺切除术后的甲状旁腺血流灌注评估的确可靠[5]。在这些患者中，146/196 例患者在 ICG 成像中至少保留有一个灌注良好的甲状旁腺，然后将这 146 例患者随机分组，对照组补充钙和维生素 D，监测术后第 1 天及术后 10～15 天血钙及甲状旁腺素水平。干预组未检测血钙及甲状旁腺素，也没有补充钙和维生素 D。通过检测术后 10～15 天血钙及甲状旁腺素水平，确认甲状旁腺水平正常。在随机分组的患者中，两组患者在低钙血症或甲状旁腺功能减退方面的没有显著差异。笔者得出结论，根据 ICG 成像显示至少保留一个灌注良好的甲状旁腺的患者术后不会出现甲状旁腺功能减退。有趣的是，在未发现甲状旁腺灌注良好的 50 例患者中，11 例患者在术后第 1 天出现甲状旁腺功能减退，6 例患者出现在术后第 10 天。ICG 在内镜辅助和机器人甲状腺切除术中也有类似的结果[9, 31]。

ICG 用于检测疾病性前列腺素，如原发性甲状旁腺功能亢进（HPT），尚未得到广泛研究，但有几个研究小组描述了一些结果。Berber 及其同事是描述他们在甲状旁腺外科疾病中使用 ICG 的经验的少数人之一[30]。在一项研究中，33 例患者接受了甲状旁腺切除术，其中 112 例患者通过视觉识别出甲状旁腺；20 例为单腺瘤，7 例为双腺瘤，6 例为 4 腺体增生。112 个腺体中有 104 个（92.9%）表现出 ICG 摄取。作者报道，这表明术中 ICG 可以帮助检测甲状旁腺。该研究还表明，术前钙水平 >11 mg/dl 且腺体较大（>

10mm）的患者荧光度显著较高。关于病理腺体的荧光程度的结果一直相互矛盾[32]。这是关于这些新兴技术的许多问题之一，需要进一步研究。甲状旁腺手术似乎受益于 ICG 评估的一个方面是评估 4 个腺体增生的 3.5 个腺体切除后，残余甲状旁腺的灌注[12, 30, 33]。

DeLong 等研究了 ICG 在原发性甲状旁腺功能亢进中识别甲状旁腺的应用[34]。在 55 例患者通过 ⁹⁹Tc 扫描进行术前定位，18 例未能定位。在手术中，18 例患者都发现有一个单一的腺瘤，其就是引起发病的原因，这些腺瘤都发出 ICG 荧光。在手术过程中，ICG 也可以观察到未经其他成像方式识别的腺体。本研究强调，ICG 可能有助于识别术前影像学检查未定位的甲状旁腺腺瘤。

四、自体荧光成像

虽然 ICG 明显有助于评估甲状旁腺的血供情况，但其能够完成甲状旁腺检测的机制仍不清楚。最近，不通过增强剂 ICG（或其他试剂）的甲状旁腺自体荧光已成为一个研究热点[35-37]。这一概念与其他技术（如 ICG 注射）不同，因为甲状旁腺具有内源性荧光团，当用 785 nm 的光照明时，其以 820 nm 的峰值波长发射近红外线（NIR）光[12, 24, 38]，因此不需要任何辅助剂来诱导荧光。甲状旁腺自体荧光的机制尚不清楚，但有多项研究表明钙敏感受体蛋白（calcium-sensing receptor protein，CSRP）是潜在的荧光团候选物[12, 36]，原因是与甲状腺和其他组织相比，CSRP 在甲状旁腺中的浓度最高。

使用 ICG 成像的一个主要问题是，由于其血管的固有性，注射后该区域中的所有东西都会发出荧光。因此即使对于经验丰富的外科医生来说，将甲状旁腺与甲状腺区分开来也是相当具有挑战性的。因为甲状旁腺的自体荧光强度明显大于周围组织，自体荧光的识别在很大程度上避免了这个问题。因此与 ICG 成像相比，自体荧光技术更能够将甲状旁腺与其他结构区分开来的。

用于 ICG 评估的检测设备也可用于甲状旁腺的自体荧光检查（图 15-1）。除了这些摄像系统外，选择探针亦可行。该设备名为 PTeye（Medtronic），将刺激器和接收器放置在同一个探针中。当该探针应用于组织时，随附的监视器显示其绝对荧光度以及与测量的甲状腺荧光的比率，高于一定量的比率表明接触的组织可能是甲状旁腺（图 15-2）。

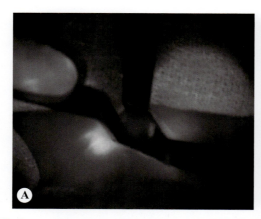
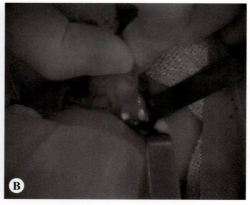

▲ 图 15-1　A. 利用近红外成像的摄像系统显示了甲状腺手术中使用内源性甲状旁腺自体荧光的甲状旁腺视图；B. 甲状腺游离后取出，现在可以看到 2 个甲状旁腺

关键的是，自体荧光只能帮助检测甲状旁腺。De Leeuw 等发现即使在切除甲状旁腺后 1h 或在福尔马林中固定时，自体荧光仍保持稳定。因此，自体荧光与灌注无关[1]。甲状旁腺的这种自体荧光特性可用于识别，然而，如果需要评估灌注和腺体存活情况，仍然需要注射 ICG。

由范德堡大学 Anita Mahadevan-Jansen 教授带领的研究团队在甲状旁腺自体荧光领域进行了大量开创性工作。2013 年，他们证明了在甲状腺和甲状旁腺手术期间使用术中近红外相机检测甲状旁腺的有效性[35]。在 45 例接受手术的患者中，自体荧光的识别率为 100%。

该小组随后发表了一项关于影响甲状旁腺荧光强度的各种因素的研究[36]。他们发现 BMI、疾病状态、维生素 D 水平和钙水平是强度信号变化的原因。年龄、性别、种族、PTH 水平没有明显影响。从某种程度上来说，高 BMI 可能会导致较低的强度，因为脂肪组织可能会限制刺激光的穿透深度。高钙水平和低维生素 D 水平也导致甲状旁腺强度较低，其机制尚不清楚。这可能是因为原发性甲状旁腺功能亢进患者中的高钙水平可能会抑制钙敏感受体蛋白的功能。有趣的是，他们发现肾相关继发性甲状旁腺功能亢进患者中的甲状旁腺检出率较低，该组的检出率仅为 54%，而

其他疾病状态的检出率为 99%，其中包括甲状腺恶性肿瘤、非恶性甲状腺疾病、原发性甲状旁腺功能亢进和三期甲状旁腺功能亢进。虽然这一发现的机制尚不清楚，但可能是由于继发性甲状旁腺功能亢进患者中的钙敏感受体蛋白下调导致的。

Kahramangil 等对自体荧光的甲状旁腺检测进行了 Meta 分析[38]。他们总结认为自体荧光有助于识别甲状旁腺，在被外科医生以常规方式识别之前，37%～67% 的甲状旁腺是通过自体荧光检测到的。虽然这一比例在不同中心之间存在差异，但在 97%～99% 的甲状旁腺中可检测到自体荧光是一致性的。

回到前文所说，病理性甲状旁腺如何影响自体荧光质量。Kose 等使用流体光学装置[39]深入研究了这个问题。他们尝试探索不同甲状旁腺病变的自体荧光强度和模式是否不同。在本研究中，50 例患者接受了双侧颈部探查，共鉴定出 199 个甲状旁腺，96%（n=192）的自体荧光大于背景组织。在肉眼识别发现之前，52 个甲状旁腺（26%）已经通过自体荧光被发现。与正常腺体相比，功能亢进的甲状旁腺表现出较低的平均标准化自体荧光强度，且表现为更不均匀的荧光模式。虽然这些结果与其他一些研究相冲突，但功能亢进的甲状旁腺表现出较低荧光强度这一现象

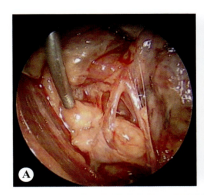
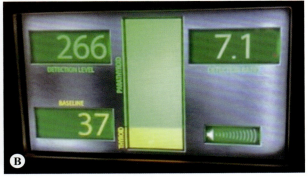

▲ 图 15-2　A. 近红外成像探头刺激右侧甲状旁腺；B. PTeye 的控制台显示荧光的绝对值（左侧），以及与测量的甲状腺荧光的比率（右侧），高比率证实接触组织为甲状旁腺

在其他研究中亦有报道[37, 40]。

五、荧光成像的未来

无论是否使用 ICG，荧光成像都是一种很有前景的甲状旁腺识别和（或）评估方法。然而正如与多样的研究结果所揭示的那样，我们对这项技术在使用、解释和评估的理解仍有很大的空白。

在甲状腺和甲状旁腺手术中，面对甲状旁腺的处理又大不相同。在甲状腺手术中，虽然甲状旁腺的识别很重要，但可能更关键的是评估其存活的情况。甲状旁腺手术中，识别甲状旁腺才是最重要的，需要具备区分正常甲状旁腺腺体和病理腺体的能力。因此，在甲状旁腺切除术中，ICG的使用可能意义不大。然而，在甲状腺手术中最佳方法可能是同时利用这两种方式，首先使用自体荧光辅助定位，然后注射 ICG 以评估血供情况。

目前仍不清楚应在哪种类型的病例中使用荧光成像。在常规的甲状腺全切术是否能有明显获益，也许只有在某些特定的情况下，如修复手术中，才允许使用。哪些外科医生可能通过利用这项技术受益？是经验丰富的外科医生在做最复杂的手术时，还是经验较少的外科医生在识别和保存甲状旁腺方面最需要？

甲状旁腺荧光成像的问题与任何新兴技术或手术技术产生的问题类似，犹如首次引入术中喉返神经监测一样。人们提出了许多关于神经监测的最佳使用和作用的问题，只有通过广泛的研究，这些问题中的许多才得到解答。随着确切意义的发现，神经监测现已广泛应用于甲状腺手术。鉴于甲状旁腺荧光成像的潜在优势，随着进一步的研究，该技术也可能成为甲状腺和甲状旁腺手术的常规技术。

参考文献

[1] De Leeuw F, Breuskin I, Abbaci M, et al. Intraoperative near-infrared imaging for parathyroid gland identification by auto-fluorescence: a feasibility study. World J Surg. 2016;40(9):2131-8. https://doi.org/10.1007/s00268-016-3571-5.

[2] Christou N, Mathonnet M. Complications after total thyroidectomy. J Visc Surg. 2013;150(4):249-56. https://doi.org/10.1016/j.jviscsurg.2013.04.003.

[3] Sadowski SM, Vidal Fortuny J, Triponez F. A reappraisal of vascular anatomy of the parathyroid gland based on fluorescence techniques. Gland Surg. 2017;6(Suppl 1):S30-7. https://doi. org/10.21037/gs.2017.07.10.

[4] Zambudio AR, Rodríguez J, Riquelme J, Soria T, Canteras M, Parrilla P. Prospective study of postoperative complications after total thyroidectomy for multinodular goiters by surgeons with experience in endocrine surgery. Ann Surg. 2004;240(1):18-25.

[5] Vidal Fortuny J, Sadowski SM, Belfontali V, et al. Randomized clinical trial of intraoperative parathyroid gland angiography with indocyanine green fluorescence predicting parathyroid function after thyroid surgery. Br J Surg. 2018;105(4):350-7. https://doi.org/10.1002/bjs.10783.

[6] Vidal Fortuny J, Belfontali V, Sadowski SM, Karenovics W, Guigard S, Triponez F. Parathyroid gland angiography with indocyanine green fluorescence to predict parathyroid function after thyroid surgery. Br J Surg. 2016;103(5):537-43. https://doi.org/10.1002/bjs.10101.

[7] Edafe O, Antakia R, Laskar N, Uttley L, Balasubramanian SP. Systematic review and meta-analysis of predictors of post-thyroidectomy hypocalcaemia. Br J Surg. 2014;101(4):307-20. https://doi.org/10.1002/bjs.9384.

[8] Lorente-Poch L, Sancho JJ, Muñoz-Nova JL, Sánchez-Velázquez P, Sitges-Serra A. Defining the syndromes of parathyroid failure after total thyroidectomy. Gland Surg. 2015;4(1):82-90. https://doi.org/10.3978/j.issn.2227-684X.2014.12.04.

[9] Alesina PF, Meier B, Hinrichs J, Mohmand W, Walz MK. Enhanced visualization of parathyroid glands during video-assisted neck surgery. Langenbeck's Arch Surg. 2018;403(3):395-401. https://doi.org/10.1007/s00423-018-1665-2.

[10] Selberherr A, Niederle B. [Avoidance and management of

hypoparathyroidism after thyroid gland surgery]. Chirurg. 2015;86(1):13-6. https://doi.org/10.1007/s00104-014-2817-8.

[11] Kahramangil B, Berber E. Comparison of indocyanine green fluorescence and parathyroidautofluorescence imaging in the identification of parathyroid glands during thyroidectomy. Gland Surg. 2017;6(6):644-8. https://doi.org/10.21037/gs.2017.09.04.

[12] Kim SW, Lee HS, Lee KD. Intraoperative real-time localization of parathyroid gland withnear infrared fluorescence imaging. Gland Surg. 2017;6(5):516-24. https://doi.org/10.21037/gs.2017.05.08.

[13] Patel HP, Chadwick DR, Harrison BJ, Balasubramanian SP. Systematic review of intravenousmethylene blue in parathyroid surgery. Br J Surg. 2012;99(10):1345-51. https://doi.org/10.1002/bjs.8814.

[14] Tummers QRJG, Schepers A, Hamming JF, et al. Intraoperative guidance in parathyroidsurgery using near-infrared fluorescence imaging and low-dose Methylene Blue. Surgery. 2015;158(5):1323-30. https://doi.org/10.1016/j.surg.2015.03.027.

[15] Suzuki T, Numata T, Shibuya M. Intraoperative photodynamic detection of normal parathyroid glands using 5-aminolevulinic acid. Laryngoscope. 2011;121(7):1462-6. https://doi.org/10.1002/lary.21857.

[16] Prosst RL, Schroeter L, Gahlen J. Enhanced ALA-induced fluorescence in hyperparathyroidism. J Photochem Photobiol B Biol. 2005;79(1):79-82. https://doi.org/10.1016/j.jphotobiol.2004.11.019.

[17] van den Bos J, van Kooten L, Engelen SME, Lubbers T, Stassen LPS, Bouvy ND. Feasibility of indocyanine green fluorescence imaging for intraoperative identification of parathyroid glands during thyroid surgery. Head Neck. 2018; https://doi.org/10.1002/hed.25451.

[18] Dudley NE. Methylene blue for rapid identification of the parathyroids. Br Med J. 1971;3(5776):680-1.

[19] Maguire CA, Sharma A, Alarcon L, et al. Histological features of methylene blue-induced phototoxicity administered in the context of parathyroid surgery. Am J Dermatopathol. 2017;39(8):e110-5. https://doi.org/10.1097/DAD.0000000000000856.

[20] Kartha SS, Chacko CE, Bumpous JM, Fleming M, Lentsch EJ, Flynn MB. Toxic metabolic encephalopathy after parathyroidectomy with methylene blue localization. Otolaryngol Head Neck Surg. 2006;135(5):765-8. https://doi.org/10.1016/j.otohns.2006.05.026.

[21] Prosst RL, Weiss J, Hupp L, Willeke F, Post S. Fluorescence-guided minimally invasive parathyroidectomy: clinical experience with a novel intraoperative detection technique for parathyroid glands. World J Surg. 2010;34(9):2217-22. https://doi.org/10.1007/s00268-010-0621-2.

[22] Gahlen J, Winkler S, Flechtenmacher C, Prosst RL, Herfarth C. Intraoperative fluorescence visualization of the parathyroid gland in rats. Endocrinology. 2001;142(11):5031-4. https://doi.org/10.1210/endo.142.11.8594.

[23] Prosst RL, Schroeter L, Gahlen J. Kinetics of intraoperative fluorescence diagnosis of parathyroid glands. Eur J Endocrinol. 2004;150(5):743-7.

[24] Lavazza M, Liu X, Wu C, et al. Indocyanine green-enhanced fluorescence for assessing parathyroid perfusion during thyroidectomy. Gland Surg. 2016;5(5):512-21. https://doi.org/10.21037/gs.2016.10.06.

[25] Lang BH-H, Wong CKH, Hung HT, Wong KP, Mak KL, Au KB. Indocyanine green fluorescence angiography for quantitative evaluation of in situ parathyroid gland perfusion and function after total thyroidectomy. Surgery. 2017;161(1):87-95. https://doi.org/10.1016/j.surg.2016.03.037.

[26] Shinden Y, Nakajo A, Arima H, et al. Intraoperative identification of the parathyroid gland with a fluorescence detection system. World J Surg. 2017;41(6):1506-12. https://doi.org/10.1007/s00268-017-3903-0.

[27] Marshall MV, Rasmussen JC, Tan I-C, et al. Near-infrared fluorescence imaging in humans with indocyanine green: a review and update. Open Surg Oncol J. 2010;2(2):12-25. https://doi.org/10.2174/1876504101002010012.

[28] Sound S, Okoh A, Yigitbas H, Yazici P, Berber E. Utility of indocyanine green fluorescence imaging for intraoperative localization in reoperative parathyroid surgery. Surg Innov. 2015; https://doi.org/10.1177/1553350615613450.

[29] Zaidi N, Bucak E, Yazici P, et al. The feasibility of indocyanine green fluorescence imaging for identifying and assessing the perfusion of parathyroid glands during total thyroidectomy. J Surg Oncol. 2016;113(7):775-8. https://doi.org/10.1002/jso.24237.

[30] Zaidi N, Bucak E, Okoh A, Yazici P, Yigitbas H, Berber E. The utility of indocyanine green near infrared fluorescent imaging in the identification of parathyroid glands during surgery for primary hyperparathyroidism. J Surg Oncol. 2016;113(7):771-4. https://doi.org/10.1002/jso.24240.

[31] Yu HW, Chung JW, Yi JW, et al. Intraoperative localization of the parathyroid glands with indocyanine green and Firefly(R) technology during BABA robotic thyroidectomy. Surg Endosc. 2017;31(7):3020-7. https://doi.org/10.1007/s00464-016-5330-y.

[32] Garcia de la Torre N, Buley I, Wass JAH, Jackson DG, Turner HE. Angiogenesis and lymphangiogenesis in parathyroid proliferative lesions. J Clin Endocrinol Metab. 2004;89(6):2890-6. https://doi.org/10.1210/jc.2003-031651.

[33] Vidal Fortuny J, Sadowski SM, Belfontali V, Karenovics W, Guigard S, Triponez F. Indocyanine green angiography in subtotal parathyroidectomy: technique for the function of the parathyroid remnant. J Am Coll Surg. 2016;223(5):e43-9. https://doi.org/10.1016/j.jamcollsurg.2016.08.540.

[34] DeLong JC, Ward EP, Lwin TM, et al. Indocyanine green fluorescence-guided parathyroidectomy for primary hyperparathyroidism. Surgery. 2018;163(2):388-92. https://doi. org/10.1016/j.surg.2017.08.018.

[35] McWade MA, Paras C, White LM, Phay JE, Mahadevan-Jansen A, Broome JT. A novel optical approach to intraoperative detection of parathyroid glands. Surgery. 2013;154(6):1371-7; discussion 1377. https://doi.org/10.1016/j.surg.2013.06.046.

[36] McWade MA, Sanders ME, Broome JT, Solórzano CC, Mahadevan-Jansen A. Establishing the clinical utility of autofluorescence spectroscopy for parathyroid detection. Surgery. 2016;159(1):193-202. https://doi.org/10.1016/j.surg.2015.06.047.

[37] Paras C, Keller M, White L, Phay J, Mahadevan-Jansen A. Near-infrared autofluorescence for the detection of parathyroid glands. J Biomed Opt. 2011;16(6):067012. https://doi. org/10.1117/1.3583571.

[38] Kahramangil B, Dip F, Benmiloud F, et al. Detection of parathyroid autofluorescence using near-infrared imaging: a Multicenter analysis of concordance between different surgeons. Ann Surg Oncol. 2018;25(4):957–62. https://doi.org/10.1245/s10434-018-6364-2.

[39] Kose E, Kahramangil B, Aydin H, Donmez M, Berber E. Heterogeneous and low-intensity parathyroid autofluorescence: patterns suggesting hyperfunction at parathyroid exploration. Surgery. 2018; https://doi.org/10.1016/j.surg.2018.08.006.

[40] Falco J, Dip F, Quadri P, de la Fuente M, Rosenthal R. Cutting edge in thyroid surgery: autofluorescence of parathyroid glands. J Am Coll Surg. 2016;223(2):374–80. https://doi. org/10.1016/j.jamcollsurg.2016.04.049.

第 16 章　术中甲状旁腺功能监测
Intraoperative PTH Monitoring

Ahmad M. Eltelety　David J. Terris　著

陈洪滨　译

一、历史展望

　　1959 年，马萨诸塞州的 Aurbach 首次使用苯酚提取物在室温下以稳定的形式分离出甲状旁腺激素（PTH）[1]。在后来的 30 多年中，越来越多新的提取技术被运用，最终在 1988 年 Nussbaum 和他的团队[2] 首次使用术中快速甲状旁腺激素（ioPTH）监测，以确认在离开手术室之前，所有功能亢进的甲状旁腺组织都得到了满意的切除。尽管使用了 ioPTH 监测，这些先行者仍然进行了双侧颈部探查[2]。20 世纪 90 年代初，迈阿密的 Irvin 及其同事[3, 4] 对其进行了完善，在术前影像定位的指导下，实施了精准甲状旁腺切除术，并使用快速检测技术确认术中治愈。因此，他在美国推广了这种做法（图 16-1）。

　　20 世纪 90 年代中期，第一个专门为术中检测而设计的系统——快速术中完整甲状旁腺激素检测——由 Nichols 诊断研究所（加利福尼亚州圣克莱门特）推出[4]。系统仪器包括微型离心机，加热器振荡器装置，珠子清洗器和单孔光度计。系统安装在移动推车上，移动推车可以安置在手

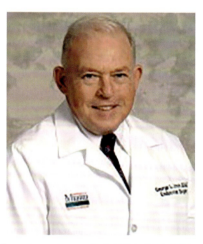

▲ 图 16-1　**George Irvin** 将术中甲状旁腺激素快速检测引入临床实践，从而引领精准或微创甲状旁腺切除术的时代

术室或靠近手术室。该系统的检测时间为 7min，净周转时间为 12～15min。

　　最终，自动化的快速 ioPTH 检验法被引入。其优点是不需要经常校准，并减少了技术人员的实际操作时间。而缺点是它们需要在手术室或实验室的固定位置，或者更多的是位于中心实验室，这增加了周转时间。此外，由于需要校准，自动化分析必须单独用于 ioPTH 检测。Turbo 诊断机构完成了首例自动化检测出完整的 PTH，其

检测有 10min 的反应期，总检测时间约为 18min。

尽管存在诸多不足，但这些中心实验室的 PTH 检测足够快速，仍可以在术中运用[4]，而这些检测也为成为外科医生在术中进行判别的标准。当 FDA 从市场上撤下 Nichols 检测后，迫使外科医生使用这些更耗时、更不方便的实验室分析。2006 年，Future Diagnostics（Nieuweweg，荷兰）推出了一款系统[5]，其周转时间与最初的 Nichols 系统相似（7~8min）。

对检测结果的解释也经历了一个逐步的转变，越来越严格的标准使双腺瘤患者手术失败的风险越来越低。这些重要的标准将在本章后面更详细地讨论。

二、技术因素

（一）化验特性

甲状旁腺分子完全由甲状旁腺产生。分子全长由 84 个氨基酸残基组成，具有羧基末端和氨基末端。激素以每分钟和昼夜节律变化的脉动方式分泌[6, 7]。完整的甲状旁腺激素分子的半衰期很短，为 2~7min，但个体间有相当大的差异。完整的循环分子经历了最初的肝脏切割，产生一个无活性的羧基末端片段，随后被肾排泄。该片段（1~84 个氨基酸残基）比完整的 PTH 分子本身具有更长的半衰期[8, 9]。

首先用放射免疫分析法（radioimmunoassay，RIA）测定 PTH 水平。该方法灵敏度较低，因为它利用 PTH 分子羧基末端的多克隆抗体来测量 PTH 分子的生物活性片段。因此，这些测定是相对不准确的，特别是肾性甲状旁腺功能亢进症患者具有高水平的生物无活性的羧基末端片段。后来使用了氨基末端 PTH 测定法，但这种方法也存在与灵敏度[10] 相关的问题。而现代分析测量

完整的分子（图 16-2），因此相当准确和可靠。

免疫放射测定法（immunoradiometric assay，IRMA）在很大程度上取代了 RIA 测定血清 PTH（1~84 个氨基酸残基）水平。IRMA 是利用两种不同的抗体的分析方法。IRMA 最终被免疫化学微量测定法（ICMA）取代，ICMA 是第三代 PTH 测定法，具有与 IRMA 相似的反应机制，但使用了化学荧光结合剂而不是放射性同位素。ICMA 使用的试剂的保质期比 IRMA 所需求的要长得多，而且更容易使用。通过将检测温度从 37℃ 提高到 45℃，检测时间减少到 7min，这些修改导致报告结果的时间为 7~8min。基于手术室的 STAT 术中完整半自动化学荧光免疫分析法（Future Diagnostics, Nieuweweg，荷兰）是目前最常用的即时 ioPTH 监测方法（图 16-3）[11, 12]。EDTA 血浆用于完整 PTH 水平的定量测定。

（二）血液样本的来源

用于 ioPTH 监测的血样可以是动脉血样或静脉血样、外周血样或中心血样，也可以是间歇血样或留置导管血样，各有其优缺点。动脉血样本的来源可靠，但缺点是这是一种有创的手术，需要特殊的训练，并且存在一定概率的并发症[13]。更常见的是，选择静脉进行样本采集。可以使用中心静脉［颈内静脉（internal jugular vein，IJV）］，其优点是在手术野容易获取。然而，IJV 采样有空气栓塞的远期风险。为了避免这种潜在的风险，通常首选外周静脉通路。虽然可以使用肘前窝静脉，但由于其离手术野较近，在取样时可能会造成干扰。相反，我们更喜欢足背静脉，因为它们对于术者和麻醉团队都很容易获得，同时安全、方便（图 16-4）。

（三）现代应用

ioPTH 检测已经成为现代甲状旁腺手术的重

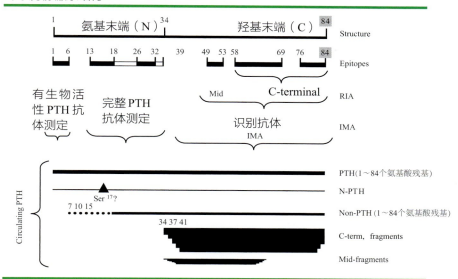

甲状旁腺激素结构

PTH（1～84 个氨基酸残基）的示意图和位移型 RIA 和"双位点" IMA 中抗体识别的大致位置

IMA. 免疫测定法；PTH. 甲状旁腺素；RIA. 放射性免疫分析法；Ser. 丝氨酸

▲ 图 16-2　甲状旁腺激素分子的结构描述。早期的甲状旁腺激素分析是专门针对分子的羧基或氨基末端的，不如目前测量完整分子的分析准确

图片由 2019 Oxford University Press 许可使用 [39]

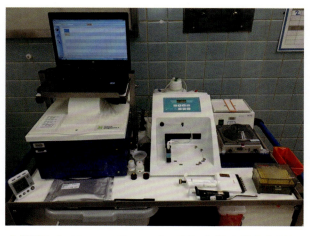

▲ 图 16-3　**Future Diagnostics** 的术中甲状旁腺激素检测是一个移动系统，可安装在手术室适当的位置。这款系统已在我们的机构中运用

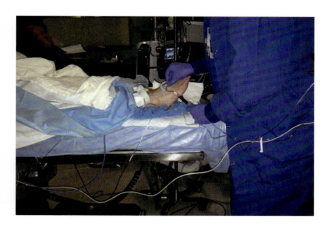

▲ 图 16-4　虽然有许多获取血液样本的方法可供选择，但首选的方法是使用患者足部静脉，这种方法特别方便，因为手术台是旋转的，远离麻醉医师，可以提供随时可用的血液样本

要工具，特别是在进行有限的探索时。而与正确应用测定法有关的关键因素包括获得水平的时间和对这些数据的解释。最初应用的手术终止的算法和标准现在被认为有些简单，仍需一段时间的研究和经验，以完善我们的理解。下面详细介绍一些普遍的标准和随后的演变。

（四）先前提出的术中应用甲状旁腺激素测定的算法

1. 迈阿密标准

这是首先提出的用于解释 ioPTH 结果的算法。术前基线水平测定应在旁腺腺瘤血供中断之前（所谓的切开前和切除前水平），然后在切除功能亢进的甲状旁腺组织 10min 后。如果切除临床异常的甲状旁腺组织后，ioPTH 水平较两个基线测量值的最高值下降 50% 以上，则认为患者已获得临床治愈。据报道，该标准对单腺疾病的准确率为 97%。迈阿密研究小组报告多发性腺瘤或四腺增生的发生率为 4%。值得注意的是，迈阿密标准的灵敏度和特异度在管理多腺疾病时降低。对于单腺以上疾病，敏感性为 90%，特异性为 94%，准确性为 92%[3, 11, 14–16]。

2. 罗马标准

随着时间的推移，外科医生意识到需要更严格的指标来确定临床治愈。因此出现了 Rome 标准[17]，即当 ioPTH 水平在 20min 内降至正常水平 50% 以上和（或）低于 10min 水平 <7.5ng/L 时，患者被认为已经治愈[18]。

3. 奥古斯塔的标准

利用单一外科数据库探索更灵活的算法，包含更严格的标准来确定治愈。切除前水平没有产生价值，因为认识到无论比例下降如何，达到正常水平的重要性。因此，该算法支持在切除临床上异常的甲状旁腺后 5min、10min 和 15min 获得切除前的基线水平和切除后的水平。手术终止阈值设置为切除后水平至少下降 50%，并在正常参考实验室值范围内。如果 5min 的时间符合这些标准，则可提前终止手术，从而使住院费用显著降低[19]。该算法如图 16-5 所示。

（五）现代 ioPTH 的运用

随着时间的推移，越来越多的外科医生已经清楚地认识到，尽管希望有一个严格的标准，可以将 ioPTH 数据代入其中，从而知道何时停止手术，但这在临床上并不总是合适的。因此，外科医生应在个体化的基础上进行动态解释，以预测患者是否治愈[20]。可能影响这一决定的因素包括患者年龄、可能导致 PTH 功能减退的肾脏和肝脏疾病、腺体切除前的解剖范围、术前定位信息以及基线 PTH 水平。当考虑到所有这些因素时，一个有肾功能障碍、多腺体疾病和切除前广泛的腺体探查的老年患者，在甲状旁腺水平上比一个只有单个腺体异常、无相关共病、术前图像定位

奥古斯塔 ioPTH 算法

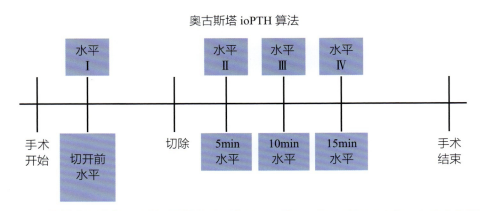

▲ 图 16-5　描述了获得和解释术中甲状旁腺激素水平的一些算法。奥古斯塔描述了一个灵活且有预测性的算法，允许在切除后 5min 内进行早期评估，永远不会影响终止手术的决定

明确的健康年轻患者更有可能被认为是治愈的。

重要的是，手术期间 ioPTH 水平不应该在 40 以上的水平上停滞，因为这将预测是否存在额外的功能亢进组织。最近的一篇文章[21]强调了这一点，其中建议将绝对阈值 40 作为确定治愈的一个有意义的指标。排除基线水平需求的努力[22]尚未得到证实，反而可能延长手术[23]的时间。

（六）肾脏病患者 ioPTH 的运用

在甲状旁腺切除术中使用快速 ioPTH 监测肾性甲状旁腺功能亢进是不太确定的。该检测的主要价值与该患者亚群中高发的多生甲状旁腺有关，这很难预测和识别，通常只能通过术中监测甲状旁腺激素水平。这是避免未被发现的功能亢进的甲状旁腺组织导致手术失败的重要策略[24-26]。

关于终止肾性甲状旁腺功能亢进手术的价值还没有达成共识。在一份研究中报道，切除后 20min 的 PTH 水平是透析依赖患者和肾移植患者长期甲状旁腺激素水平的良好预测指标[24]。Seehofer 等的另一项研究显示，切除后 15min，ioPTH 值 ≤ 150pg/ml 是手术成功的良好指标（98.7% 的肾衰竭患者）[27]。另一份报道表明，在切除最终异常腺体后 10min，ioPTH 水平较基线下降 60% 就足以结束手术，预测治愈，并停止进一步的探查[28]。Hiramitsu 及其团队报道指出，ioPTH 水平下降了 70% 是手术成功的必要条件[29]。Ohe 等的结论是，需要在 20min 时下降 80% 来预测治愈[30]。最后，Weber 等描述了肾性甲状旁腺功能亢进症患者的治愈率达到 97% 所需的 ioPTH 水平下降至少 90% 的要求[31]。显然，需要进一步的研究来更好地确定这一特殊人群中 PTH 水平的预期降解模式，从而就终止手术的最佳阈值达成共识。

三、新用途

由于快速分析甲状旁腺激素水平已经变得如此容易，这项技术的其他用途也随之出现。这些辅助措施允许在术前或术中识别组织和功能亢进的甲状旁腺的偏侧化（即初步定位）。

（一）组织抽吸：术前和术中

甲状旁腺快速检测可用于区分甲状旁腺组织和非甲状旁腺组织，使用针吸[5]冲洗。这已实践了数年，通常运用于二次手术患者。使用 25 号针头与 3ml 注射器连接，多次抽吸切除的组织，用 3ml 生理盐水稀释抽吸液。然后使用即时检测系统分析这种液体以检测甲状旁腺激素。等于或低于基线血清 PTH 水平的值用于鉴别非甲状旁腺组织，而至少 2 倍于血清 PTH 水平的值用于诊断甲状旁腺组织。前两个水平之间的值被认为是模棱两可的。需同时进行冰冻切片分析。

从这个过程中获得的信息可以在手术前确认可疑的甲状旁腺腺瘤组织，尤其有助于将其与淋巴结或甲状腺组织区分开来。避免过度解剖到瘢痕区域导致潜在喉返神经损伤或无意中切除正常甲状旁腺的风险。尽管对于二次手术患者推荐这种方法，但将这种方法作为常规仍存在风险[32]，因此，其利与弊仍存一定在争议。

术中应用的价值在于报告结果的时间短，仅为 7～8min。当术中遇到不确定的组织时，通常依赖术中会诊和冰冻切片分析。而使用快速 ioPTH 进行术中组织分析所需的时间（在原位或切除后类似地抽吸组织）大大少于冰冻切片所需的时间。在一项研究中，这种差异是 7min。在笔者所在的机构，手术时间的全球成本估计为每分钟 94 美元；冷冻切片分析估计费用为 573 美元。使用 Future Diagnostics 试剂盒获得单个 ioPTH 水平的成本为 37.5 美元，因此可能节省至少 1193.5 美元。在所有患者中，针吸式甲状旁腺水平的敏感性和特异性均为 100%，能够正确地将采样组织分为甲状旁腺或非甲状旁腺[5]。

（二）双边 IJ 抽样

当需要对功能亢进的甲状旁腺进行定位手术时，ioPTH 可以发挥重要的辅助作用。与组织抽吸评估类似，取样是在预期手术前进行的（选择性静脉采样），或者更常见的是在术中进行，特别是当第二个腺瘤很难发现，且颈部两侧有不明腺体时。尽可能在两侧颈部较低处采集颈静脉血样本（图 16-6），然后送去进行甲状旁腺激素测定评估，以检测两侧之间的差异。

术前左右两侧之间只有 10% 的差异已被证明可以预测功能亢进的腺体可能出现的位置[33]。术中，5% 的差异似乎足以引导外科医生至少找到缺失的异常腺体[34]。同样，这种策略通常是不必要的，除非在再手术的情况下，或当术前定位不明确，或当术中发现第二个腺瘤难以识别时。通过手术室实时结果对比（图 16-7）可以证明这种方法是有效的，并反映出腺瘤切除后，激素水平下降，但没有完全正常化。双侧颈静脉样本发现两侧颈部 PTH 水平存在明显差异，从而引导解剖合适的一侧颈部或者第二个腺瘤。本病例显示了 ioPTH 监测在双腺瘤的识别和功能亢进腺体定位中起到的关键作用。

四、最后的考虑和未来的可能

（一）表型改变

原发性甲状旁腺功能亢进症典型患者的疾病

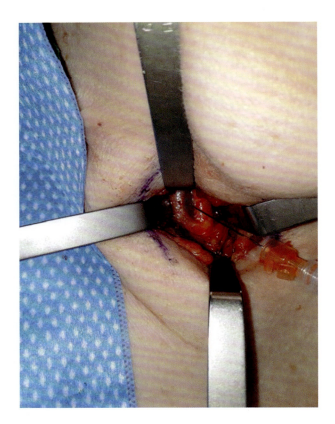

▲ 图 16-6　颈静脉样本大多从内侧（即甲状腺及颈动脉鞘侧）取样，少数从外侧取样（胸锁乳突肌侧），一般都能做到判断功能亢进甲状旁腺组织的大致位置

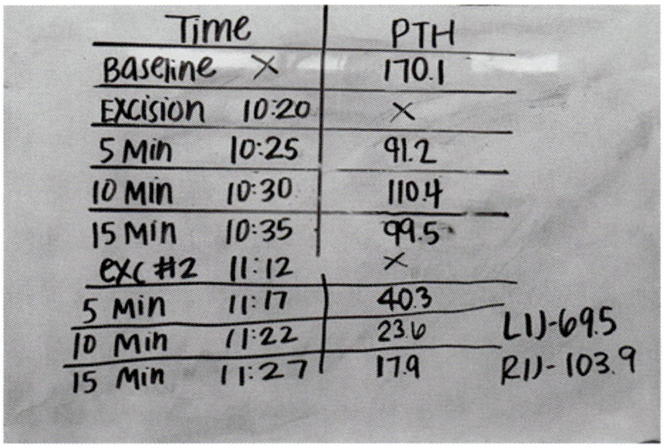

▲ 图 16-7　上图为术中采集的甲状旁腺激素检测数据，提供了一个很好的例子，说明了监测双腺瘤的价值，以及识别第二个腺瘤侧化的能力。切除可疑腺瘤后，水平下降表明功能亢进的甲状旁腺组织已被切除。而恢复期提供了证据，表明患者体内还有其他功能亢进的组织。右侧颈内静脉水平与左侧颈内静脉水平的鉴别点指向右侧腺瘤。当右侧腺瘤被移除，PTH 水平正常化

表型随着生化检测，自动分析仪的使用以及将钙水平纳入常规体检的筛查项目而发生了显著的变化。因此，患者更可能是无症状的，而不是表现为典型的骨骼病变、肾结石、腹部不适和精神抑郁等症状（由几个 NIH 共识小组定义）[35]。非特异性神经认知症状，如易疲劳、注意力不集中、情绪变化、记忆丧失等，通常仍然存在。目前，甲状旁腺功能亢进症在引起这些非特异性症状中的作用，以及甲状旁腺切除后帮助改善这些症状的作用，仍然是一个有争议的问题。

由于早期诊断导致了疾病特征的改变，手术的适应证也发生了变化，特别是对于正常钙血症甲状旁腺功能亢进的患者。对于无症状的原发性甲状旁腺功能亢进患者，成功的甲状旁腺切除术可以提供长期的稳定性和骨密度的增加[36, 37]。而对于正常钙血症或正常激素甲状旁腺功能亢进的患者来说，如何在这些疾病较轻、甲状旁腺激素基线水平正常情况下正确应用 ioPTH 检测，这对外科医生来说是一个特殊的挑战。一般认为，50% 的水平下降足以确认治愈，但实际上，由于多腺体疾病的可能性更高，对这些患者进行双侧4 个腺体的探查可能性将提高。

（二）快速 ioPTH 的新替代品

目前，术中确认甲状旁腺组织和更快速地评估甲状旁腺激素水平的探索仍在继续。现有两种 FDA 批准的自体荧光设备用于区分甲状旁腺组织和甲状旁腺隔室内的其他组织（Fluobeam 800 诊所成像装置和甲状旁腺检测 PTeye 系统）。这项旨在快速评估甲状旁腺激素的研究进展缓慢，但迄今为止的研究成果表明，快速分析仪（最快60s）的应用在将来也许是可行的[38]。

参考文献

[1] Aurbach GD. Isolation of parathyroid hormone following extraction with phenol. J Biol Chem. 1959;234(12):3179-81.

[2] Nussbaum SR, Thompson AR, Hulcheson KA, Gaz RD, Wang C. Intraoperative measurement of parathyroid hormone in the surgical management of hyperparathyroidism. Surgery. 1988;104(6):1121-7. https://doi.org/10.5555/uri:pii:0039606088901778.

[3] Irvin GL, Deriso GT. A new, practical intraoperative parathyroid hormone assay. Am J Surg. 1994;168(5):466-8.

[4] Sokoll LJ. Measurement of parathyroid hormone and application of parathyroid hormone in intraoperative monitoring. Clin Lab Med. 2004;24(1):199-216. https://doi.org/10.1016/j.cll.2004.01.005.

[5] Farrag T, Weinberger P, Seybt M, Terris DJ. Point-of-care rapid intraoperative parathyroid hormone assay of needle aspirates from parathyroid tissue: a substitute for frozen sections. Am J Otolaryngol Head Neck Med Surg. 2011;32(6):574-7. https://doi.org/10.1016/j. amjoto.2010.11.013.

[6] Duke WS, Omesiete WI, Walsh NJ, Terris DJ. Baseline intraoperative intact parathyroid hormone levels in parathyroid surgery. Head Neck. 2018;41(3):592-7. https://doi.org/10.1002/hed.25193.

[7] Leiker AJ, Yen TWF, Eastwood DC, et al. Factors that influence parathyroid hormone half-life: determining if new intraoperative criteria are needed. JAMA Surg. 2013;148(7):602-6.

[8] Inabnet WB. Intraoperative parathyroid hormone monitoring. World J Surg. 2004;28(12):1212-5. https://doi.org/10.1007/s00268-004-7641-8.

[9] Lepage R, Roy L, Brossard J-H, et al. A non-(1-84) circulating parathyroid hormone (PTH) fragment interferes significantly with intact PTH commercial assay measurements in uremic samples. Clin Chem. 1998;44(4):805-9.

[10] Berson SA, Yalow RS, Aurbach GD, Potts JT Jr. Immunoassay of bovine and human parathyroid hormone. Proc Natl Acad Sci U S A. 1963;49(5):613.

[11] Shawky M, Abdel Aziz T, Morley S, et al. Impact of intraoperative parathyroid hormone monitoring on the management of patients with primary hyperparathyroidism. Clin Endocrinol. 2019;90(2):277-84. https://doi.org/10.1111/cen.13882.

[12] Barczynski M, Konturek A, Cichon S, Hubalewska-Dydejczyk A, Golkowski F, Huszno B. Intraoperative parathyroid hormone assay improves outcomes of minimally invasive parathyroidectomy mainly in patients with a presumed solitary parathyroid adenoma and missing concordance of

preoperative imaging. Clin Endocrinol. 2007;66(6):878-85. https://doi. org/10.1111/j.1365-2265.2007.02827.x.

[13] Scheer BV, Perel A, Pfeiffer UJ. Clinical review : complications and risk factors of peripheral arterial catheters used for haemodynamic monitoring in anaesthesia and intensive care medicine. Crit Care. 2002;6(3):198-204.

[14] Irvin GL, Solorzano CC, Carneiro DM. Quick intraoperative parathyroid hormone assay: surgical adjunct to allow limited parathyroidectomy, improve success rate, and predict outcome. World J Surg. 2004;28(12):1287-92.

[15] Irvin GL III, Molinari AS, Carneiro DM, Rivabem F. Parathyroidectomy: new criteria for evaluating outcome. Am Surg. 1999;65(12):1186.

[16] Irvin GL III, Molinari AS, Figueroa C, Carneiro DM. Improved success rate in reoperative parathyroidectomy with intraoperative PTH assay. Ann Surg. 1999;229(6):874.

[17] Barczynski M, Konturek A, Hubalewska-Dydejczyk A, Cichon S, Nowak W. Evaluation of Halle, Miami, Rome, and Vienna intraoperative iPTH assay criteria in guiding minimally invasive parathyroidectomy. Langenbeck's Arch Surg. 2009;394(5):843-9.

[18] Richards ML, Thompson GB, Farley DR, Grant CS. An optimal algorithm for intraoperative parathyroid hormone monitoring. Arch Surg. 2011;146(3):280-5.

[19] Seybt MW, Loftus KA, Mulloy AL, Terris DJ. Optimal use of intraoperative PTH levels in parathyroidectomy. Laryngoscope. 2009;119(7):1331-3. https://doi.org/10.1002/lary.20500.

[20] Patel KN, Caso R. Intraoperative parathyroid hormone monitoring: optimal utilization. Surg Oncol Clin. 2016;25(1):91-101.

[21] Claflin J, Dhir A, Espinosa NM, Antunez AG, Cohen MS, Gauger PG, Miller BS, Hughes DT. Intraoperative parathyroid hormone levels ≤40 pg/mL are associated with the lowest persistence rates after parathyroidectomy for primary hyperparathyroidism. Surgery. 2019;166(1):50-4.

[22] Kanotra SP, Kuriloff DB, Vyas PK. A simplified approach to minimally invasive parathyroidectomy. Laryngoscope. 2014;124(9):2205-10.

[23] Duke WS, Omesiete WI, Walsh NJ, Terris DJ. Baseline intraoperative intact parathyroid hormone levels in parathyroid surgery. Head Neck. 2019;41(3):592-7.

[24] El-Husseini A, Wang K, Edon A, et al. Value of intraoperative parathyroid hormone assay during parathyroidectomy in dialysis and renal transplant patients with secondary and tertiary hyperparathyroidism. Nephron. 2018;138(2):119-28. https://doi.org/10.1159/000482016.

[25] Akerström G, Malmaeus J, Bergström R. Surgical anatomy of human parathyroid glands. Surgery. 1984;95(1):14-21.

[26] Phitayakorn R, McHenry CR. Incidence and location of ectopic abnormal parathyroid glands. Am J Surg. 2006;191(3):418-23.

[27] Seehofer D, Rayes N, Klupp J, et al. Predictive value of intact parathyroid hormone measurement during surgery for renal hyperparathyroidism. Langenbeck's Arch Surg. 2005;390(3):222-9. https://doi.org/10.1007/s00423-005-0541-z.

[28] Chou FF, Lee CH, Chen JB, Hsu KT, Sheen-Chen SM. Intraoperative parathyroid hormone measurement in patients with secondary hyperparathyroidism. Arch Surg. 2002;137(3):341-4. https://doi.org/10.1001/archsurg.137.3.341.

[29] Hiramitsu T, Tominaga Y, Okada M, Yamamoto T, Kobayashi T. A retrospective study of the impact of intraoperative intact parathyroid hormone monitoring during total parathyroidectomy for secondary hyperparathyroidism: STARD study. Medicine (Baltimore). 2015;94(29)

[30] Ohe MN, Santos RO, Kunii IS, et al. Intraoperative PTH cutoff definition to predict successful parathyroidectomy in secondary and tertiary hyperparathyroidism. Braz J Otorhinolaryngol. 2013;79(4):494-9.

[31] Weber T, Zeier M, Hinz U, Schilling T, Büchler MW. Impact of intraoperative parathyroid hormone levels on surgical results in patients with renal hyperparathyroidism. World J Surg. 2005;29(9):1176-9. https://doi.org/10.1007/s00268-005-7805-1.

[32] Norman J, Politz D, Browarsky I. Diagnostic aspiration of parathyroid adenomas causes severe fibrosis complicating surgery and final histologic diagnosis. Thyroid. 2007;17(12):1251-5.

[33] Carneiro-Pla D. Effectiveness of "office"-based, ultrasound-guided differential jugular venous sampling (DJVS) of parathormone in patients with primary hyperparathyroidism. Surgery. 2009;146(6):1014-20. https://doi.org/10.1016/j.surg.2009.09.033.

[34] Ito F, Sippel R, Lederman J, Chen H. The utility of intraoperative bilateral internal jugular venous sampling with rapid parathyroid hormone testing. Ann Surg. 2007;245(6):959-63. https://doi.org/10.1097/01.sla.0000255578.11198.ff.

[35] Bilezikian JP, Brandi ML, Eastell R, Silverberg SJ, Udelsman R, Marcocci C, Potts JT Jr. Guidelines for the management of asymptomatic primary hyperparathyroidism: summary statement from the fourth international workshop. J Clin Endocrinol Metab. 2014;99(10):3561-9.

[36] Silverberg SJ, Shane E, Jacobs TP, Siris E, Bilezikian JP. A 10-year prospective study of primary hyperparathyroidism with or without parathyroid surgery. N Engl J Med. 1999;341(17):1249-55.

[37] Rubin MR, Bilezikian JP, McMahon DJ, et al. The natural history of primary hyperparathyroidism with or without parathyroid surgery after 15 years. J Clin Endocrinol Metab. 2008;93(9):3462-70.

[38] James BC, Nagar S, Tracy M, et al. A novel, ultrarapid parathyroid hormone assay to distinguish parathyroid from nonparathyroid tissue. Surgery. 2014;156(6):1638-43.

[39] Henrich LM, Rogol AD, D'Amour P, Levine MA, Hanks JB, Bruns DE. Persistent hypercalcemiaafter parathyroidectomy in an adolescent and effect of treatment with Cinacalcet HCl.Clin Chem. 2006;52(12):2286-93.

第四篇　外科技术

Surgical Techniques

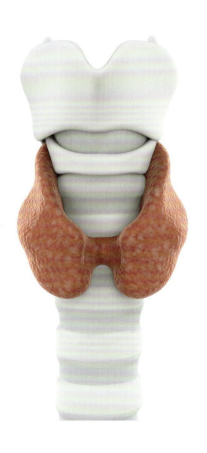

第 17 章　微创内镜辅助甲状旁腺切除术和微创内镜辅助甲状腺切除术

Minimally Invasive Video-Assisted Parathyroidectomy (MIVAP) and Minimally Invasive Video-Assisted Thyroidectomy (MIVAT)

Paolo Miccoli　Michele N. Minuto　**著**

张立永　译

一、微创内镜辅助甲状旁腺切除术

（一）概述

20 世纪 90 年代，原发性甲状旁腺功能亢进的手术方法发生了根本性的改变，这主要是以下两方面进步的结果：①诊断技术进步，如超声和核医学技术；②术中快速甲状旁腺激素（PTH）检测技术的发展。

在术前可精准定位单个甲状旁腺病变引起的甲状旁腺功能亢进，因此，外科医生不再需要探查双侧所有甲状旁腺来定夺哪个该切除。另外，术中即可检测甲状旁腺激素，可以评估手术效果。这些技术的进步允许外科医生根据术前检查及术中检测结果量身订制手术范围，在大多数情况下可避免大范围的探查手术，进而避免了大范围手术带来的不良后果。

与此同时，由于内镜技术的引入，微创手术在许多领域得到了推广。这两种趋势使外科医生能够设想出新的手术方案来切除大多数情况下体积非常有限的甲状旁腺。

Michel Gagner 在 1996 年首次发表了在甲状旁腺手术中使用内镜技术，据报道，他在完全内镜下切除了单个的甲状旁腺[1]。尽管这个想法很吸引人，但这项技术存在两个主要缺陷：首先是在内镜视野下有限空间中使用手术器械对人体工程学的挑战；其次是 CO_2 充气带来的不良反应，该手术充气区域不能通过任何解剖学屏障与胸部分离[2]。很大程度上由于上述挑战，这项技术很快就被放弃了。

20 世纪 90 年代后期，内分泌外科医生改进了手术器械，专门用于颈部手术，试图改善手术的经济效益。在比萨，一种新的甲状旁腺手术技术，微创内镜辅助甲状旁腺切除术（minimally invasive video-assisted parathyroidectomy，MIVAP），被设计并成功开展。由于该术式的成功，很快被世界各地开展实施，目前成为最广泛的内镜下甲状旁腺切除技术[3-5]。MIVAP 的开展需要专门为该手术设计的颈部钝性分离的新器械。所使用的内窥镜是泌尿科医生的设备（30°，5～7mm 内窥镜，常规用于膀胱镜检查）。这样，颈部的细小解剖结构得以显著放大（20 倍）。最后，通过外部牵拉维系手术空间。这消除了 CO_2 充气的需要，从而消除了高碳酸血症的风险。1997 年，MIVAP 首次连续在 6 例患者身上开展 [6]。随后在 1998 年，通过一项前瞻性研究中对其进行验证并稍作完善 [7, 8]。

（二）手术方法

如前文所述，MIVAP 技术依赖于放置在距离手术切口边缘 2cm 处的牵开器产生的外部牵拉力。该切口位于传统的 Kocher 切口线，便于必要时转为传统手术，兼顾美容效果。切口位于颈部中央，便于必要时探查双侧甲状旁腺 [8, 9]。

通过钝性分离进入一侧颈部以显露甲状腺叶，通过推挤另外一侧甲状腺叶和颈动脉鞘形成手术野。然后置入内窥镜和用于分离的扁头剥离子。此时，在内镜下进行探查，其中包括识别和暴露喉返神经（如果需要，可以进行术中神经监测），并识别病理性甲状旁腺。一旦确认病变腺体，就可以用两把扁头剥离子将其从周围结构中剥离出来（图 17-1）。在分离过程中，可以看到甲状旁腺的血管蒂，然后通过切口将甲状旁腺小心翼翼地切除。甲状旁腺切除术后，可以通过检测术中甲状旁腺激素的水平来确认切除是否成功。

（三）适应证

对于原发性甲状旁腺功能亢进患者施行 MIVAP 的适应证可以（也应该）根据外科医生的经验进行调整。在开展初期，外科医生应选择已明确诊断的甲状旁腺瘤、直径<2cm、非多腺体病变、不伴甲状腺疾病（既非结节性疾病，也非

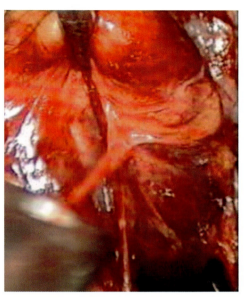

▲ 图 17-1　甲状旁腺已被确定，并通过两个剥离子（在图片中，小镊子抓住甲状旁腺的血管蒂）直接分离，以此更精细地处理甲状旁腺腺体

甲状腺炎）的患者。在获得一定的经验后，适应证可以扩展到所有可能需要双侧甲状旁腺探查的病例。

（四）技术优势及技术要点

在 MIVAP 的众多优势中，它提供的内镜视野是一个重要的、必不可少的优势，特别是在有限的狭窄区域内的分离解剖，如在颈部有限空间内显露甲状旁腺。在 JF Henry 给出的微创手术的定义中，内镜的使用也被认为是必不可少的，切口不应超过 3cm [10]。

与其他微创甲状旁腺切除术技术类似，这种微创化的手术分离并发症已降到最低。据报道，喉返神经损伤的发生率<1% [11]。由于控制切除探查甲状旁腺数量，甲状旁腺功能减退的风险是最小的。

此外，从美容的角度来看，由于其切口小，MIVAP 具有良好的美学效果。患者对 MIVAP 的美容效果满意度很高 [12]。

（五）限制和缺点

MIVAP 的主要限制是与之相关的显著的学习曲线。标准的甲状旁腺手术是具有挑战性的，完美的手术效果需要高水平的经验。MIVAP 是一种更精细的技术，需要（像其他内镜技术）在短时间内完成约 15～25 例的显著学习曲线。为了获得适当的学习曲线，需要进行大量的开放甲状旁腺切除术并对接受 MIVAP 手术的患者进行筛选，这限制了能够掌握这项技术的外科医生的数量。

二、微创内镜辅助甲状腺切除术

1999 年，在 MIVAP 被证明是安全和有益的之后，一种用于甲状腺手术的类似技术被引入。微创内镜辅助甲状腺切除术（minimally invasive video-assisted thyroidectomy，MIVAT）使用与 MIVAP 相同的途径和方法来治疗甲状腺疾病，并首次在甲状腺小结节患者中进行试验[13]。与其他内镜甲状腺切除术相比，MIVAT 具有一些独特优势，获得了广泛的认可。

• 它不是单纯的内镜手术，更接近传统甲状腺切除术。

• 它主要使用可重复使用的器械，因此不会显著提高手术成本。

• 与较长分离路径的完全内镜甲状腺切除术相比，MIVAT 路径直接，具有更快的学习曲线。

• 由于简单易行并显著减少手术过程中不必要的分离，它可以在门诊进行。

这项技术现在已经成为包括美国在内的甲状腺切除术中最广泛的微创手术之一[14, 15]。虽然 MIVAT 是一种盛行的技术，但在地方性甲状腺肿发病率高的国家，甲状腺体积偏大，不超过 20% 的患者可以接受 MIVAT[16]。虽然最早应用在良性甲状腺疾病，但 MIVAT 已被证明也适用于甲状腺癌[17]。

（一）手术方法

在 MIVAT 中，进入甲状腺间隙的方法与 MIVAP 相同[16, 18]。用任何一种先进的能量器械离断甲状腺上动脉，然后使用钝性分离并辨识关键结构，其中包括喉上神经、喉返神经（图 17-2 至图 17-4）和上、下 2 个甲状旁腺。一旦腺叶完全切除，通过切口娩出，自上向下离断峡部，注意暴露气管平面。最后一步是离断 berry 韧带。无须放置引流，用几滴密封胶封闭伤口（图 17-5）。

（二）适应证

MIVAT 并非适合所有的甲状腺手术：它的主要限制与结节和腺体的大小有关。我们认为一般适用于甲状腺体积不超过 25ml，结节最大直径不大于 3～3.5cm 的病例。在术前超声检查中经常看到严重甲状腺炎的迹象，应提醒外科医生可能会出现分离困难，并应被视为实施 MIVAT 的相对禁忌证。虽然 MIVAT 的适应证是广泛的[19]，其实践需要每年进行大量的甲状腺切除术，以掌握必备的技术，并保障熟练地进行 MIVAT[20]。

这项技术在良性甲状腺疾病中被证明是安全可行的，并开始将其用于甲状腺癌。许多外科医生对此表示担忧。然而，针对低或中风险且肿瘤较小患者，MIVAT 被证明是一种理想的手术[17]。但是，人们仍需要谨慎行事。从 20 多年的经验中，我们了解到即使术前超声评估准确，有时原发肿瘤腺外侵犯，尤其是向气管的浸润，也可能被遗漏。这种甲状腺外侵犯是 MIVAT 中转开放手术的主要原因，即使是在肿瘤非常小且低风险的患者中依然存在。此外，术前需要仔细评估中

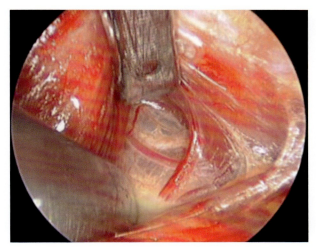

▲ 图 17-2　在离断甲状腺上极血管前，内镜下可以清晰地看到喉上神经。在这个病例中，可以看到右喉上神经在两个剥离子之间

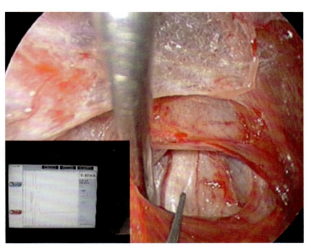

▲ 图 17-3　右侧喉返神经已显露，可通过术中神经监测系统辅助（小窗口）

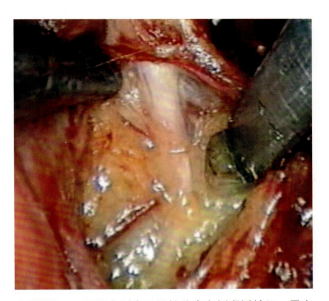

▲ 图 17-4　用两个剥离子钝性分离左侧喉返神经，露出左侧喉返神经

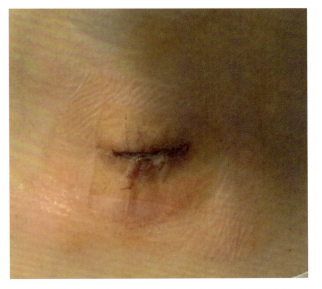

▲ 图 17-5　最终的美容效果：在颈部中线切口 2cm

央区和侧颈部淋巴结是否转移。虽然可以借助内镜进行中央区淋巴结清扫，但这在技术上是一项具有挑战性的手术。

（三）MIVAT 的优点

与传统甲状腺切除术相比，MIVAT 最明显的优势是提升了美容效果。MIVAT 传统上是通过

2cm 的切口进行的。这个长度明显短于传统甲状腺切除术。

除了良好的美容效果，MIVAT 加速患者术后康复。与接受传统甲状腺手术的患者相比，MIVAT 术后患者的恢复时间更短，疼痛也更少。MIVAT 的这些优势已经在一些权威文献综述中得到了一致的证明[21-23]。

结论

MIVAP 和 MIVAT 都使患者得到微创的治疗，同时兼顾最佳的美容结果。在颈部内分泌手术中引入内镜是这些手术得以发展的关键步骤。这两种手术已经被证明是安全的，适用范围广泛。MIVAP 和 MIVAT 将继续为患者提供微创化美容化的治疗。

参考文献

[1] Gagner M. Endoscopic subtotal parathyroidectomy in patients with primary hyperparathyroidism. Br J Surg. 1996;83(6):875.

[2] Naitoh T, Gagner M, Garcia-Ruiz A, Heniford BT. Endoscopic endocrine surgery in the neck. An initial report of endoscopic subtotal parathyroidectomy. Surg Endosc. 1998;12(3):202-5.

[3] Sackett WR, Barraclough B, Reeve TS, Delbridge LW. Worldwide trends in the surgical treatment of primary hyperparathyroidism in the era of minimally invasive parathyroidectomy. Arch Surg. 2002;137:1055-9.

[4] Lorenz K, Miccoli P, Monchik JM, Düren M, Dralle H. Minimally invasive video-assisted parathyroidectomy: multiinstitutional study. World J Surg. 2001;25(6):704-7.

[5] Miccoli P, Pinchera A, Cecchini G, Conte M, Bendinelli C, Vignali E, Picone A, Marcocci C. Minimally invasive, video-assisted parathyroid surgery for primary hyperparathyroidism. J Endocrinol Investig. 1997;20(7):429-30.

[6] Miccoli P, Bendinelli C, Vignali E, Mazzeo S, Cecchini GM, Pinchera A, Marcocci C. Endoscopic parathyroidectomy: report of an initial experience. Surgery. 1998;124(6):1077-9.

[7] Miccoli P, Bendinelli C, Berti P, Vignali E, Pinchera A, Marcocci C. Video-assisted versus conventional parathyroidectomy in primary hyperparathyroidism: a prospective randomized study. Surgery. 1999;126(6):1117-21.

[8] Miccoli P, Bendinelli C, Conte M, Pinchera A, Marcocci C. Endoscopic parathyroidectomy by a gasless approach. J Laparoendosc Adv Surg Tech A. 1998;8(4):189-94.

[9] Miccoli P, Berti P, Materazzi G, Ambrosini CE, Fregoli L, Donatini G. Endoscopic bilateral neck exploration versus quick intraoperative parathormone assay (qPTHa) during endoscopic parathyroidectomy: a prospective randomized trial. Surg Endosc. 2008;22(2):398-400.

[10] Henry JF. Minimally invasive thyroid and parathyroid surgery: is not a question of length of the incision. Langenbeck's Arch Surg. 2008;393(5):621-6.

[11] Miccoli P, Berti P, Materazzi G, Massi M, Picone A, Minuto MN. Results of video-assisted parathyroidectomy: single institution's six-year experience. World J Surg. 2004;28(12):1216-8.

[12] Berti P, Materazzi G, Picone A, Miccoli P. Limits and drawbacks of video-assisted parathyroidectomy. Br J Surg. 2003;90:743-7.

[13] Miccoli P, Berti P, Conte M, Bendinelli C, Marcocci C. Minimally invasive surgery for thyroid small nodules: preliminary report. J Endocrinol Invest. 1999;22(11):849-51.

[14] Terris DJ, Angelos P, Steward DL, Simental AA. Minimally invasive video-assisted thyroidectomy: a multi-institutional North American experience. Arch Otolaryngol Head Neck Surg. 2008;134(1):81-4.

[15] Lai SY, Walvekar RR, Ferris RL. Minimally invasive video-assisted thyroidectomy: expanded indications and oncologic completeness. Head Neck. 2008;30(11):1403-7.

[16] Miccoli P, Materazzi G, Baggiani A, Miccoli M. Mini-invasive video-assisted surgery of the thyroid and parathyroid glands: a 2011 update. J Endocrinol Investig. 2011;34:473-80.

[17] Miccoli P, Pinchera A, Materazzi G, Biagini A, Berti P, Faviana P, Molinaro E, Viola D, Elisei R. Surgical treatment of low- and intermediate-risk papillary thyroid cancer with minimally invasive video-assisted thyroidectomy. J Clin Endocrinol Metab. 2009;94(5):1618-22.

[18] Miccoli P, Minuto M, Berti P. Minimally invasive video assisted thyroidectomy. In: Thyroid surgery preventing and managing complications. Chichester: Wiley-Blackwell; 2013.

[19] Minuto MN, Berti P, Miccoli M, Ugolini C, Matteucci V, Moretti M, Basolo F, Miccoli P. Minimally invasive video-assisted thyroidectomy: an analysis of results and a revision of indications. Surg Endosc. 2012;26(3):818-22.

[20] Mamais C, Charaklias N, Pothula VB, Dias A, Hawthorne M, Nirmal KB. Introduction of a new surgical technique: minimally invasive video-assisted thyroid surgery. Clin Otolaryngol. 2011;36(1):51-6.

[21] Sgourakis G, Sotiropoulos C, Neuhauser M, Musholt J, Karaliotas C, Lang H. Comparison between minimally invasive video-assisted thyroidectomy and conventional thyroidectomy: is there any evidence-based information? Thyroid. 2008;18:721-7.

[22] Radford PD, Ferguson MS, Magill JC, Karthikesalingham AP, Alusi G. Meta-analysis of minimally invasive video-assisted thyroidectomy. Laryngoscope. 2011;121(8):1675-81.

[23] Pisanu A, Podda M, Reccia I, Porceddu G, Uccheddu A. Systematic review with meta-analysis of prospective trials comparing minimally invasive video-assisted thyroidectomy (MIVAT) and conventional thyroidectomy. Langenbeck's Arch Surg. 2013;398:1057-68.

第 18 章 经腋窝机器人甲状腺切除术
Robotic Transaxillary Thyroidectomy

Ehab S. Alameer Grace S. Lee Emad Kandil 著

江 珊 译

最早的内镜颈部手术是由 Gagner[1] 描述的,他在 1996 年进行了内镜下甲状旁腺次全切除术。此后不久,Hüscher 于 1997 年进行了内镜右侧甲状腺叶切除术[2]。微创内镜辅助甲状腺切除术(MIVAT)采用颈部小切口,由 Miccoli 于 1999 年在意大利推出[3],后来由 Terris 修改并在美国推广[4, 5]。此后,各种类型的内镜甲状腺手术被开发出来,使用腋窝、乳房、前胸、颈部以及最近的经口入路方法。

2000 年,Ikeda 开发了采用 CO_2 充气经腋窝内镜甲状腺切除术,使用 3 个腋窝切口来引入内镜器械[6]。内镜甲状腺切除术面临几个限制:手术视野不稳定,因为外科医生依靠助手来控制摄像机,难以对喉返神经和韧带周围进行细致的解剖,淋巴结清扫时进入颈部的空间有限(由于内镜仪器的直管设计),以及潜在的不良生理变化,如 CO_2 充气造成的高碳酸血症或皮下气肿[7-9]。

在韩国,WY Chung 的团队开创了通过腋窝入路的免充气内镜甲状腺切除术,后来在 2007 年将机器人引入该手术[10]。手术机器人系统的使用显著减少了内镜技术的机械限制。机器人平台提供了控制高清摄像系统的能力,该系统具有放大的

3D 视图,以及多个多关节、无震颤的器械臂[11]。2009 年,首次发表了 100 例免充气经腋窝机器人甲状腺切除术的患者的报道[12]。此后,该手术经历了进一步的改进,如利用单一的 6cm 腋窝切口,而不是做两个切口(一个腋窝切口和一个胸前操作孔)。这种损伤更小的方法在技术上、内在逻辑上和手术效果上都与以前的方法相当[13]。到 2017 年,仅 Chung 的小组就进行了 5000 多例。

与经腋窝内镜手术对比,经腋窝机器人甲状腺切除术的总手术时间更短(考虑到机器人装机时间)。下极的解剖时间、甲状旁腺识别时间以及喉返神经(RLN)等的解剖时间都缩短了,文献报道机器人技术能更好地保留甲状旁腺[14]。

在过去的十年中,许多出版物都支持机器人甲状腺切除术的可行性,其中包括安全性、卓越的美容效果和可比较的手术标本的病理学结果[12, 15-17]。机器人甲状腺切除术在亚洲的成功开展和普及尤其明显;然而,这种技术在美国的传播却相对缓慢和谨慎[18]。在美国和欧洲,这种技术的适应性被推迟的因素有很多[19],其中包括文化期望、身体习惯、高成本和疾病类型的差

异[20]。2011 年美国食品药物管理局撤销了对机器人用于甲状腺切除术的许可，也起到了一定的影响[11, 21]。

2012 年，我们发表了第一份 100 例经腋窝机器人甲状腺切除术的报道[22]，证明了这种技术在各种适应证中的可行性，其中包括甲状腺癌和 Graves 病等。此后，美国其他的一些报道和多中心研究证明了这种方法的安全性和可行性[18, 23-28]。

一、患者的选择、适应证和禁忌证

仔细选择患者对任何手术都很重要，但在经腋窝机器人甲状腺切除术中更是至关重要的。在为每位患者选择最佳的手术方法时，患者因素、肿瘤特征和外科医生的手术经验都应该是重要因素。鉴于掌握该技术的学习曲线非常陡峭，明智地选择患者对刚接触该技术的外科医生来说尤其重要。

拟行经腋窝机器人甲状腺切除术的患者术前应行各项常规检查。对于甲状腺结节患者，应根据美国甲状腺协会（ATA）的《成人甲状腺结节患者管理指南》（*Management Guidelines for Adult Patients with Thyroid Nodules*）进行评估[29]。经腋窝机器人甲状腺切除术的适应证与常规甲状腺切除术的相同。

2016 年，ATA 发表了一份关于内镜入路甲状腺切除术的患者选择和表现的共识声明[28]。该声明认为以下因素有利于内镜手术的实施：瘦小的体型，沿手术轨迹没有过多的身体脂肪，预先存在一个轮廓清晰的结节 ≤ 3cm，甲状腺叶的最大尺寸 < 6cm。共识小组将理想的患者定义为单侧结节 < 3cm，希望避免颈部切口的患者。

专家们的这些建议是常规准则，但重要的是要注意，随着外科医生对该技术经验的增加，患者的选择标准可以扩大。例如，尽管理想的患者

体重指数（BMI）< 30kg/m^2，但我们和其他一些人已经证明，机器人经腋窝甲状腺切除术可以在体重指数超过 40kg/m^2 的患者中安全进行[22]。一些高容量中心的大型患者系列研究也表明，该技术可以在 Graves 病、桥本甲状腺炎或甲状腺癌患者中安全进行[22, 24, 30]。这些在过去被认为是相对禁忌证[30-35]。与其他内镜甲状腺手术一样，经腋窝机器人甲状腺切除术对有瘢痕疙瘩或肥厚性瘢痕形成史的患者特别有利。

经腋窝机器人甲状腺切除术的绝对和相对禁忌证摘要见表 18-1。

二、手术方法

与任何新的外科技术一样，该手术自开展以来经历了几次创新。在实施这种技术时，首要的目标是不违反任何安全和肿瘤学上的核心原则。现在经腋窝机器人甲状腺切除术的常规步骤已经很成熟[10, 36, 37]（图 18-1 至图 18-4），但有几点需要特别注意。

- 合理的体位对于避免神经损伤至关重要。病变同侧的手臂（如果是甲状腺全切或次全切，则为甲状腺病变大的同侧）置于头侧，并在头部上方固定（图 18-1）。这个位置优化了腋窝的暴露，并缩短了手术距离。

- 体感诱发电位（somatosensory evoked potential，

表 18-1　经腋窝机器人甲状腺切除术的禁忌证

绝对禁忌证	相对禁忌证
• 巨大的胸骨后及咽部后位甲状腺肿	• > 5cm 的结节
• 甲状腺癌 ≥ T$_3$ 或可疑有较大面积的侵袭	• 有胸骨后延伸的大甲状腺肿
	• 已知 T$_2$ 分化良好的甲状腺癌
• 甲状腺癌	• Graves 病伴胸骨后延伸
	• 肥胖
• 甲状腺髓样癌	• 以前有颈部手术或放疗史

SSEP）可用于监测正中神经和尺神经信号[38]（图18-2）。

· 由于甲状腺是横向接近的，如果大部分腺体位于颈内静脉水平的前方，那么显露和随后的剥离就比较容易。在对颈动脉进行解剖时，我们要

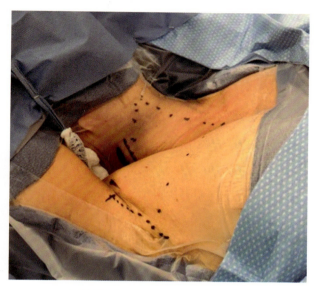

▲ 图 18-3　经腋窝入路的切口标记

特别注意，因为一些颈内静脉会明显充血，并且位于前方。此外，较大直径的颈内静脉可能会影响气管食管沟的视野。

· 如果需要进行侧颈部手术，腋窝切口的水平和皮瓣剥离的范围需要调整（图18-4）。

三、术后护理和并发症

经腋窝机器人甲状腺切除术的术后护理与传统甲状腺切除术基本相同。术后疼痛和恶心与开放性甲状腺切除术相当。大多数患者在当天就可以出院回家。如果认为引流管的引流量不多，通常会在术后第一次门诊时拔出引流管。

一些 Meta 分析已经对机器人甲状腺切除术的术后并发症进行了评估，总计有上万例的患者[39-43]。机器人甲状腺切除术和开放性甲状腺切除术在一过性和永久性喉返神经损伤、永久性甲状旁腺功能减退或术后出血方面没有明显的差异。一过性甲状旁腺功能减退症的发生率有差异，机器人甲状腺切除术的患者似乎略高。规模较大的中心并发症发生率较低[21]。

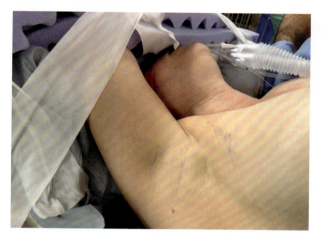

▲ 图 18-1　经腋窝机器人甲状腺手术时同侧手臂的体位

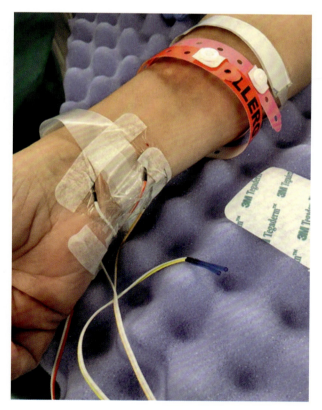

▲ 图 18-2　SSEP 用于监测同侧手臂定位前的正中神经和尺神经信号

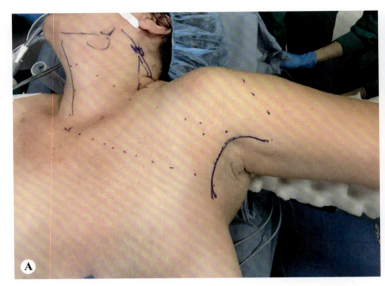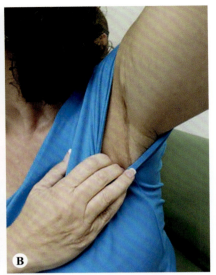

▲ 图 18-4　**A.** 腋窝切口的水平和皮瓣剥离的范围在侧颈部手术时有所改变；**B.** 经腋窝机器人侧颈根治术后的腋窝的切口愈合良好

经腋窝机器人甲状腺切除术有些特殊的并发症，有 0.2%～2.2% 的病例报告臂丛神经麻痹[19, 40]。使用体感诱发电位（SSEP）对桡神经、尺神经和正中神经进行监测，可以减少这种并发症[37]。笔者机构最近的一项研究，在 137 例经腋窝机器人手术的患者中的 123 位使用 SSEP 进行神经监测。7 例患者（5.1%）在术中出现了明显的变化，但立即重新定位手臂后，信号迅速恢复，完全恢复到基线参数，术后没有臂丛神经位置性损伤[38]。有报道称，有罕见的食道和气管损伤以及死亡的病例[21]。

四、优势和劣势

经腋窝机器人甲状腺切除术的许多优势来自于手术机器人系统的使用。大多数有内镜手术经验的医师都将改善视觉效果描述为一个主要的好处[9]。3D 的、放大十倍的视野和无颤动系统使外科医生能够进行更细致的组织解剖，并大大有助于处理关键结构（包括甲状旁腺和 RLN）。手术视野与开放手术相同，甚至更好，因为它使甲状腺的上、下两极容易被观察和操作。多关节机器人的无腕器械为进入深而窄的冠状空间提供了方便，并允许完整的中央节点解剖[44, 45]。

经腋窝入路所采用的免充气方法避免了与 CO_2 有关的生理并发症，即高碳酸血症、呼吸性酸中毒、心动过速、皮下气肿和空气栓塞[46]。这种方法的另一个优点是具有良好的美容效果，因为当手臂处于自然位置时，腋下的瘢痕会被隐藏起来[44]（图 18-5）。与传统的甲状腺切除术相比[9, 47]，卓越的美容效果已在一些研究中得到验证[13, 40, 41, 43]，并显示与患者满意度的提高和生活质量的改善有关[32]。

已报道的经腋窝机器人甲状腺切除术的其他优点如下。

• 术后不存在颈前区的感觉丧失和纤维化挛缩。因为没有进行前颈部的剥离，所以不会出现前颈部的收缩[44]。

• 术中失血较少[39, 43]。

• 术后吞咽困难较少[43]。

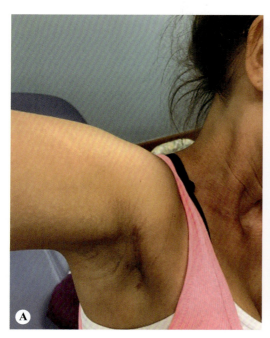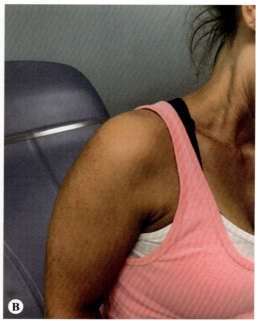

▲ 图 18-5 **A.** 一个愈合良好的腋窝瘢痕；**B.** 瘢痕隐藏在手臂的自然位置上

• 有能力进行甲状腺全切除术，并进行中央和侧颈部解剖[45]。

经腋窝入路的主要缺点之一是与之相关的 40～45 个病例的陡峭学习曲线[22, 48]。即使是对传统开放式甲状腺手术有丰富经验的外科医生来说，要掌握该手术也存在相当大的难度[45]。

一个小的缺点是进入颈部的过程中，皮下剥离范围大。尽管皮下剥离的面积是颈部开放手术的 3～4 倍，但是，皮下剥离面积的增加并不一定会转化为疼痛或麻痹的增加[19]。虽然有前胸麻痹的风险，但在大多数情况下是暂时的[45]。

一旦学习曲线被充分克服，经腋窝机器人甲状腺切除术的手术时间通常会减少[22]。此外，增加的手术时间没有被证明对患者的手术结果、生活质量或住院时间造成任何不利影响[19]。

经腋窝入路的一个独特的缺点是少数患者出现臂丛神经损伤的情况。然而，如前所述，臂丛神经损伤大多是一过性的，通过正确的手臂定位和使用体感诱发电位（SSEP）监测，是可以预防的。

另一个缺点是经腋窝机器人甲状腺切除术的费用相对较高，这可能也是推广的不利因素之一。在一项研究中[21]，机器人甲状腺切除术的平均费用为（11 905±5924）美元（4178～32 714美元），而机器人甲状腺全切除术的平均费用为（13 287±8820）美元（5125～42 444 美元）。随着手术时间的减少和机构病例数量的增加，从长远来看，整体财务负担可能会减少[49]。

表 18-2 总结了机器人经腋窝甲状腺切除术的优点和缺点。

五、未来发展方向

自从十年前开创了这项技术以来，经腋窝机器人甲状腺切除术已被开展、完善，并被证明与传统或内镜甲状腺切除术疗效相当。这种技术的安全性和有效性得到了充分的肯定，而且在美容方面也有突出的表现。

表 18-2　经腋窝机器人甲状腺切除术的优缺点

优　点	缺　点
• 手术机器人固有的优势：改善视觉效果、无颤动、多关节器械 • 免充气方法避免了 CO_2 相关的风险 • 优秀的美容效果 • 适当的肿瘤学疗效 • 颈部正面没有术后感觉丧失和纤维化挛缩的情况 • 颈部皮肤的感觉变化较少 • 吞咽困难较少	• 陡峭的学习曲线 • 需要游离大面积的皮下脂肪 • 手术时间较长 • 独特的并发症（如臂丛神经损伤、前胸麻痹等） • 费用高

经腋窝机器人甲状腺切除术的手术效果以及其他优点都值得注意，并可能继续吸引人们对这项技术产生兴趣。机器人技术的进步和更复杂的机器人工具的开发，将进一步使外科医生能够以更高的精度、灵活性和安全性进行更复杂的颈部手术，同时缩短手术时间[45]。可以想象，专门为头颈部手术设计的流线型手术机器人，具有更大的灵活性和更小的占地面积，有朝一日会取代目前的机器人系统。增加功能的领域可能包括手术中的神经监测，改进触觉反馈，以及甲状旁腺、RLN 和淋巴结的可视化导航系统。手术机器人功能的进步可能使机器人甲状腺切除术变得更加安全和有效。

参考文献

[1] Gagner M. Endoscopic subtotal parathyroidectomy in patients with primary hyperparathyroidism. Br J Surg. 1996;83(6):875. https://doi.org/10.1002/bjs.1800830656.

[2] Lirici MM, Hüscher CS, Chiodini S, Napolitano C, Recher A. Endoscopic right thyroid lobectomy. Surg Endosc. 1997;11(8):877. https://doi.org/10.1007/s004649900476.

[3] Miccoli P, Berti P, Conte M, Bendinelli C, Marcocci C. Minimally invasive surgery for thyroid small nodules: preliminary report. J Endocrinol Investig. 1999; https://doi.org/10.1007/BF03343657.

[4] Terris DJ, Angelos P, Steward DL, Simental AA. Minimally invasive video-assisted thyroidectomy: a multi-institutional north American experience. Arch Otolaryngol Head Neck Surg. 2008; https://doi.org/10.1001/archoto.2007.22.

[5] Terris DJ, Seybt MW. Modifications of Miccoli minimally invasive thyroidectomy for the lowvolume surgeon. Am J Otolaryngol Head Neck Med Surg. 2011; https://doi.org/10.1016/j. amjoto.2010.07.014

[6] Ikeda, Y. (2013). Total Endoscopic Thyroidectomy: Axillary Approach. Minimally Invasive and Robotic Thyroid and Parathyroid Surgery, 49-53. https://doi.org/10.1007/978-1-4614-9011-1_7.

[7] Ryu HR, Kang S, Lee SH, Rhee KY, Jeong JJ, Nam K, et al. Feasibility and safety of a new robotic thyroidectomy through a gasless, Transaxillary single-incision approach. J Am Coll Surg. 2010;211(3) https://doi.org/10.1016/j.jamcollsurg.2010.05.021.

[8] Bellantone R. Arterial PCO2 and cardiovascular function during endoscopic neck surgery with carbon dioxide insufflation. Arch Surg. 2001;136(7):822. https://doi.org/10.1001/archsurg.136.7.822.

[9] Kang S, Jeong JJ, Nam K, Chang HS, Chung WY, Park CS. Robot-assisted endoscopic thyroidectomy for thyroid malignancies using a gasless Transaxillary approach. J Am Coll Surg. 2009;209(2) https://doi.org/10.1016/j.jamcollsurg.2009.05.003.

[10] Russell JO, Noureldine SI, Khadem MG, Tufano RP. Minimally invasive and remote-access thyroid surgery in the era of the 2015 American Thyroid Association guidelines. Laryngosc Investig Otolaryngol. 2016;1(6):175-9. https://doi.org/10.1002/lio2.36.

[11] Kang S, Jeong JJ, Yun J, Sung TY, Lee SC, Lee YS, et al. Robot-assisted endoscopic surgery for thyroid cancer: experience with the first 100 patients. Surg Endosc.

2009;23(11):2399-406. https://doi.org/10.1007/s00464-009-0366-x.

[12] Kim MJ, Chung WY. Yonsei experience of 5000 gasless Transaxillary robotic thyroidectomies: reply. World J Surg. 2018;42(7):2281-2. https://doi.org/10.1007/s00268-018-4471-7.

[13] Chang YW, Lee HY, Ji WB, Kim HY, Kim WY, Lee JB, Son GS. Detailed comparison of robotic and endoscopic transaxillary thyroidectomy. Asian J Surg. 2019; https://doi.org/10.1016/j.asjsur.2019.02.012.

[14] Chung YS, Choe J, Kang K, Kim SW, Chung K, Park KS, et al. Endoscopic thyroidectomy for thyroid malignancies: comparison with conventional open thyroidectomy. World J Surg. 2007;31(12):2302-6. https://doi.org/10.1007/s00268-007-9117-0.

[15] Koh YW, Park JH, Kim JW, Lee SW, Choi EC. Endoscopic hemithyroidectomy with prophylactic ipsilateral central neck dissection via an unilateral axillo-breast approach without gas insufflation for unilateral micropapillary thyroid carcinoma: preliminary report. *Surgical Endoscopy, 24*(1), 188-197. 2009; https://doi.org/10.1007/s00464-009-0646-5.

[16] Jeong JJ, Kang S, Yun J, Sung TY, Lee SC, Lee YS, et al. Comparative study of endoscopic thyroidectomy versus conventional open thyroidectomy in papillary thyroid microcarcinoma (PTMC) patients. J Surg Oncol. 2009;100(6):477-80. https://doi.org/10.1002/jso.21367.

[17] Zaidi N, Daskalaki D, Quadri P, Okoh A, Giulianotti PC, Berber E. The current status of robotic transaxillary thyroidectomy in the United States: an experience from two centers. Gland Surg. 2017;6(4):380-4. https://doi.org/10.21037/gs.2017.05.06.

[18] Aidan P, Arora A, Lorincz B, Tolley N, Garas G. Robotic thyroid surgery: current perspectives and future considerations. ORL J Otorhinolaryngol Relat Spec. 2018;80(3-4):186-94. https://doi.org/10.1159/000488354.

[19] Arora A, Garas G, Sharma S, Muthuswamy K, Budge J, Palazzo F, et al. Comparing transaxillary robotic thyroidectomy with conventional surgery in a UK population: a case control study. Int J Surg. 2016;27:110-7. https://doi.org/10.1016/j.ijsu.2016.01.071.

[20] Hinson AM, Kandil E, Obrien S, Spencer HJ, Bodenner DL, Hohmann SF, Stack BC. Trends in robotic thyroid surgery in the United States from 2009 through 2013. Thyroid. 2015;25(8):919-26. https://doi.org/10.1089/thy.2015.0066.

[21] Kandil EH, Noureldine SI, Yao L, Slakey DP. Robotic Transaxillary thyroidectomy: an examination of the first one hundred cases. J Am Coll Surg. 2012;214(4):558-64. https://doi.org/10.1016/j.jamcollsurg.2012.01.002.

[22] Russell JO, Razavi CR, Garstka ME, Chen LW, Vasiliou E, Kang S, et al. Remote-access thyroidectomy: a multi-institutional north American experience with Transaxillary, robotic facelift, and Transoral endoscopic vestibular approaches. J Am Coll Surg. 2019;228(4):516-22. https://doi.org/10.1016/j.jamcollsurg.2018.12.005.

[23] Stang MT, Yip L, Wharry L, Bartlett DL, Mccoy KL, Carty SE. Gasless Transaxillary endoscopic thyroidectomy with robotic assistance: a high-volume experience in North America. Thyroid. 2018;28(12):1655-61. https://doi.org/10.1089/thy.2018.0404.

[24] Kuppersmith RB, Holsinger FC. Robotic thyroid surgery: an initial experience with north American patients. Laryngoscope. 2010;121(3):521-6. https://doi.org/10.1002/lary.21347.

[25] Foley CS, Agcaoglu O, Siperstein AE, Berber E. Robotic transaxillary endocrine surgery: a comparison with conventional open technique. Surg Endosc. 2012;26(8):2259-66. https://doi.org/10.1007/s00464-012-2169-8.

[26] Landry CS, Grubbs EG, Morris GS, Turner NS, Holsinger FC, Lee JE, Perrier ND. Robot assisted transaxillary surgery (RATS) for the removal of thyroid and parathyroid glands. Surgery. 2011;149(4):549-55. https://doi.org/10.1016/j.surg.2010.08.014.

[27] Berber E, Bernet V, Fahey TJ, Kebebew E, Shaha A, Stack BC, et al. American Thyroid Association statement on remote-access thyroid surgery. Thyroid. 2016;26(3):331-7. https://doi.org/10.1089/thy.2015.0407.

[28] Haugen BR, Alexander EK, Bible KC, Doherty GM, Mandel SJ, Nikiforov YE, et al. 2015 American Thyroid Association management guidelines for adult patients with thyroid nodules and differentiated thyroid cancer: the American Thyroid Association guidelines task force on thyroid nodules and differentiated thyroid cancer. Thyroid. 2016;26(1):1-133. https://doi.org/10.1089/thy.2015.0020.

[29] Noureldine SI, Yao L, Wavekar RR, Mohamed S, Kandil E. Thyroidectomy for graves disease: a feasibility study of the robotic transaxillary approach. ORL J Otorhinolaryngol Relat Spec. 2013;75(6):350-6. https://doi.org/10.1159/000354266.

[30] Lee SG, Lee J, Kim MJ, Choi JB, Kim TH, Ban EJ, et al. Long-term oncologic outcome of robotic versus open total thyroidectomy in PTC: a case-matched retrospective study. Surg Endosc. 2015;30(8):3474-9. https://doi.org/10.1007/s00464-015-4632-9.

[31] Lee J, Kwon IS, Bae EH, Chung WY. Comparative analysis of oncological outcomes and quality of life after robotic versus conventional open thyroidectomy with modified radical neck dissection in patients with papillary thyroid carcinoma and lateral neck node metastases. J Clin Endocrinol Metabol. 2013;98(7):2701-8. https://doi.org/10.1210/jc.2013-1583.

[32] Noureldine SI, Jackson NR, Tufano RP, Kandil E. A comparative north American experience of robotic thyroidectomy in a thyroid cancer population. *Langenbecks Archives of Surgery, 398*(8), 1069-1074. 2013; https://doi.org/10.1007/s00423-013-1123-0.

[33] Kang S, Chung WY. Robotic lateral neck node dissection for the thyroid cancer via the transaxillary approach. Minim Invasive Thyroidect. 2012:161-7. https://doi.org/10.1007/978-3-642-23696-9_15.

[34] Bhatia P, Mohamed HE, Kadi A, Kandil E, Walvekar RR. Remote access thyroid surgery. Gland Surg. 2015;4(5):376-87. https://doi.org/10.3978/j.issn.2227-684X. 2015.05.02.

[35] Kandil E. Transaxillary gasless robotic thyroidectomy a single surgeons experience in North America. Arch Otolaryngol Head Neck Surg. 2012;138(2):113. https://doi.org/10.1001/archoto.2011.1082.

[36] Garstka ME, Alameer ES, Awwad SA, Kandil E. Conventional robotic endoscopic thyroidectomy for thyroid cancer. Endocrinol Metab Clin N Am. 2019;48(1):153-63. https://doi. org/10.1016/j.ecl.2018.10.005.

[37] Huang S, Garstka ME, Murcy MA, Bamford JA, Kang S, Randolph GW, Kandil E. Somatosensory evoked potential: preventing brachial plexus injury in transaxillary robotic surgery. Laryngoscope. 2019; https://doi.org/10.1002/lary.27611.

[38] Jackson NR, Yao L, Tufano RP, Kandil EH. Safety of robotic thyroidectomy approaches: meta-analysis and systematic review. Head Neck. 2013;36(1):137-43. https://doi.org/10.1002/hed.23223.

[39] Sun GH, Peress L, Pynnonen MA. Systematic review and meta-analysis of robotic vs conventional thyroidectomy approaches for thyroid disease. *Otolaryngology-Head and Neck Surgery,150*(4), 520-532. 2014; https://doi.org/10.1177/0194599814521779.

[40] Shen H, Shan C, Qiu M. Systematic review and meta-analysis of Transaxillary robotic thyroidectomy versus open thyroidectomy. Surg Laparosc Endosc Percutan Tech. 2014;24(3):199-206. https://doi.org/10.1097/sle.0b013e3182a47a40.

[41] Kandil E, Hammad AY, Walvekar RR, Hu T, Masoodi H, Mohamed SE, et al. Robotic thyroidectomy versus nonrobotic approaches. Surg Innov. 2015;23(3):317-25. https://doi. org/10.1177/1553350615613451.

[42] Son SK, Kim JH, Bae JS, et al. Surgical safety and oncologic effectiveness in robotic versus conventional open thyroidectomy in thyroid cancer: a systematic review and meta-analysis. Ann Surg Oncol. 2015;22:3022.

[43] Lobe TE, Wright SK, Irish MS. Novel uses of surgical robotics in head and neck surgery. J Laparoendosc Adv Surg Tech. 2005;15(6):647-52. https://doi.org/10.1089/lap.2005.15.647.

[44] Chang EH, Kim HY, Koh YW, Chung WY. Overview of robotic thyroidectomy. Gland Surgery. 2017;6(3):218-28. https://doi.org/10.21037/gs.2017.03.18.

[45] Kang S, Jeong JJ, Yun J, Sung TY, Lee SC, Lee YS, et al. Gasless endoscopic thyroidectomy using trans-axillary approach; surgical outcome of 581 patients. *Endocrine Journal,56*(3), 361-369. 2009; https://doi.org/10.1507/endocrj.k08e-306.

[46] Ryu HR, Lee J, Park J, Kang S, Jeong JJ, Hong J, Chung WY. A comparison of postoperative pain after conventional open thyroidectomy and Transaxillary single-incision robotic thyroidectomy: a prospective study. Ann Surg Oncol. 2013;20(7):2279-84. https://doi.org/10.1245/s10434-012-2557-2.

[47] Lee J, Kang SW, Jung JJ, Choi UJ, Yun JH, Nam KH, et al. Multicenter study of robotic thyroidectomy: short-term postoperative outcomes and surgeon ergonomic considerations. Ann Surg Oncol. 2011;18(9):2538-47. https://doi.org/10.1245/s10434-011-1628-0.

[48] Cabot JC, Lee CR, Brunaud L, Kleiman DA, Chung WY, Fahey TJ, Zarnegar R. Robotic and endoscopic transaxillary thyroidectomies may be cost prohibitive when compared to standard cervical thyroidectomy: a cost analysis. Surgery. 2012;152(6):1016-24. https://doi. org/10.1016/j.surg.2012.08.029.

[49] Tae K, Ji YB, Song CM, Ryu J. Robotic and endoscopic thyroid surgery: evolution and advances. Clin Exp Otorhinolaryngol. 2019;12(1):1-11. https://doi.org/10.21053/ceo.2018.00766.

第 19 章　经口内镜甲状腺切除术
Transoral Thyroidectomy

Mohammad Shaear　Jonathon O. Russell　著

吴华灿　译

自 19 世纪以来，普通外科、特别是甲状腺外科取得了显著发展[1-3]。通过 Billroth、Kocher、Halsted 等先驱者的努力，甲状腺手术已发展成为"外科医生艺术的巅峰"[4, 5]。当前，甲状腺手术是最常见的外科手术之一，且并发症发生率低，肿瘤预后良好[6]。重要的是，目前没有证据表明更积极的初始治疗（例如，预防性颈中央区淋巴结清扫术、较小的癌结节行双侧甲状腺全切除术、广泛应用放射性碘治疗等）能显著提高大多数甲状腺癌的疾病特异性生存期[7-13]。

由于疾病的预后良好，外科医生力图通过降低患病率和增加附加值来继续提高手术效果，他们专注于从多个方面进行改进，新的目标包括降低成本、提高手术效率和最大限度地增强美容效果[14-17]。事实上，外科医生对外科手术改进的核心思路基于最新的人体工程学的进步[18, 19]。基于传统甲状腺手术的安全可靠性，从而促进了对诸如手术切口位置等细节因素的改进。

标准的 Kocher 切口会留下永久性的颈部瘢痕（图 19-1），而将手术切口移到一个隐蔽的位置可达到美容效果[20]。许多研究表明，颈部切口会明显影响健康相关生活质量（health-related quality of life，HRQOL），并引起自我意识的关注[21-25]。因此，这些颈部瘢痕的影响促使了一些患者在初次手术数年之后仍考虑进行瘢痕修复治疗[22]。此外，有证据表明颈部瘢痕降低 HRQOL 的同时，与颈部无瘢痕的同龄人相比，他们的外表吸引力也是下降的[20]。

虽然开展了多种为了规避颈部切口的甲状腺手术，但这类远距离操作术式在西方国家几乎没有得到广泛认可。然而，在亚洲国家，成功开展了经腋窝入路（transaxillary，TA）、经双侧

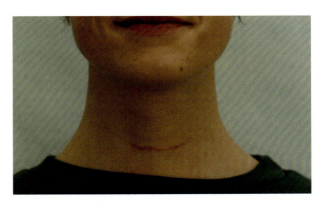

▲ 图 19-1　经颈部甲状腺全切除术后 1 个月的切口（25 岁女性）

腋窝 – 乳腺入路（bilateral axillo-breast approach，BABA）和经耳后入路（retro-auricular，RA）等方式的甲状腺手术。北美和欧洲开展这些术式的进程较慢。在美国甲状腺协会的一项综述中，Berber 团队发现这类术式在西方国家没有被广泛开展的原因是：安全问题、成本问题和患者自身相关因素等（如西方患者过度肥胖）[26-30]。

2007 年 9 月，新欧洲外科学会（NESA）提议将经口甲状腺手术列为经自然腔道手术项目的一部分，以研究经口和经阴道手术的安全性（NOS/NOTES）[31-33]。这项跨学科研究的目标之一是探索一种能进入甲状腺手术区域的新技术。经过不懈的尝试，最终 Anuwong 发表了他的第一篇关于入组 60 例采用经口甲状腺切除术治疗患者的病例报道。此后，多项北美和其他国家病例报道

相继证实了 TOETVA 作为唯一完全无皮肤切口的远距离操作甲状腺手术的潜力所在（图 19-2）[34]。

一、远距离操作甲状腺手术

（一）概述

内镜手术的进步以及规避颈部瘢痕的初衷是甲状腺外科技术发展的驱动力，并集中于改善美容效果。Miccoli 受到 Gagner 关于内镜下甲状旁腺切除术的报告的启发，将微创内镜辅助下甲状腺切除术（MIVAT）引入到甲状腺领域[35-37]。这项术式虽然不能避免颈部瘢痕，但可将其转化为较小的手术切口。后来，Ohgami 等发表了一篇关于经过胸前入路内镜下甲状腺切除术的报告，这是对远距离操作甲状腺手术的最早描述[15]。随

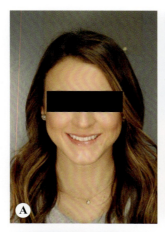
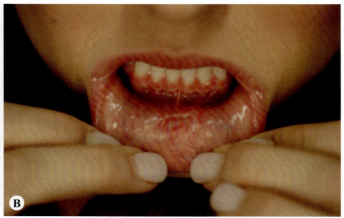
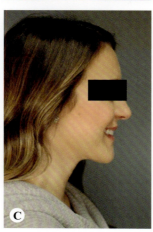

◀ 图 19-2　TOETVA 术后 3 周（年轻女性）
A. 正面观；B. 口腔前庭黏膜切口的愈合；C. 面部和颈部的右侧观

后许多远距离操作术式相继出现。虽然不是真正意义上的微创手术，但将手术切口移到更远的位置，这样可以增强颈部美容效果。例如，经胸前入路、腋窝－双侧乳腺入路、双侧腋窝－乳腺入路（BABA）的内镜手术切口位于乳晕和腋窝皱襞。随着机器人手术的开展，经腋窝入路和经耳后机器人手术从最初的尝试，已经发展到在一些领域中广泛应用 [38-40]。最终，BABA、经腋窝机器人手术和经耳后机器人手术已经成为许多远距离操作甲状腺手术的优选方法 [30]。

美国甲状腺协会关于远距离操作甲状腺手术的报告中规定了这些技术的细节和分类，如表19-1所示。

（二）上述的远距离操作术式的局限性

由于多种因素影响，如成本、手术时间、学习曲线和成功开展所需的技能基础，使得这些远距离操作术式在西方国家的开展一直很缓慢。此外，这些手术方法仍然存在皮肤切口。

（三）经口甲状腺手术的发展

2011年，Richmon 等描述了一种经口腔前庭入路三孔法建立甲状腺手术腔的方法（途经颏下和颈阔肌深面的入路方式）[41, 42]。Nakajo 等发表了一篇关于8例采用免充气法经口腔甲状腺手术的病例报道。他将这项技术命名为"经口内镜辅助的颈部手术"（transoral video-assisted neck surgery，TOVANS）。8例接受 TOVANS 治疗的患者均出现了颏神经损伤 [43]。

2016年，Anuwong 发表了一篇关于60例经口腔前庭入路甲状腺切除术（TOETVA）的病例报道，手术采用经口腔前庭入路三孔法，并且短期随访显示疗效良好 [34]。2年后，他的病例样本量增加至425例患者，并取得了相似的良好疗效 [44]。随后是来自北美和其他国家的小样本病例报道 [28, 45-47]。迄今为止，约报道了近1000例的经口腔前庭入路甲状腺手术，其中大多数是采用内镜技术，也有报道利用手术机器人进行类似的手术 [48, 49]。

（四）避开颈部切口的价值

虽然许多患者和外科医生都在寻找替代标准 Kocher 切口以获得更好的美容效果的方法，但对于甲状腺手术瘢痕是如何影响健康相关的生活质量（HRQOL）却知之甚少。仅能从关于其他主题的更大型研究中提取出极少量的数据，比如关于整体生活质量的研究。Goldfarb 团队已经完成了几项关于甲状腺手术对 HRQOL 的影响的长期

表19-1 上述的远距离操作甲状腺手术：开展时间、优点和缺点

远距离操作甲状腺手术入路	方 法	开展时间	优 点	缺 点
胸前入路	内镜	2000年	首个远距离操作术式	皮瓣分离范围宽和 CO_2 充气
双侧腋窝－乳腺入路	机器人和内镜	2007年	对称性操作	皮瓣分离范围宽，学习曲线长，CO_2 充气
经腋窝入路	机器人和内镜	2000年	直接显露同侧甲状腺，无须 CO_2 充气，可显露对侧甲状腺	学习曲线长，对侧甲状腺操作难度大
经耳后入路	机器人和内镜	2011年	皮瓣分离距离最短，无须 CO_2 充气	甲状腺视角自上而下，对侧甲状腺操作受限

随访研究。他们已经证实颈部切口确实会不同程度的影响 HRQOL，尤其是对于年轻女性患者[24]。最新的研究显示，甲状腺手术后最常见的不良事件与颈部切口有关，超过 77% 的患者表示对美容影响存在一定的担忧[25]。

报道称研究人员专门调查患者的颈部切口情况后，提示颈部瘢痕无论愈合得多好，对 HRQOL 的影响都不亚于牛皮癣、白癜风或严重的特应性皮炎[21]。在一项针对美国患者的研究中，只有 51% 的患者认为他们的颈部瘢痕"非常好"，而超过 10% 的患者在初次手术数年后仍考虑进行瘢痕修复[22]。

最新的研究表明，临时观察员对颈部有瘢痕的患者存在负面的看法。在一项研究中，观察人员通过浏览有或无颈部瘢痕的患者照片后，认为有瘢痕者外表吸引力较低，且他们的生活质量也较低。这些观察人员愿意支付超过 1 万美元来避免颈部切口[50]。所有这些数据表明，外科医生寻求改善甲状腺手术效果的方法是有潜在机会的。

二、机器人手术系统在经口甲状腺手术中的作用

基于 TOETVA 的疗效，一些研究者，甚至包括我们研究团队中的成员已经探索了通过机器人进行经口腔前庭入路机器人手术（transoral robotic thyroidectomy vestibular approach，TORTVA）的可行性。在我们的研究中，机器人组的中位手术时间比内镜组更长（322min vs. 188min，P=0.001）。机器人组 2 例患者术中转为开放手术，1 例患者术中转为普通内镜手术[51]。机器人组中更多的病例需要放置引流管。这些结果并不支持我们在当前可选术式中选择使用机器

人技术。然而，我们相信单孔机器人系统可能会弥补现有机器人系统的不足。

三、手术方法

机器人和内镜手术的操作方式基本相同。患者取仰卧位、颈稍后仰，而男性患者颈部取自然中立位，以避免后仰使甲状软骨更为突出。三孔法建立颈阔肌深面腔隙空间。中线切口位于下颌唇系带的远端，长度为 15mm，用于置入内镜镜头及作为后续取出手术标本的通道。双侧切口取在下唇外侧的干湿面交界处，长度为 5mm，作为操作孔放置操作器械（图 19-3）。为了避免刺穿皮肤，在进入颈阔肌深面间隙时要格外谨慎。我们采用直接钝性戳入方法置入内镜穿刺器而不使用电刀。在颈阔肌深面初始腔隙建立后，开始持续注入 6mmHg 压力的 CO_2 气体，以维持操作空间和空间内气体交换（图 19-4）。如果需要，机器人机械臂可以开始接入。然后确定颈白线，并进行分离，牵拉带状肌群和显露甲状腺腺体。切

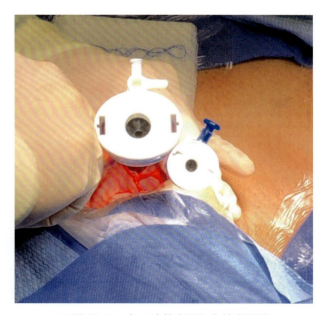

▲ 图 19-3　在口腔前庭置入内镜穿刺器

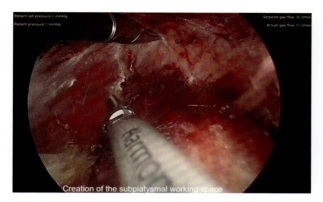

▲ 图 19-4 颈阔肌深面操作空间

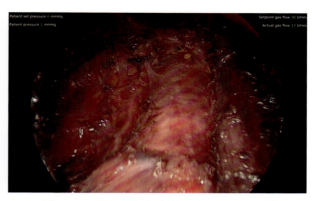

▲ 图 19-5 标本切除后的喉返神经（RLN）显露

除甲状腺锥状叶和 Delphian 淋巴结，以显示甲状腺软骨、环甲膜和环状软骨。显露甲状腺峡部后，分离气管前平面，并离断峡部。探查识别和保留甲状旁腺及喉返神经，自头侧向脚侧方向进行甲状腺腺叶切除（图 19-5）。将标本放置在标本袋中，从中间穿刺器孔取出。然后以同样的方法切除对侧甲状腺腺叶，并用可吸收缝线闭合所有切口（图 19-6）。

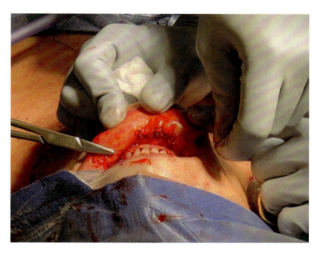

▲ 图 19-6 闭合切口

四、TOETVA 的禁忌证

与其他远距离操作甲状腺手术术式相比，TOETVA 具有更宽的手术适应证。绝对禁忌证包括：结节长径＞6cm，甲状腺腺叶长径＞10cm。其他禁忌证包括头部和（或）颈部的手术史或放疗史，以及患者存在不适合手术的合并症或无法耐受全身麻醉。在临床中，淋巴结转移或存在肿瘤甲状腺腺外侵犯证据均属于相对禁忌证。其他相对禁忌证包括术前喉返神经麻痹、复发性结节性甲状腺肿、甲亢状态、口腔感染和下颌骨手术史。TOETVA 对于有伤口愈合不良史的患者（如增生性瘢痕或瘢痕疙瘩）或有意规避颈部瘢痕的患者来说是一种理想的选择 [52, 53]。

五、未来方向

针对 1994 年美国外科医师学会关于新兴外科技术的声明，Perrier ND 等制订了一套系统学习框架，其将机器人甲状腺手术作为一种新技术，并在实施阶段培训有兴趣的外科医生 [54, 55]。最近，一份联合出版物制订了安全开展 TOETVA 的标准 [56]。

多团队和多中心联合的研究结果对于进一步论证 TOETVA 的远期安全性至关重要。同样，针对肿瘤疗效的长期随访是验证该技术与标准术式等效性的重要手段。器械的改进对于外科医生能否快速学习和掌握这项新技术是极其重要的。最后，关于规避瘢痕的意义还有待进一步探讨。尽管目前认知存在局限性，但显然，TOETVA 在甲状腺疾病的治疗中，为患者提供了更好的疗效和更低的患病率 [57, 58]。

参考文献

[1] Drucker CB. Ambroise Pare and the birth of the gentle art of surgery. Yale J Biol Med. 2008;81(4):199-202.

[2] Hammonds WD, Steinhaus JE, Crawford W. Long: pioneer physician in anesthesia. J Clin Anesth. 1993;5(2):163-7.

[3] Lister JL. The collected papers of Joseph, baron Lister. n. p. 1909.

[4] Halsted WS. The operative story of goiter. Johns Hopkins Hos Rep. 1920;19:19.

[5] Hannan SA. The magnificent seven: a history of modern thyroid surgery. Int J Surg. 2006;4(3):187-91.

[6] Latifi R, Rivera R, Gachabayov M, Chiong MMB, Noyes RD, Kleinmann M, et al. Outcomes of 1,327 patients operated on through twelve multispecialty surgical volunteerism missions: a retrospective cohort study. Int J Surg. 2018;60:15-21.

[7] Adam MA, Pura J, Gu L, Dinan MA, Tyler DS, Reed SD, et al. Extent of surgery for papillary thyroid cancer is not associated with survival: an analysis of 61,775 patients. Ann Surg. 2014;260(4):601.

[8] Haugen BR. 2015 American Thyroid Association management guidelines for adult patients with thyroid nodules and differentiated thyroid cancer: what is new and what has changed? Cancer. 2017;123(3):372-81.

[9] Haugen BR, Alexander EK, Bible KC, Doherty GM, Mandel SJ, Nikiforov YE, et al. 2015 American Thyroid Association management guidelines for adult patients with thyroid nodules and differentiated thyroid cancer: the American Thyroid Association guidelines task force on thyroid nodules and differentiated thyroid cancer. Thyroid. 2016;26(1):1-133.

[10] Ito Y, Tomoda C, Uruno T, Takamura Y, Miya A, Kobayashi K, et al. Papillary microcarcinoma of the thyroid: how should it be treated? World J Surg. 2004;28(11):1115-21.

[11] Ito Y, Uruno T, Nakano K, Takamura Y, Miya A, Kobayashi K, et al. An observation trial without surgical treatment in patients with papillary microcarcinoma of the thyroid. Thyroid. 2003;13(4):381-7.

[12] Shan CX, Zhang W, Jiang DZ, Zheng XM, Liu S, Qiu M. Routine central neck dissection in differentiated thyroid carcinoma: a systematic review and meta-analysis. Laryngoscope. 2012;122(4):797-804.

[13] Zetoune T, Keutgen X, Buitrago D, Aldailami H, Shao H, Mazumdar M, et al. Prophylactic central neck dissection and local recurrence in papillary thyroid cancer: a meta-analysis.

Ann Surg Oncol. 2010;17(12):3287-93.

[14] Benhidjeb T, Stark M. 18 NOTES thyroidectomy. In: Natural orifice translumenal endoscopic surgery, vol. 188. Hoboken: Wiley; 2012.

[15] Ohgami M, Ishii S, Arisawa Y, Ohmori T, Noga K, Furukawa T, et al. Scarless endoscopic thyroidectomy: breast approach for better cosmesis. Surg Laparosc Endosc Percutan Tech. 2000;10(1):1-4.

[16] Terris DJ, Seybt MW, Elchoufi M, Chin E. Cosmetic thyroid surgery: defining the essential principles. Laryngoscope. 2007;117(7):1168-72.

[17] Terris DJ, Snyder S, Carneiro-Pla D, Inabnet WB III, Kandil E, Orloff L, et al. American Thyroid Association statement on outpatient thyroidectomy. Thyroid. 2013;23(10):1193-202.

[18] Ruhle BC, Ferguson Bryan A, Grogan RH. Robot-assisted endocrine surgery: Indications and drawbacks. New York: Mary Ann Liebert, Inc.; 2019.

[19] Vaisbuch Y, Aaron KA, Moore JM, Vaughan J, Ma Y, Gupta R, et al. Ergonomic hazards in otolaryngology. Laryngoscope. 2019;129(2):370-6.

[20] Juarez MC, Ishii L, Nellis JC, Bater K, Huynh PP, Fung N, et al. Objectively measuring social attention of thyroid neck scars and transoral surgery using eye tracking. The Laryngoscope. 2019;129(12):2789-94.

[21] Choi Y, Lee JH, Kim YH, Lee YS, Chang H-S, Park CS, et al. Impact of postthyroidectomy scar on the quality of life of thyroid cancer patients. Ann Dermatol. 2014;26(6):693-9.

[22] Best AR, Shipchandler TZ, Cordes SR. Midcervical scar satisfaction in thyroidectomy patients. Laryngoscope. 2017;127(5):1247-52.

[23] Arora A, Swords C, Garas G, Chaidas K, Prichard A, Budge J, et al. The perception of scar cosmesis following thyroid and parathyroid surgery: a prospective cohort study. Int J Surg. 2016;25:38-43.

[24] Goldfarb M, Casillas J. Thyroid cancer-specific quality of life and health-related quality of life in young adult thyroid cancer survivors. Thyroid. 2016;26(7):923-32.

[25] Goswami S, Peipert BJ, Mongelli MN, Kurumety SK, Helenowski IB, Yount SE, et al. Clinical factors associated with worse quality-of-life scores in United States thyroid cancer survivors. Surgery. 2019;166(1):69-74.

[26] Kandil EH, Noureldine SI, Yao L, Slakey DP. Robotic transaxillary thyroidectomy: an examination of the first one hundred cases. J Am Coll Surg. 2012;214(4):558-64.

[27] Terris DJ, Singer MC, Seybt MW. Robotic facelift thyroidectomy: II. Clinical feasibility and safety. Laryngoscope. 2011;121(8):1636-41.

[28] Russell JO, Razavi CR, Al Khadem MG, Lopez M, Saraf S, Prescott JD, et al. Anterior cervical incision-sparing thyroidectomy: comparing retroauricular and transoral approaches. Laryngosc Investig Otolaryngol. 2018;3(5): 409-14.

[29] Russell JO, Razavi CR, Shaear M, Chen LW, Lee AH, Ranganath R, et al. Transoral vestibular thyroidectomy: current state of affairs and considerations for the future. J Clin Endocrinol Metabol. 2019;104(9):3779-84.

[30] Berber E, Bernet V, Fahey TJ III, Kebebew E, Shaha A, Stack BC Jr, et al. American Thyroid Association statement on remote-access thyroid surgery. Thyroid. 2016;26(3): 331-7.

[31] Benhidjeb T, Witzel K, Bärlehner E, Stark M. Natural-orifice-surgery-(NOS-) Konzept. Chirurg. 2007;78(6): 537-42.

[32] Stark M, Benhidjeb T. Natural orifice surgery: transdouglas surgery—a new concept. J Soc Laparoendosc Surg. 2008;12(3):295.

[33] Benhidjeb T, Burghardt J, Stark M. Novel technologies for natural orifice surgery: an overview. Minim Invasive Ther Allied Technol. 2008;17(6):346-54.

[34] Anuwong A. Transoral endoscopic thyroidectomy vestibular approach: a series of the first 60 human cases. World J Surg. 2016;40(3):491-7.

[35] Miccoli P, Berti P, Raffaelli M, Conte M, Materazzi G, Galleri D. Minimally invasive video-assisted thyroidectomy. Am J Surg. 2001;181(6):567-70.

[36] Gagner M. Endoscopic subtotal parathyroidectomy in patients with primary hyperparathyroidism. Br J Surg. 1996;83(6):875. -.

[37] Miccoli P, Bendinelli C, Conte M, Pinchera A, Marcocci C. Endoscopic parathyroidectomy by a gasless approach. J Laparoendosc Adv Surg Tech. 1998;8(4):189-94.

[38] Choe J-H, Kim SW, Chung K-W, Park KS, Han W, Noh D-Y, et al. Endoscopic thyroidectomy using a new bilateral axillo-breast approach. World J Surg. 2007;31(3):601-6.

[39] Landry CS, Grubbs EG, Morris GS, Turner NS, Holsinger FC, Lee JE, et al. Robot assisted transaxillary surgery (RATS) for the removal of thyroid and parathyroid glands. Surgery. 2011;149(4):549-55.

[40] Terris DJ, Singer MC, Seybt MW. Robotic facelift thyroidectomy: patient selection and technical considerations. Surg Laparosc Endosc Percutan Tech. 2011;21(4):237-42.

[41] Richmon JD, Pattani KM, Benhidjeb T, Tufano RP. Transoral robotic-assisted thyroidectomy: a preclinical feasibility study in 2 cadavers. Head Neck. 2011;33(3): 330-3.

[42] Richmon JD, Holsinger FC, Kandil E, Moore MW, Garcia JA, Tufano RP. Transoral robotic-assisted thyroidectomy with central neck dissection: preclinical cadaver feasibility study and proposed surgical technique. J Robot Surg. 2011;5(4):279-82.

[43] Nakajo A, Arima H, Hirata M, Mizoguchi T, Kijima Y, Mori S, et al. Trans-Oral Video-Assisted Neck Surgery (TOVANS). A new transoral technique of endoscopic thyroidectomy with gasless premandible approach. Surg Endosc. 2013;27(4):1105-10.

[44] Anuwong A, Ketwong K, Jitpratoom P, Sasanakietkul T, Duh Q-Y. Safety and outcomes of the transoral endoscopic thyroidectomy vestibular approach. JAMA Surg. 2018; 153(1):21-7.

[45] Dionigi G, Bacuzzi A, Lavazza M, Inversini D, Boni L, Rausei S, et al. Transoral endoscopic thyroidectomy: preliminary experience in Italy. Updat Surg. 2017;69(2): 225-34.

[46] Yi JW, Yoon SG, Kim HS, Yu HW, Kim S-J, Chai YJ, et al. Transoral endoscopic surgery for papillary thyroid carcinoma: initial experiences of a single surgeon in South Korea. Ann Surg Treat Res. 2018;95(2):73-9.

[47] Tesseroli MAS, Spagnol M, Sanabria Á. Transoral endoscopic thyroidectomy by vestibular approach (TOETVA): initial experience in Brazil. Revista do Colégio Brasileiro de Cirurgiões. 2018;45(5):e1951.

[48] Kim HK, Chai YJ, Dionigi G, Berber E, Tufano RP, Kim HY. Transoral robotic thyroidectomy for papillary thyroid carcinoma: perioperative outcomes of 100 consecutive patients. World J Surg. 2019;43(4):1038-46.

[49] Kim WW, Lee J, Jung JH, Park HY, Tufano RP, Kim HY. A comparison study of the transoral and bilateral axillo-breast approaches in robotic thyroidectomy. J Surg Oncol. 2018;118(3):381-7.

[50] Jason C, Nellis M, Masaru I, Russell JO, Richmon JD, Tufano RP, Liao D, Ishii LE. Perception of neck scars after thyroid surgery: is there social value in avoiding a neck scar? In: COSM 2018 AAFPRS meeting, vol. 2018. Maryland: National Harbor.

[51] Razavi CR, Khadem MGA, Fondong A, Clark JH, Richmon JD, Tufano RP, et al. Early outcomes in transoral vestibular thyroidectomy: robotic versus endoscopic techniques. Head Neck. 2018;40(10):2246-53.

[52] Razavi CR, Russell JO. Indications and contraindications to transoral thyroidectomy. Ann Thyroid. 2017;2(5):12.

[53] Razavi CR, Vasiliou E, Tufano RP, Russell JO. Learning curve for transoral endoscopic thyroid lobectomy. Otolaryngol Head Neck Surg. 2018;159(4):625-9.

[54] Perrier ND, Randolph GW, Inabnet WB, Marple BF, van Heerden J, Kuppersmith RB. Robotic thyroidectomy:

a framework for new technology assessment and safe implementation. Thyroid. 2010;20(12):1327-32.

[55] American College of Surgeons. Statements on emerging surgical technologies and the evaluation of credentials. Bull Am Coll Surg. 1994;79:40-1.

[56] McCulloch P, Altman DG, Campbell WB, Flum DR, Glasziou P, Marshall JC, et al. No surgical innovation without evaluation: the IDEAL recommendations. Lancet. 2009;374(9695):1105-12.

[57] Inabnet WB, Fernandez-Ranvier G, Suh H. Transoral endoscopic thyroidectomy—an emerging remote access technique for thyroid excision. JAMA Surg. 2018;153(4): 376-7.

[58] Udelsman R, Anuwong A, Oprea AD, Rhodes A, Prasad M, Sansone M, et al. Trans-oral vestibular endocrine surgery: a new technique in the United States. Ann Surg. 2016;264(6):e13-e6.

第五篇 术后管理

Postoperative Management

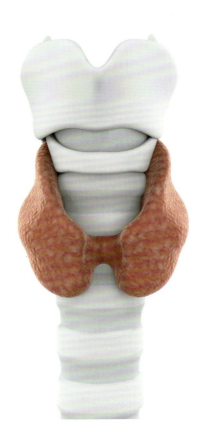

第 20 章　门诊内分泌外科手术
Ambulatory Endocrine Surgery

Kelvin Memeh　Peter Angelos　著
陈顺金　译

门诊内分泌外科手术是指任何不会导致患者住院或在住院设施过夜的内分泌外科手术[1]。从历史角度上看，门诊手术的驱动因素，一般而言都是政府为应对不断增长的医疗保健支出而制订的相关政策[2]。到目前为止，这些政策中最具影响力的是 1983 年的《社会保障法修正案》[3]。与在住院设施中进行的类似手术相比，该法案授权并鼓励医疗保险对门诊环境中提供的护理进行报销。这一举措得到了其他健康保险组织的支持，并在很大程度上得到了医师团体的支持，特别是美国医学协会、美国麻醉医师协会和美国外科医生学会。这些医师团体，在 20 世纪 70 年代初期，为了门诊手术中心（ambulatory surgical centers，ASC）的发展，制订并认可了明确的指南和实践标准。

同时，在此期间，门诊手术采用了麻醉和手术技术上的创新，这些创新让手术变得更安全。因此，门诊手术的现状是降低成本和医学创新的必然产物。这些创新确保了术后当天安全出院。然而，尽管有这些创新，门诊手术的安全性仍然存在争议，特别是在内分泌手术的亚专科中，甲状腺切除术后颈部血肿等并发症和相关的窒息风险可能会迅速致命。

在本章中，我们将回顾门诊内分泌手术特有的一些潜在优势和挑战。我们还将重点介绍内分泌外科医生用于预防、最小化和管理围术期风险的一些创新。

一、门诊内分泌手术的潜在好处

门诊手术最强大的驱动力之一是为患者和医疗保健支付者节省成本。尽管大多数该主题的研究都是关于非卧床甲状腺和甲状旁腺手术的，但这一驱动因素通常适用于非卧床内分泌手术。住院设施收费通常会增加执行任何外科手术的成本。Terris 等表明[8]，如果在门诊进行甲状腺全切除术，每个病例最多可节省 2474 美元。尽管该分析是基于医院收费而非真正的报销，但其他研究报告了类似的节省[28, 32, 35]。与从麻醉后护理室（postanesthesia care unit，PACU）出院的患者相比，为手术后入院的患者提供护理需要更多的医院资源（工作人员时间、消耗品和病床）。在捆绑支付时代，这些节省可能是可观的，因为无论患者的入院状态如何，医院都可以获得相同数量的报销。此外，患者方面也有潜在的成本节省，因为一些保险计划要求每晚自付费用，而这可以通过从 PACU 安全出院来避免自付费用。

此外，一些门诊手术的支持者认为，从门诊环境中出院，理论上可以减少患者在住院环境中可能遭受的伤害。这种伤害可能是医院感染或医疗错误的形式。避免这些危害可能有助于为所有相关方节省大量成本。鉴于每年在医院报告大量医疗差错[6]，门诊手术的支持者认为，鼓励门诊治疗可能会降低这些差错的发生率，并为医疗保健支付者、患者和医院节省资金。

门诊内分泌手术的另一个潜在好处是患者的舒适度和满意度。我们发现，患者通常对当天出院的概念持开放态度，因为他们喜欢回家并在熟悉的环境和舒适的家中康复。如果已经进行了术前讨论设定了这种期望，则尤其如此。也许关于该主题的最有趣的研究之一[13]，是有研究者比较了接受甲状腺切除术 / 甲状旁腺切除术和接受腹腔镜胆囊切除术的患者对当天出院的偏好。他们报告说，在接受门诊甲状腺切除术 / 甲状旁腺切除术的患者中，65% 的患者对门诊手术感到满意，并且不愿意留在医院，而 35% 的患者更愿意在手术后住院。这些数字几乎与接受门诊胆囊切除术的患者相同。他们得出的结论是，门诊甲状腺切除术 / 甲状旁腺切除术与其他众所周知的门诊手术（如胆囊切除术）一样可以接受。

二、门诊甲状腺手术

1986 年，Steckler[4] 等发表了具有里程碑意义的出版物，其内容是关于提倡门诊甲状腺切除术。Steckler 认为，在精心挑选的患者中，门诊甲状腺手术不但安全，使患者感到舒适，且具有成本效益，但一些手术量较大的甲状腺外科医生出于对患者安全的考虑，继续反对门诊甲状腺手术的想法[5]。直到世纪之交，非卧床甲状腺手术才开始受到广泛关注，首先是甲状腺叶切除术，然后是针对原发性甲状旁腺功能亢进症的甲状旁腺切除术。

门诊甲状腺手术的挑战和风险

大多数外科医生在甲状腺全切除术和残余甲状腺切除术后仍会收治患者住院。尽管门诊甲状腺手术有潜在的好处，但这种做法仍在继续[7]。下面，我们将讨论甲状腺切除术后的一些常见风险以及已经出现的用于减少或预防这些风险的技术。

1. 喉返神经损伤和误吸风险

在经验丰富的甲状腺外科医生手中，喉返神经（RLN）损伤的发生率约为 1% 或更少。虽然 RLN 的损伤很少见，但它可能会改变生活，因此，甲状腺外科医生在解剖神经时要格外小心。一些外科医生仅采用传统的视觉评估来评估神经的完整性。然而，视觉评估的缺点是神经的解剖和功能完整性并不总是相关的。因此，结构完整的 RLN 并不能保证正常的 RLN 功能[9]。为此，大多数外科医生已将神经监测作为一种在手术过程中确认神经功能完整性的方法。一些研究（包括 Meta 分析）评估了这两种神经保存技术，并发现这两种技术在 RLN 损伤率方面没有显著差异[9, 10]。然而，较新的数据表明，神经监测可以降低短暂性和永久性 RLN 损伤的发生率[11, 12]。据我们所知，手术环境（住院与门诊）与 RLN 损伤的发生率、识别和管理没有差异。但是，使用 RLN 监测为外科医生提供了实时的神经信号信息。肌电信号的丢失提醒外科医生注意潜在的神经损伤。鉴于单侧 RLN 损伤不可避免地导致声带麻痹或瘫痪，这可能导致声门功能不全的误吸，这些信息使外科医生能够在手术后立即主动协调喉镜检查并采取可能的干预措施，或者至少在患者出现误吸时提供预防措施以确保完全觉醒后声音可以恢复正常。此外，在单侧神经损伤的情况下，如信号丢失所提示的那样，外科医生可以通过不进行对侧处理来避免双侧 RLN 损伤。因此，我们认为，使用神经监测对于安全的非卧床甲状腺切除术的成功至关重要。

2. 甲状腺切除术后颈部血肿和窒息风险

门诊甲状腺手术最大的挑战是对甲状腺切除术后颈部血肿（post-thyroidectomy neck hematoma，PNH）的关注。由于报道的可变性和并发症本身的发生率相对较低，因此很难确定 PNH 的实际发生率。一般来说，经验丰富的甲状腺外科医生在甲状腺全切除术后颈部血肿的风险 < 1%；然而，这种风险可以从 0.1%～6.54%[1, 14-16]。PNH 最令人担忧的方面是它有可能因相对快速地损害气道而导致窒息。

多年来，许多技术已被纳入甲状腺手术，以增强止血或将潜在 PNH 的影响降至最低。其中包括使用外科引流管、使用止血装置和药剂，以及新的麻醉技术。虽然其中一些技术可能有助于门诊手术，但其他技术的效用仍不清楚。例如，已经对外科引流管的使用进行了详尽的研究，从这些试验中得到的普遍理解是，引流管可能有助于清除血肿，并可能引起外科医生的注意。然而，它们不能预防需要手术干预的颈部血肿[15, 16]。此外，在甲状腺切除术期间放置引流管的患者通常需要（并适当地）入院观察。

一种可以预防危及生命的 PNH 的手术技术是限制带状肌的紧密缝合[17]。虽然这种技术不能防止血肿，但它可以让血肿减压进入皮下空间，而不是聚集在气道周围的"密封"隔间中。这可以最大限度地减少对喉部的压迫效应，这种压迫效应通常会引发一系列可能导致喉部水肿和阻塞的事件。

据报道，诸如 Harmonic Scalpel（Harmonic Focus; Ethicon, Johnson and Johnson, Cincinnati, OH, USA）和 LigaSure（LSJ Medtronic, Covidien, Minneapolis, MN, USA）等能量设备可改善止血并缩短手术时间，且在甲状腺切除术后并发症方面没有差异[18, 19]。因此，甲状腺外科医生长期以来一直将这些设备纳入他们的实践中。然而，没有令人信服的数据表明这些设备可以降低 PNH 的发生率。

与能量设备类似，有大量的生物可吸收剂可供使用，它们可以促进止血，其中包括氧化纤维素网、局部凝血酶凝胶、纤维蛋白密封剂和压缩泡沫。已经在各种随机试验中单独或与能量设备联合评估了这些药物的有效性。止血药可缩短手术时间、引流清除时间和术后住院时间，但不会降低 PNH 的发生率[20, 21]。然而，人们可以从这些随机试验中推断，止血剂的使用应该是门诊甲状腺手术实践中必要的技术组成部分。在手术室花费的时间减少可以最大限度地延长在 PACU 中进行监测的时间，这可能会影响当天出院的决定。

一种可以降低 PNH 发生率的麻醉技术是深拔管（deep extubation，DE）。DE 涉及在患者仍处于完全麻醉状态时移除气管插管，以减少诸如咳嗽、劳损和血流动力学压力等紧急事件[22]。DE 最初被用作降低神经和眼科手术后出血风险的辅助手段，但现在越来越多地被麻醉医师用于甲状腺切除术患者。甲状腺切除术患者通常是 DE 的良好候选人，因为他们通常不会瘫痪以允许使用神经监测。缺乏数据证明 DE 可以直接降低 PNH 的发病率，但是，从机械的角度来看，它可能会；因此，DE 是美国甲状腺协会（ATA）在其关于门诊手术的声明中建议的措施之一[1]。

需要注意的是，很难预测手术和 PNH 发展之间的时间间隔，或者哪个 PNH 最终会发展至危及生命的程度。

因此，外科医生必须了解患者易患 PNH 的风险因素。外科医生可以建议对这些患者进行更密切的监测，或者将他们排除在门诊甲状腺切除术之外。提示 PNH 的体征和症状包括前颈部切口下弥漫性肿胀、紧绷感和皮肤变紫[1]。PNH 的晚期症状包括呼吸窘迫和喘鸣。了解这些迹象的时间和顺序以及根据其危险因素进行适当的患者选择，是成功实施卧床甲状腺手术计划的基础。Campbell 等[23] 在一项多中心研究中评估了 207 例甲状腺切除术后需要清除 PNH 的患者发生 PNH 的时间和风险，报告了以下与 PNH 独立相关的因素：使用引流管（OR=2.79）、格雷夫斯病（OR=2.43）、良性病理（OR=2.22）、抗血小板 / 抗凝药物（OR=2.12），使用止血剂（OR=1.97）和甲状腺质量增加（OR=1.01）。值得注意的是，他们发现大多数血肿（79%）在手术后 24h 内发展，其中 47% 在手术后的前 6h 内发展。这项研究的结果与 Leyre[24]、Promberger[25] 等的结果相似。这些研究表明，大多数 PNH 会在手术后 24h 内发生。尽管在这些研究中没有充分评估 PNH 引起的相关气道损害，但可以推断出，可能导致更高窒息风险的更严重的出血会在早期发生，而后期的 PNH 更有可能是由较少的出血引起的，不太可能导致气道受损。基于这个前提，我们认为没有 PNH 的低风险患者在恢复室中经过合理的观察期（通常为 6h）后可以安全出院。为此，一些学者对不适合门诊甲状腺手术的患者制订了严格的标准，如表 20-1 所示[10, 27-29, 31-34]。

表 20-1　报道的非卧床甲状腺和甲状旁腺手术的排除标准

通过选定的研究
患者因素和人口统计
• 年龄＞75 岁[27]
• 居住在偏远地区或离手术医院太远的患者[27, 31]
• 语言障碍[31]
• 患者偏好[29, 31]
• 独自生活或缺乏自理或社会支持[27, 28, 31]
手术性质与甲状腺疾病
• 进展期甲状腺癌（T4）[34]
• 毒性腺瘤[27]
• 淋巴结清扫[29, 33, 34]
• 再次手术[29] 或颈部放疗史[34]
• 根治性手术[27]
• 合并基础性疾病[28, 31, 33, 34]
• 需要引流[8, 28]
患者合并症
• 需要术后监测的指标[28, 29]
• ASA≥3 级[27, 34]
• OSA[27]
• 抗凝血[28, 31]

3. 甲状旁腺功能减退、严重低钙血症和手足抽搐的风险

甲状腺切除术后出血和血肿在支持和反对门诊内分泌手术的讨论中占据主导地位。然而，甲状旁腺功能减退是甲状腺切除术后最常见的并发症。据报道，高达 30% 的接受甲状腺全切除术或残余甲状腺切除术的患者会发生这种情况[39, 40]。在 Bergenfelz[41] 等的多中心研究中，暂时性和永久性甲状旁腺功能减退的发生率分别为 9.9% 和 4.4%。然而，不同研究中甲状腺切除术后甲状旁腺功能减退症的诊断标准存在相当大的差异。一项研究报道，短暂性甲状旁腺功能减退的发生率低至 6%，永久性甲状旁腺功能减退的发生率低至 1%～2%[42]。尽管报道的甲状腺切除术后甲状旁腺功能减退的发生率存在差异，但似乎确实与外科医生的经验和这种并发症的发生率较低有

关[42-44]。术后甲状旁腺功能减退症面临的主要问题是患者不适、手足抽搐风险以及重新入院接受治疗和监测。

如同其诊断，术后甲状旁腺功能减退症的管理也存在相当大的差异。一些外科医生通常会在患者出院时补充钙，无论是否含有维生素 D[45,46]。相比之下，其他外科医生则采用基于 PACU 中完整甲状旁腺激素（iPTH）水平的风险分层方法[40,49-51]。一些研究支持常规补充，在这种情况下，联合补充钙和维生素 D 似乎比单独补充钙更有效[45-48]。然而，也有数据支持使用 iPTH 水平对患者进行风险分层。有趣的是，与术后 1 天获得的水平相比，手术 4h 内获得 iPTH 水平同样可以预测术后低钙血症[49-52]。

根据我们的经验，术后 iPTH 水平＜10pg/dl 的患者可能会出现症状性低钙血症，因此需要预防性补充维生素 D 和钙。iPTH 水平＞20pg/dl 的患者不太可能出现症状性低钙血症，因此无须补充即可出院。对于 iPTH 水平为 10～20pg/dl 的患者，我们会常规地给他们补充钙，有或没有维生素 D[52]。这种方法得到了其他研究的支持[49-51]。有了这些知识，外科医生可以通过适当的术后钙管理更自信地让患者出院。

4. 术后疼痛、恶心和呕吐

门诊内分泌手术的挑战之一是术后恶心和疼痛的管理。在 20 世纪初，由于当时全身麻醉的发病率和死亡率较高，因此使用局部麻醉进行甲状腺切除术。随着全身麻醉变得更安全，外科医生倾向于使用全身麻醉，理由是患者的舒适度和拥有静止手术区域的能力。

然而，甲状腺切除术全身麻醉的主要挑战之一是术后恶心和呕吐（postoperative nausea and vomiting，PONV）。PONV 在甲状腺切除术后很常见，对非卧床甲状腺切除术提出了挑战。这是

因为患者在出院前需要感到舒适。此外，PONV 与 PNH 风险增加有关[15]。

为了避免这些问题，一些外科医生采用局部 / 区域麻醉代替全身麻醉。Paul LoGerfo 是动态内分泌颈部手术的最重要先驱之一，他发表了在动态环境中使用局部 / 区域麻醉进行的 206 例甲状腺切除术的初始系列[30]。他在报告中表明，该方法是安全的，发病率较低，患者满意度较高。Spanknebel[31] 等对 1025 例接受部分和甲状腺全切除术和甲状旁腺切除术的患者进行的随访研究表明，96% 的手术是在局部麻醉下进行的，患者在手术当天出院回家。值得注意的是，本研究中 90% 的患者相对健康，ASA 分级为 2 级或更低。有趣的是，与全身麻醉的甲状腺切除术相比，使用局部 / 区域麻醉的门诊甲状腺切除术被证明可以节省成本[32]。随后的两项随机试验进一步证实了这些结果，该试验评估了甲状腺切除术中局部麻醉与全身麻醉的结果[33,34]。

尽管这些小组取得了成功，但目前美国的大多数甲状腺切除术仍然在全身麻醉下进行。

多项研究表明，术前使用地塞米松可显著减少甲状腺切除术后的恶心和呕吐[36-38]。在系统评价和 Meta 分析中，Li[36] 等分析了 7 项随机对照试验（randomized control trials，RCT），比较了单剂量术前地塞米松与无地塞米松对 PONV 和术后疼痛的发生率和严重程度的影响。他们报告了 PONV 的发生率和严重程度在统计学和临床上存在显著差异，有利于使用地塞米松。因此，对于使用全身麻醉的外科医生，建议术前使用地塞米松来帮助减少可能阻止从 PACU 出院回家的 PONV。

需要强调的是，适当的患者选择是预测门诊甲状腺手术成功的最关键因素。我们需要事先与患者讨论入院的可能性，因为出院的最终决定取

决于手术期间和术后的具体情况。这种讨论有助于患者为夜间入院这种不太可能发生的事件做好准备，并希望有助于改善他们的住院体验。

鉴于所有确保安甲状腺全切除术的创新，在门诊进行甲状腺切除术存在上升趋势也就不足为奇了。2005—2014 年，McLaughlin 等 [26] 回顾了进入美国外科医师学会国家手术质量改进计划（ACS-NSQIP）数据库的 76 604 例部分和全部甲状腺切除术。作者报告了在此期间门诊甲状腺切除术（部分和全部）的明显趋势。有趣的是，尽管病情较重的患者有住院病例，但作者报告在门诊和住院甲状腺手术之间，再次手术（1.9%）和计划外 30 天再入院（1.4%）的发生率在统计学上没有显著差异。

三、非卧床甲状旁腺手术

从历史上看，甲状旁腺切除术术后并发症的风险与甲状腺切除术相似。由于甲状旁腺切除术的双侧颈部探查是标准的，甲状旁腺患者经常接受与甲状腺患者相似水平的手术解剖和探查。因此，甲状旁腺患者在手术后入院观察。

然而，随着越来越多地采用聚焦甲状旁腺切除术，外科医生现在更有信心在门诊环境中进行甲状旁腺切除术 [53]。这些有针对性的手术显著降低了术后并发症的风险，其中包括甲状旁腺功能减退和 RLN 损伤。

需要注意的是，对于钙水平非常高或长期存在原发性甲状旁腺功能亢进症的患者，可能会担心继发于"饥饿骨综合征"的手术后会出现严重的症状性低钙血症。一般来说，我们在该患者组中采用风险分层方法。对于那些接受单腺甲状旁腺切除术并适当降低术中 iPTH 的情况下，只要他们的 PACU iPTH 水平＞20pg/dl，我们通常有信心将他们从 PACU 中排出。通常，他们会被要求补钙并出院，并在手术后 72h 内安排钙和 PTH 的检查。

结论

门诊内分泌手术是减少医疗保健支出的必要产物，它一直受到医学创新的支持，并因患者偏好的改变而得到促进。尽管医学上的重大创新已确保手术后当天安全出院，但鉴于这些手术固有的一些并发症可能危及生命，门诊内分泌手术的概念可能仍存在争议。门诊内分泌手术成功的关键是严格选择患者。

参考文献

[1] Terris DJ, Snyder S, Carneiro-Pla D, Inabnet WB 3rd, Kandil E, Orloff L, Shindo M, Tufano RP, Tuttle RM, Urken M, Yeh MW, American Thyroid Association Surgical Affairs Committee Writing Task Force. American Thyroid Association statement on outpatient thyroidectomy. Thyroid. 2013 Oct;23(10):1193-202.

[2] Ambulatory Surgery Center Association website. https://www.ascassociation.org/aboutus/whatisanasc/history. Accessed 14 Feb 2020.

[3] Svahn JA, Ross M. Social security amendments of 1983: legislative history and summary of provisions. Soc Sec Bull. 1983;46(7):3-48.

[4] Steckler RM. Outpatient thyroidectomy: a feasibility study. Am J Surg. 1986 Oct;152(4):417-9.

[5] Clark OH, Ituarte P. Ambulatory thyroid surgery—unnecessary and dangerous. J Clin Endocrinol Metabol. 1998;83(4):1100-3.

[6] Kohn LT, Corrigan JM, Donaldson MS (eds). Committee on quality of health care in America. To err is human: building a safer health system. Institute of Medicine, National Academy Press, Washington, 1999.

[7] Kwon H, Jeon MJ, Kim WG, Park S, Kim M, Song DE, Sung

TY, Yoon JH, Hong SJ, Kim TY, Shong YK, Kim WB. A comparison of lobectomy and total thyroidectomy in patients with papillary thyroid microcarcinoma: a retrospective individual risk factor-matched cohort study. Eur J Endocrinol. 2017 Apr;176(4):371-8.

[8] Terris DJ, Moister B, Seybt MW, Gourin CG, Chin E. Outpatient thyroid surgery is safe and desirable. Otolaryngol Head Neck Surg. 2007;136(4):556-9.

[9] Anuwong A, Lavazza M, Kim HY, et al. Recurrent laryngeal nerve management in thyroid surgery: consequences of routine visualization, application of intermittent, standardized and continuous nerve monitoring. Updat Surg. 2016; 68(4):331-41.

[10] Yang S, Zhou L, Lu Z, Ma B, Ji Q, Wang Y. Systematic review with meta-analysis of intraoperative neuromonitoring during thyroidectomy. Int J Surg. 2017;39:104-13.

[11] Bai B, Chen W. Protective effects of intraoperative nerve monitoring (IONM) for recurrent laryngeal nerve injury in thyroidectomy: meta-analysis. Sci Rep. 2018;8(1):7761. https://doi. org/10.1038/s41598-018-26219-5.

[12] Vasileiadis I, Karatzas T, Charitoudis G, Karakostas E, Tseleni-Balafouta S, Kouraklis G. Association of intraoperative neuromonitoring with reduced recurrent laryngeal nerve injury in patients undergoing total thyroidectomy. JAMA Otolaryngol Head Neck Surg. 2016;142(10):994-1001.

[13] Mowschenson PM, Hodin RA. Outpatient thyroid and parathyroid surgery: a prospective study of feasibility, safety, and costs. Surgery. 1995;118(6):1051-4.

[14] Fan C, Zhou X, Su G, Zhou Y, Su J, Luo M, Li H. Risk factors for neck hematoma requiring surgical re-intervention after thyroidectomy: a systematic review and meta-analysis. BMC Surg. 2019;19(1):98.

[15] Woods RS, Woods JF, Duignan ES, Timon C. Systematic review and meta-analysis of wound drains after thyroid surgery. Br J Surg. 2014;101(5):446-56.

[16] Samraj K, Gurusamy KS. Wound drains following thyroid surgery. Cochrane Database Syst Rev. 2007;4:CD006099.

[17] Terris DJ. Novel surgical maneuvers in modern thyroid surgery. Oper Tech Otolayngol Head Neck Surg. 2009;20:23-8. https://doi.org/10.1016/j.otot.2009.01.008.

[18] Siperstein AE, Berber E, Morkoyun E. The use of the harmonic scalpel vs conventional knot tying for vessel ligation in thyroid surgery. Arch Surg. 2002;137(2):137-42. https://doi. org/10.1001/archsurg.137.2.137.

[19] Contin P, Gooßen K, Grummich K, Jensen K, Schmitz-Winnenthal H, Büchler MW, Diener MK. Energized vessel sealing systems versus conventional hemostasis techniques in thyroid surgery--the ENERCON systematic review and network meta-analysis. Langenbeck's Arch Surg. 2013 Dec;398(8):1039-56.

[20] Amit M, Binenbaum Y, Cohen JT, Gil Z. Effectiveness of an oxidized cellulose patch hemostatic agent in thyroid surgery: a prospective, randomized, controlled study. J Am Coll Surg. 2013;217(2):221-5.

[21] Testini M, Marzaioli R, Lissidini G, et al. The effectiveness of FloSeal matrix hemostatic agent in thyroid surgery: a prospective, randomized, control study. Langenbeck's Arch Surg. 2009;394(5):837-42.

[22] Kempen P. Extubation in adult patients: who, what, when, where, how, and why? J Clin Anesth. 1999;11:441-4. PMid:10526820.

[23] Campbell MJ, McCoy KL, Shen WT, et al. A multi-institutional international study of risk factors for hematoma after thyroidectomy. Surgery. 2013;154(6):1283-91.

[24] Leyre P, Desurmont T, Lacoste L, et al. Does the risk of compressive hematoma after thyroidectomy authorize 1-day surgery? Langenbeck's Arch Surg. 2008;393(5):733-7.

[25] Promberger R, Ott J, Kober F, et al. Risk factors for postoperative bleeding after thyroid surgery. Br J Surg. 2012;99(3):373-9.

[26] McLaughlin EJ, Brant JA, Bur AM, et al. Safety of outpatient thyroidectomy: review of the American College of Surgeons National Surgical Quality Improvement Program. Laryngoscope. 2018;128(5):1249-54. https://doi.org/10.1002/lary.26934.

[27] Champault A, Vons C, Zilberman S, Labaille T, Brosseau S, Franco D. How to perform a thyroidectomy in an outpatient setting. Langenbeck's Arch Surg. 2009;394(5):897-902.

[28] Seybt MW, Terris DJ. Outpatient thyroidectomy: experience in over 200 patients. Laryngoscope. 2010;120(5):959-63.

[29] Mazeh H, Khan Q, Schneider DF, Schaefer S, Sippel RS, Chen H. Same-day thyroidectomy program: eligibility and safety evaluation. Surgery. 2012;152(6):1133-41.

[30] Lo GP. Local/regional anesthesia for thyroidectomy: evaluation as an outpatient procedure. Surgery. 1998;124(6):975-8; discussion 978-9.

[31] Spanknebel K, Chabot JA, DiGiorgi M, Cheung K, Lee S, Allendorf J, et al. Thyroidectomy using local anesthesia: a report of 1,025 cases over 16 years. J Am Coll Surg. 2005;201(3):375-85.

[32] Spanknebel K, Chabot JA, DiGiorgi M, Cheung K, Curty J, Allendorf J, et al. Thyroidectomy using monitored local or conventional general anesthesia: an analysis of outpatient surgery, outcome and cost in 1,194 consecutive cases. World J Surg. 2006;30(5):813-24.

[33] Snyder SK, Roberson CR, Cummings CC, Rajab MH. Local anesthesia with monitored anesthesia care vs general anesthesia in thyroidectomy: a randomized study. Arch Surg. 2006;141(2):167-73.

[34] Kim MS, Kim BH, Han YE, Nam DW, Hah JH. Clinical outcomes after local anesthesia with monitored anesthesia care during thyroidectomy and selective neck dissection: a randomized study. Eur Arch Otorhinolaryngol. 2017;274(10):3789-94.

[35] Synder KS, Hamid KS, Roberson CR, Rai SS, Bossen AC, Luh JH, et al. Outpatient thyroidectomy is safe and reasonable: experience with more than 1000 planned outpatient procedures. J Am Coll Surg. 2010;210:575-84.

[36] Li B, Wang H. Dexamethasone reduces nausea and vomiting but not pain after thyroid surgery: a meta-analysis of randomized controlled trials. Med Sci Monit. 2014;20: 2837-45.

[37] Zou Z, Jiang Y, Xiao M, Zhou R. The impact of prophylactic dexamethasone on nausea and vomiting after thyroidectomy: a systematic review and meta-analysis. PLoS One. 2014;9(10):e109582.

[38] Chen CC, Siddiqui FJ, Chen TL, Chan ES, Tam KW. Dexamethasone for prevention of postoperative nausea and vomiting in patients undergoing thyroidectomy: meta-analysis of randomized controlled trials. World J Surg. 2012;36(1):61-8.

[39] Prowse SJ, Sethi N, Ghosh S. Temporary hypocalcemia is one of the most common complications of total thyroidectomy. Ann Otol Rhinol Laryngol. 2012;121(12):827.

[40] Grodski S, Serpell J. Evidence for the role of perioperative PTH measurement after total thyroidectomy as a predictor of hypocalcemia. World J Surg. 2008;32(7):1367-73.

[41] Bergenfelz A, Jansson S, Kristoffersson A, et al. Complications to thyroid surgery: results as reported in a database from a multicenter audit comprising 3,660 patients. Langenbeck's Arch Surg. 2008;393(5):667-73.

[42] Meltzer C, Hull M, Sundang A, Adams JL. Association between annual surgeon total thyroidectomy volume and transient and permanent complications. JAMA Otolaryngol Head Neck Surg. 2019;145(9):830-7.

[43] Al-Qurayshi Z, Robins R, Hauch A, Randolph GW, Kandil E. Association of surgeon volume with outcomes and cost savings following thyroidectomy: a National Forecast. JAMA Otolaryngol Head Neck Surg. 2016;142(1):32-9.

[44] Liang TJ, Liu SI, Mok KT, Shi HY. Associations of volume and thyroidectomy outcomes: a nationwide study with systematic review and meta-analysis. Otolaryngol Head Neck Surg. 2016;155(1):65-75.

[45] Tartaglia F, Giuliani A, Sgueglia M, Biancari F, Juvonen T, Campana FP. Randomized study on oral administration of

[46] Roh JL, Park JY, Park CI. Prevention of postoperative hypocalcemia with routine oral calcium and vitamin D supplements in patients with differentiated papillary thyroid carcinoma undergoing total thyroidectomy plus central neck dissection. Cancer. 2009;115(2):251-8.

[47] Sanabria A, Rojas A, Arevalo J. Meta-analysis of routine calcium/vitamin D3 supplementation versus serum calcium level-based strategy to prevent postoperative hypocalcaemia after thyroidectomy. Br J Surg. 2019;106(9):1126-37.

[48] Xing T, Hu Y, Wang B, Zhu J. Role of oral calcium supplementation alone or with vitamin D in preventing post-thyroidectomy hypocalcaemia: a meta-analysis. Medicine (Baltimore). 2019;98(8):e14455.

[49] Carter Y, Chen H, Sippel RS. An intact parathyroid hormone-based protocol for the prevention and treatment of symptomatic hypocalcemia after thyroidectomy. J Surg Res. 2014;186(1):23-8.

[50] Filho EBY, Machry RV, Mesquita R, Scheffel RS, Maia AL. The timing of parathyroid hormone measurement defines the cut-off values to accurately predict postoperative hypocalcemia: a prospective study. Endocrine. 2018;61(2): 224-31.

[51] Galy-Bernadoy C, Lallemant B, Chambon G, Pham HT, Reynaud C, Alovisetti C, et al. Parathyroid hormone assays following total thyroidectomy: is there predictive value? Eur Thyroid J. 2018;7(1):34-8.

[52] White MG, James BC, Nocon C, Nagar S, Kaplan EL, Angelos P, Grogan RH. One-hour PTH after thyroidectomy predicts symptomatic hypocalcemia. J Surg Res. 2016 Apr;201(2):473-9.

[53] Wilhelm SM, Wang TS, Ruan DT, et al. The American Association of Endocrine Surgeons guidelines for definitive management of primary hyperparathyroidism. JAMA Surg. 2016;151(10):959-68.

calcitriol to prevent symptomatic hypocalcemia after total thyroidectomy. Am J Surg. 2005;190(3):424-9. https://doi.org/10.1016/j. amjsurg.2005.04.017.

第21章 术后钙管理
Postoperative Calcium Management

Guy Slonimsky　David Goldenberg　著

姚锡宇　译

甲状旁腺激素（PTH）通过三种机制调节血清钙水平：促进骨吸收、促使肾脏产生 1,25- 二羟基维生素 D 和肠道吸收[1]。PTH 的分泌受阻导致低钙血症。甲状旁腺功能低下导致的低钙血症是甲状腺和甲状旁腺手术（甲状腺全切除术、残余甲状腺切除术和甲状旁腺切除术）最常见的并发症。它是甲状腺和甲状旁腺手术的"代谢 / 内分泌"并发症，表现为暂时或永久性的甲状旁腺功能减退。手术后甲状旁腺功能减退持续 6～12 个月以上可认定为永久性[2, 3]。大多数手术后的甲状旁腺功能减退症是短暂的；但偶尔也会导致长期住院和终身补钙。文献报道暂时性甲状旁腺功能减退症可高达 38%，永久性甲状旁腺功能减退症为 3%[2, 4-10]。手术病理生理学基本机制通常是解剖、烧灼或意外撕脱造成的甲状旁腺直接损伤或其血供受损。

众所周知，术后甲状旁腺功能减退症的风险与扩大手术范围（如甲状腺旁腺手术中扩大颈部探查范围、全甲状腺切除而非部分甲状腺切除、切除甲状腺巨大结节、颈淋巴结清扫特别是针对中央区的清扫），以及自身免疫性甲状腺疾病（桥本甲状腺炎和 Graves 病）呈正比[11]，而与外科医生的经验成反比[5, 8, 9, 12-20]。同时，不慎切除甲状旁腺、甲状旁腺自体移植、全甲状腺手术中识别和保留少于 2 个甲状旁腺、较重的甲状腺标本、翻修手术及因出血而再次手术，这些也被认为是术后甲状旁腺功能减退的风险因素[5, 21-23]。

一、患者和疾病的易感危险因素

内分泌外科医生应该认识到一些非手术本身引起，而与患者和疾病相关，容易导致术后低钙血症的危险因素。术后患者进行低钙血症的危险分层，有助于预测、预防和改善这种并发症的管理。Edafe 等在一项系统评价和 Meta 分析中指出，术前 25- 羟基维生素 D、围术期 PTH 水平和性别为女性是术后短暂性低钙的独立预测因素，而 Graves 病和较大的甲状腺标本则是永久性低钙血症的独立预测因素[5]。

术前 25- 羟基维生素 D 水平较低会导致肠道对钙的吸收减少，肾脏排泄增加，进一步导致术后低钙血症。维生素 D 水平低的危险因素包括女性吸收不良、高龄肥胖和皮肤色黑[24]。

术后严重低钙血症的一个独立危险因素是既往行胃旁路手术[2, 25-28]。胃旁路手术后，摄入的食物被改道绕过近端小肠，导致维生素 D 和钙的吸收不良。在补充不足的情况下，接受胃旁路手术的患者往往长期缺乏维生素 D，伴随 PTH 水平升高，继发性甲状旁腺功能亢进的发生率增多[29]。此外，部分胃切除术后胃酸的减少导致了钙盐的吸收不良。在最近的一项研究中，Moize 等报道，腹腔镜袖状胃切除术导致的营养不良的发生率与 Roux-en-Y 胃旁路手术相当[30]。由于慢性吸收不良，有减肥手术史的患者在甲状腺 / 甲状旁腺手术后出现严重和难治性低血钙的风险增加，因此可能需要更积极和长时间的钙和维生素 D 补充方案。此外，一些作者主张对减肥手术的候选人进行甲状腺筛查。如果需要进行甲状腺手术，应在减肥手术之前进行[27]。还有人建议曾有减肥手术史的患者如果需行甲状腺全切除术，甲状腺切除需分阶段进行[31]。

慢性维生素 D 缺乏的患者在甲状旁腺切除术后出现低钙血症和骨饥饿综合征的风险更大。然而，原发性甲状旁腺功能亢进症术前补充维生素 D 的益处尚不清楚[32-36]。

在甲状腺手术中，关于 25- 羟基维生素 D 的缺乏程度是否与术后低钙血症的程度相关，目前缺乏共识[37-40]。总体而言，Edafe 等在其 Meta 分析中报道，术前维生素 D 缺乏可独立预测术后短暂性低钙血症，尽管一些研究提出术前低水平的血钙是术后低钙血症的预测因素，但其实很可能是低水平的维生素 D 混杂所致[5]。2018 年美国甲状腺协会关于术后甲状旁腺功能减退的声明建议在双侧甲状腺手术前纠正维生素 D 的缺乏[3]。

二、低钙血症的体征和症状

低钙血症的临床表现可以为无症状，也可表现为病情迅速恶化出现危及生命的肌肉搐搦症、癫痫发作和心律失常。钙是神经肌肉信号传递和去极化阈值的一个关键因素；因此，血清钙水平降低会导致神经肌肉兴奋性增加。低钙血症的体征和症状通常与血清钙缺乏水平的严重程度相关。低钙血症的细微症状可包括口周或指尖麻痹。Chvostek 征（面神经在耳前区被敲击时面部肌肉抽动）和 Trousseau 征（血压计的袖带充气超过收缩压 3min 引起前臂缺血后继发腕部肌肉痉挛）是神经肌肉兴奋性增加的表现（图 21-1）。

值得注意的是，多达 20% 的正常血钙患者可以出现 Chvostek 征阳性；因此，在术前评估时应评估是否存在 Chvostek 征（笔者的建议）。当血清钙水平进一步下降时，会出现自发的肌肉痉挛和抽搐。焦虑、烦躁和其他急性情绪紊乱可能是神经系统不稳定的表现。严重的低钙血症最终可导致癫痫发作、喉痉挛、支气管痉挛和 QT 间期延长引发的致命性心律失常（肌阵挛和心室颤动）[1, 2, 41]。

三、术后 PTH 和钙水平的监测

对甲状腺和甲状旁腺手术后患者血清 PTH 和钙水平的监测没有统一的指南。因此，外科医生根据文献资料、以往的培训、经验和个人喜好采取相应的措施。显然，应根据手术和患者的风险因素，对每个病例进行调整。

在一台有侧重点探查的手术中成功切除单发的甲状旁腺腺瘤后，血清钙水平通常在最初的 24～48h 内下降 2～3mg/dl，而至术后第 3～4 天

Chvostek 征阳性　　　　　　　　　Trousseau 征阳性

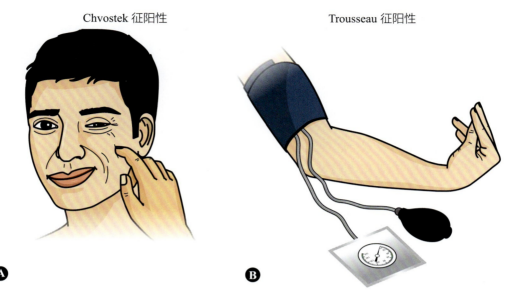

▲ 图 21-1　A. Chvostek 征阳性：敲击面神经主干所在区域，左面部肌肉抽动；B. Trousseau 征阳性：血压计充气超过收缩压 3min 引起的缺血，腕曲肌收缩

时稳定在正常范围。在没有骨饥饿综合征的情况下，这些患者因有剩余的甲状旁腺通常不出现低钙血症 [42]。

笔者的常见做法是在门诊进行有针对性的微创甲状旁腺切除术。这些病例的 PTH 检测在术中使用。除非患者出现症状，否则不进行术后钙的检测。对于多发甲状旁腺疾病需要切除超过 1 个旁腺腺体或接受双侧颈部广泛探查并关注剩余甲状旁腺功能的患者，可以考虑留夜观察并重复测量 PTH 和血钙。在不复杂的甲状腺手术后，笔者通常在 24h 后让患者出院，并在出院前当天上午进行 1 次血清钙的测量。如果术后顾虑甲状旁腺功能，或者根据患者的症状，考虑血钙检测合并可能需要的 PTH 检测需提前执行。

单次或连续测量钙 /PTH 的目的是识别现有的甲状旁腺功能减退 / 高钙血症，预测即将发生的低钙血症，并指导治疗。换言之，应确定血清钙 /PTH 的绝对值，并评估其变化趋势 [43, 44]。为了收集上述所有的数据，谨慎的做法是至少进行 2 次检测。

检测时应包括血清总钙与离子钙，是否包括 PTH 取决于外科医生的偏好和特定的临床情况。PTH 值可以帮助预估甲状旁腺功能减退症和低钙血症。此外，与血清钙不同，PTH 值不太可能因预防性补充钙和维生素 D 或术前维生素 D 水平低而发生变化。一般来说，对于术后需要连续检测的低钙血症患者，通常在术后数小时或术后第 1 天时进行 1 次 PTH 检测就足以进行预判 [43-57]。

四、术后甲状旁腺功能减退症 / 低钙血症的预测

如前所述，钙和 PTH 的绝对值、趋势和斜率可以让医生对患者的甲状旁腺功能减退 / 低钙血症风险进行分层，并指导治疗 [43-57]。一般来说，术后第 1 天血钙正常或血清钙水平上升的患者不太可能出现低钙血症 [51, 54]。Gulluoglu 等报道双侧甲状腺手术后，术后 14h 内血清钙斜率为阳性

或中性的患者不会出现低钙血症[43]。

Asari 等报道在甲状腺手术后，单独测量血清钙（不合并 PTH 检测）对于预测甲状旁腺代谢并不可靠。当笔者在术后第 1 天应用钙的界值为 8.42mg/dl（2.1mmol/L）时，预测甲状旁腺代谢属于正常的敏感性、特异性、阳性预测值和阴性预测值分别为 18.6%、96.1%、61.5% 和 77.7%。在术后第 2 和第 3 天，血清钙对预测甲状旁腺功能减退的敏感性攀升，达到 72.1%。此外，血清钙的阳性斜率可预测稳定的钙水平，其敏感性、特异性、阳性预测值和阴性预测值分别为 88.4%、35.4%、31.7% 和 91.0%[44]。

众所周知，术后最初几个小时或 1 天内 PTH 水平很低（或检测不到）的患者发生低钙血症的风险增加[52, 53, 56]。一项研究发现，术后早期 PTH 水平低（<12pg/ml）可以预测低钙血症，其敏感性和特异性分别为 100% 和 92%[56]。Youngwirth 等报道，甲状腺手术后 4h 测量的 PTH 水平低于 10pg/ml 可预测低钙血症，并提示需要补钙和骨化三醇以避免出现潜在的再入院[55]。Grodski 等发现，术后 4h 的 PTH 水平>10pg/ml 的患者可以在术后第 1 天有钙剂补充的情况下安全出院[57]。同样，Selberherr 等报道，术后第 1 天早晨血清 PTH>15pg/ml 可预测>99% 的病例血钙正常[45]。PTH<15pg/ml 的患者中，有 38% 于术后第 2 天血清 PTH 值恢复正常。

五、术后甲状旁腺功能减退 / 低钙血症的管理

术后低钙血症的管理主要基于外科医生的经验和机构规程，而不是对照试验。一些外科医生会在术后预防性地补充钙（含或不含维生素 D），而其他医生常规可能不这样做。一般来说，应该将患者维持在正常校正钙值范围的低值范围（8.0～8.5mg/dl），同时控制症状和减少并发症[1, 3]。

许多外科医生采用了术后预防性口服钙剂的方法，有时同时服用骨化三醇（1,25- 二羟基维生素 D$_3$，维生素 D 的激素活性代谢产物）。如前所述，暂时性低钙血症很常见，其延长住院时间，增加费用，同时使患者面临潜在的可预防的不良反应。预防性补钙的理由是在预期的术后短暂低钙血症期间作为过渡手段。低钙血症症状通常出现在术后 24～48h 内，血清钙值在术后 48～72h 达最低点。

轻度低钙血症可通过口服补充剂来治疗，而中度至重度低钙血症可能需要静脉注射（intravenous，IV）钙剂来增强口服补钙治疗效果。术后血清钙超过 7mg/dl（有或无轻度症状）的轻中度低钙血症患者，可以采用类似预防的方案，即每天 1～3g 碳酸钙（或其他相当于 1200mg 的元素钙）和每 12h 补充骨化三醇 0.25～0.5μg[2, 3, 58-60]。

中重度低钙血症患者（血清总钙<7mg/dl 或离子钙<1.0mmol/L）应进行 12 导联心电图检查，以评估 QT 延长或心律失常，并保持持续心脏监测[3]。中度至重度低钙血症患者需要静脉补钙，通常为 1～2g 葡萄糖酸钙注射。口服钙剂可以提高到每天 4g，分 2～3 次服用，并且如有需要，骨化三醇可以提高到 1μg，每日 2 次[2, 3]。

镁被认为是 PTH 分泌和作用的关键[61]。轻度低镁血症可刺激 PTH 的分泌，而严重低镁血症则导致 PTH 分泌减少[62]。在足量补充钙剂情况下，仍有持续的低钙血症，也应监测血清镁水平，当低于 1.6mg/dl 时，可口服 400mg 氧化镁，每日 1～2 次[2]。

尽管术后慢性甲状旁腺功能减退症患者能够

成功维持正常血钙，这些患者仍容易出现并发症，如骨代谢改变、软组织和泌尿系统钙化，以及肾功能衰竭。此外，慢性甲状旁腺功能减退症和需要口服补充剂会对患者的整体幸福感和焦虑程度产生负面影响[1, 2, 63-65]。

Natpara 是一种生物工程重组人甲状旁腺激素[rhPTH（1~84 个氨基酸残基）]，于 2015 年被 FDA 批准用于永久性和难治性甲状旁腺功能减退症患者(任何病因，除常染色体显性低钙血症外)，这些患者对传统的口服钙和维生素 D 补充剂产生抵抗。在 REPLACE 试验中，大多数甲状旁腺功能减退症患者通过皮下注射 Natpara（50~100μg，每天 1 次）有效减少了口服钙和维生素 D 的补充需求[66]。此外，研究发现 Natpara 增加骨质流失，会抵消与甲状旁腺功能减退症相关的骨质过度矿化状态，从而使骨代谢更加正常[67, 68]。据报道，不到 3% 的患者出现不良反应，其中包括低钙血症、高钙血症和高钙尿症。重要的是，在大鼠中，它似乎与发生骨肉瘤的较高风险有关[2, 3, 65, 66, 69-72]。Natpara 只能由认证过的药店和与供应商分发和管理，需经过 Natpara 风险评估和缓解策略（REMS）程序[72]。

六、骨饥饿综合征

骨饥饿综合征（hungry bone syndrome，HBS）是指由于潜在的慢性骨骼疾病（囊性纤维性骨炎）导致的严重且可能长期的低钙血症，通常发生在甲状旁腺切除术后。尽管 PTH 水平正常甚至升高，但低钙血症仍可能持续存在。由于长期高水平的 PTH 导致骨吸收增加，从而形成了纤维囊性骨炎。除低钙血症外，患者还可能出现低磷血症和高钾血症，反映出高骨质流失状态。HBS 的风险与术前甲状旁腺功能亢进的严重程度、切除的甲状旁腺体积较大、年龄较大、碱性磷酸酶水平较高以及存在肾功能衰竭有关。总体而言，与原发性甲状旁腺功能亢进症患者相比，HBS 在慢性肾功能衰竭导致的继发性和第三性甲状旁腺功能亢进症患者中的发病率更高[73-76]。据 Goldfarb 等报道，在施行甲状旁腺切除术的继发性甲状旁腺功能亢进症的患者中，HBS 的发病率为 28%[77]。不太典型情况是，接受甲状腺切除术的甲状腺功能亢进症患者也可能因甲状腺激素过多而出现潜在的高骨质流失，并出现 HBS[78, 79]。

在 HBS 患者中，甲状旁腺切除术后 PTH 的突然下降使钙从骨骼的净流出转变为钙（连同磷酸盐和镁）净流入骨骼[73]。这些患者会经历长时间的术后低钙血症，并增加再次入院的风险。

在 HBS 情况下，低钙血症的治疗与本章之前描述的外科术后低钙血症的治疗原则相同。然而，外科医生和患者应做好准备，以应对可能持续数月的更剧烈和持续的低钙血症。与"标准"术后低钙血症相比，这些患者通常需要更高剂量的钙和维生素 D 补充剂。

至于其他病因引起的术后低钙血症，目前还没有统一的 HBS 管理指南。其目标是通过补充骨钙缺失与恢复正常骨代谢，使血清钙水平正常化（如有必要，同时补充镁和钾）。

结论

术后甲状旁腺功能减退症 / 低钙血症在许多情况下是可预防的并发症。最佳的危险分层、预防性补充、合理的外科技术和恰当的术后管理是将发病率降至最低、促进早期出院和防止再入院的关键。

参考文献

[1] Shoback D. Clinical practice. Hypoparathyroidism. N Engl J Med. 2008;359(4):391-403.

[2] Stack BC Jr, et al. American Association of Clinical Endocrinologists and American College of endocrinology disease state clinical review: postoperative hypoparathyroidism--definitions and management. Endocr Pract. 2015;21(6):674-85.

[3] Orloff LA, et al. American Thyroid Association statement on postoperative hypoparathyroidism: diagnosis, prevention, and management in adults. Thyroid. 2018;28(7):830-41.

[4] Ozbas S, et al. Comparison of the complications of subtotal, near total and total thyroidectomy in the surgical management of multinodular goitre. Endocr J. 2005;52(2):199-205.

[5] Edafe O, et al. Systematic review and meta-analysis of predictors of post-thyroidectomy hypocalcaemia. Br J Surg. 2014;101(4):307-20.

[6] Rosato L, et al. Complications of thyroid surgery: analysis of a multicentric study on 14,934 patients operated on in Italy over 5 years. World J Surg. 2004;28(3):271-6.

[7] Pattou F, et al. Hypocalcemia following thyroid surgery: incidence and prediction of outcome. World J Surg. 1998;22(7):718-24.

[8] Shaha AR, Jaffe BM. Parathyroid preservation during thyroid surgery. Am J Otolaryngol. 1998;19(2):113-7.

[9] Wingert DJ, et al. Post-thyroidectomy hypocalcemia. Incidence and risk factors. Am J Surg. 1986;152(6):606-10.

[10] Chadwick D. British association of endocrine & thyroid surgeons fourth national audit. 2012, [Place of publication not identified]: Dendrite Clinical Systems.

[11] Goldenberg D, et al. Surgery for fibro-adherent inflammatory thyroid disease. Oper Tech Otolaryngol Head Neck Surg. 2018;29(1):2-9.

[12] Harness JK, et al. Total thyroidectomy: complications and technique. World J Surg. 1986;10(5):781-6.

[13] McHenry CR, et al. Risk factors for postthyroidectomy hypocalcemia. Surgery. 1994;116(4):641-7; discussion 647-8.

[14] Ywata de Carvalho A, Chulam TC, Kowalski LP. Long-term results of observation vs prophylactic selective level VI neck dissection for papillary thyroid carcinoma at a cancer center. JAMA Otolaryngol Head Neck Surg. 2015;141(7):599-606.

[15] Giordano D, et al. Complications of central neck dissection in patients with papillary thyroid carcinoma: results of a study on 1087 patients and review of the literature. Thyroid. 2012;22(9):911-7.

[16] Giordano D, et al. Long-term outcomes of central neck dissection for cN0 papillary thyroid carcinoma. Am J Otolaryngol. 2017;38(5):576-81.

[17] Testini M, et al. Does mediastinal extension of the goiter increase morbidity of total thyroidectomy? A multicenter study of 19,662 patients. Ann Surg Oncol. 2011;18(8):2251-9.

[18] Sosa JA, et al. The importance of surgeon experience for clinical and economic outcomes from thyroidectomy. Ann Surg. 1998;228(3):320-30.

[19] Kandil E, et al. The impact of surgical volume on patient outcomes following thyroid surgery. Surgery. 2013;154(6):1346-52; discussion 1352-3.

[20] Ebrahimi H, et al. Does autoimmune thyroid disease affect parathyroid autotransplantation and survival? ANZ J Surg. 2009;79(5):383-5.

[21] Hallgrimsson P, et al. Risk factors for medically treated hypocalcemia after surgery for Graves disease: a Swedish multicenter study of 1,157 patients. World J Surg. 2012;36(8):1933-42.

[22] Thomusch O, et al. The impact of surgical technique on postoperative hypoparathyroidism in bilateral thyroid surgery: a multivariate analysis of 5846 consecutive patients. Surgery. 2003;133(2):180-5.

[23] Bergenfelz A, et al. Complications to thyroid surgery: results as reported in a database from a multicenter audit comprising 3,660 patients. Langenbeck's Arch Surg. 2008;393(5):667-73.

[24] Pearce SH, Cheetham TD. Diagnosis and management of vitamin D deficiency. BMJ. 2010;340:b5664.

[25] Hewitt S, et al. Secondary hyperparathyroidism, vitamin D sufficiency, and serum calcium 5 years after gastric bypass and duodenal switch. Obes Surg. 2013;23(3):384-90.

[26] Karefylakis C, et al. Vitamin D status 10 years after primary gastric bypass: gravely high prevalence of hypovitaminosis D and raised PTH levels. Obes Surg. 2014;24(3):343-8.

[27] Durr ML, et al. Severe hypocalcemia complicating thyroid surgery after Roux-en-Y gastric bypass procedure. Arch Otolaryngol Head Neck Surg. 2009;135(5):507-10.

[28] Goldenberg D, et al. Thyroidectomy in patients who have undergone gastric bypass surgery. Head Neck. 2018;40(6):1237-44.

[29] Johnson JM, et al. Effects of gastric bypass procedures on bone mineral density, calcium, parathyroid hormone, and vitamin D. J Gastrointest Surg. 2005;9(8):1106-10; discussion 1110-1.

[30] Moize V, et al. Long-term dietary intake and nutritional deficiencies following sleeve gastrectomy or Roux-En-Y gastric bypass in a Mediterranean population. J Acad Nutr Diet. 2013;113(3):400-10.

[31] Gooi Z, et al. A staged thyroidectomy approach for gastric bypass patients. Laryngoscope. 2015;125(4):1028-30.

[32] Silverberg SJ. Vitamin D deficiency and primary hyperparathyroidism. J Bone Miner Res. 2007;22(Suppl 2):V100-4.

[33] Untch BR, Olson JA. Vitamin D deficiency and primary hyperparathyroidism: an association of uncertain cause and

consequences. Surgery. 2008;144(6):860-1.

[34] Boudou P, et al. A very high incidence of low 25 hydroxy-vitamin D serum concentration in a French population of patients with primary hyperparathyroidism. J Endocrinol Investig. 2006;29(6):511-5.

[35] Stewart ZA, et al. 25-hydroxyvitamin D deficiency is a risk factor for symptoms of postoperative hypocalcemia and secondary hyperparathyroidism after minimally invasive parathyroidectomy. Surgery. 2005;138(6):1018-25; discussion 1025-6.

[36] Press D, et al. The effect of vitamin D levels on postoperative calcium requirements, symptomatic hypocalcemia, and parathormone levels following parathyroidectomy for primary hyperparathyroidism. Surgery. 2011;150(6):1061-8.

[37] Lang BH, et al. Does preoperative 25-hydroxyvitamin D status significantly affect the calcium kinetics after total thyroidectomy? World J Surg. 2013;37(7):1592-8.

[38] Al-Khatib T, et al. Severe vitamin D deficiency: a significant predictor of early hypocalcemia after total thyroidectomy. Otolaryngol Head Neck Surg. 2015;152(3):424-31.

[39] Seo ST, et al. Transient and permanent hypocalcemia after total thyroidectomy: early predictive factors and long-term follow-up results. Surgery. 2015;158(6):1492-9.

[40] Lin Y, et al. Vitamin D deficiency does not increase the rate of postoperative hypocalcemia after thyroidectomy. Am J Surg. 2012;204(6):888-93; discussion 893-4.

[41] Cooper MS, Gittoes NJL. Diagnosis and management of hypocalcaemia. Br Med J. 2008;7656:1298.

[42] Wang CA. Surgical management of primary hyperparathyroidism. Curr Probl Surg. 1985;22(11):1-50.

[43] Gulluoglu BM, et al. Early prediction of normocalcemia after thyroid surgery. World J Surg. 2005;29(10):1288-93.

[44] Asari R, et al. Hypoparathyroidism after total thyroidectomy: a prospective study. Arch Surg. 2008;143(2):132-7; discussion 138.

[45] Selberherr A, et al. Postoperative hypoparathyroidism after thyroidectomy: efficient and cost-effective diagnosis and treatment. Surgery. 2015;157(2):349-53.

[46] Rutledge J, et al. Barriers to same-day discharge of patients undergoing total and completion thyroidectomy. Otolaryngol Head Neck Surg. 2014;150(5):770-4.

[47] Islam S, et al. Hypocalcaemia following total thyroidectomy: early post-operative parathyroid hormone assay as a risk stratification and management tool. J Laryngol Otol. 2014;128(3):274-8.

[48] Toniato A, et al. Thyroidectomy and parathyroid hormone: tracing hypocalcemia-prone patients. Am J Surg. 2008; 196(2):285-8.

[49] Noordzij JP, et al. Early prediction of hypocalcemia after thyroidectomy using parathyroid hormone: an analysis of pooled individual patient data from nine observational studies. J Am Coll Surg. 2007;205(6):748-54.

[50] Chia SH, et al. Prospective study of perioperative factors predicting hypocalcemia after thyroid and parathyroid surgery. Arch Otolaryngol Head Neck Surg. 2006;132(1): 41-5.

[51] Nahas ZS, et al. A safe and cost-effective short hospital stay protocol to identify patients at low risk for the development of significant hypocalcemia after total thyroidectomy. Laryngoscope. 2006;116(6):906-10.

[52] Vescan A, Witterick I, Freeman J. Parathyroid hormone as a predictor of hypocalcemia after thyroidectomy. Laryngoscope. 2005;115(12):2105-8.

[53] Lam A, Kerr PD. Parathyroid hormone: an early predictor of postthyroidectomy hypocalcemia. Laryngoscope. 2003;113(12):2196-200.

[54] Adams J, et al. Early postoperative calcium levels as predictors of hypocalcemia. Laryngoscope. 1998;108(12):1829-31.

[55] Youngwirth L, et al. Postoperative parathyroid hormone testing decreases symptomatic hypocalcemia and associated emergency room visits after total thyroidectomy. Surgery. 2010;148(4):841-4; discussion 844-6.

[56] McLeod IK, et al. The use of rapid parathyroid hormone assay in predicting postoperative hypocalcemia after total or completion thyroidectomy. Thyroid. 2006;16(3):259-65.

[57] Grodski S, et al. Postoperative PTH measurement facilitates day 1 discharge after total thyroidectomy. Clin Endocrinol. 2009;70(2):322-5.

[58] Wang TS, et al. To supplement or not to supplement: a cost-utility analysis of calcium and vitamin D repletion in patients after thyroidectomy. Ann Surg Oncol. 2011;18(5):1293-9.

[59] Singer MC, et al. Calcium management after thyroidectomy: a simple and cost-effective method. Otolaryngol Head Neck Surg. 2012;146(3):362-5.

[60] Bellantone R, et al. Is routine supplementation therapy (calcium and vitamin D) useful after total thyroidectomy? Surgery. 2002;132(6):1109-12; discussion 1112-3.

[61] Vetter T, Lohse MJ. Magnesium and the parathyroid. Curr Opin Nephrol Hypertens. 2002;11(4):403-10.

[62] Pietras SM, Holick MF. Refractory hypocalcemia following near-total thyroidectomy in a patient with a prior Roux-en-Y gastric bypass. Obes Surg. 2009;19(4):524-6.

[63] Arlt W, et al. Well-being, mood and calcium homeostasis in patients with hypoparathyroidism receiving standard treatment with calcium and vitamin D. Eur J Endocrinol. 2002;146(2):215-22.

[64] Bilezikian JP, et al. Hypoparathyroidism in the adult: epidemiology, diagnosis, pathophysiology, target-organ involvement, treatment, and challenges for future research. J Bone Miner Res. 2011;26(10):2317-37.

[65] Cusano NE, et al. The effect of PTH(1-84) on quality of life in hypoparathyroidism. J Clin Endocrinol Metab. 2013;98(6):2356-61.

[66] Mannstadt M, et al. Efficacy and safety of recombinant human parathyroid hormone (1-84) in hypoparathyroidism (REPLACE): a double-blind, placebo-controlled, randomised, phase 3 study. Lancet Diabetes Endocrinol. 2013;1(4):

275-83.

[67] Sikjaer T, et al. The effect of adding PTH(1-84) to conventional treatment of hypoparathyroidism: a randomized, placebo-controlled study. J Bone Miner Res. 2011;26(10):2358-70.

[68] Sikjaer T, et al. Changes in 3-dimensional bone structure indices in hypoparathyroid patients treated with PTH(1-84): a randomized controlled study. J Bone Miner Res. 2012;27(4):781-8.

[69] Cusano NE, et al. Therapy of hypoparathyroidism with PTH(1-84): a prospective four-year investigation of efficacy and safety. J Clin Endocrinol Metab. 2013;98(1):137-44.

[70] Marcucci G, Della Pepa G, Brandi ML. Drug safety evaluation of parathyroid hormone for hypocalcemia in patients with hypoparathyroidism. Expert Opin Drug Saf. 2017;16(5):617-25.

[71] Marcucci G, Della Pepa G, Brandi ML. Natpara for the treatment of hypoparathyroidism. Expert Opin Biol Ther. 2016;16(11):1417-24.

[72] Kim ES, Keating GM. Recombinant human parathyroid hormone (1-84): a review in hypoparathyroidism. Drugs. 2015;75(11):1293-303.

[73] Brasier AR, Nussbaum SR. Hungry bone syndrome: clinical and biochemical predictors of its occurrence after parathyroid surgery. Am J Med. 1988;84(4):654-60.

[74] Jain N, Reilly RF. Hungry bone syndrome. Curr Opin Nephrol Hypertens. 2017;26(4):250-5.

[75] Felsenfeld AJ, et al. Postparathyroidectomy hypocalcemia as an accurate indicator of preparathyroidectomy bone histology in the uremic patient. Miner Electrolyte Metab. 1984;10(3):166-72.

[76] Witteveen JE, et al. Hungry bone syndrome: still a challenge in the post-operative management of primary hyperparathyroidism: a systematic review of the literature. Eur J Endocrinol. 2013;168(3):R45-53.

[77] Goldfarb M, et al. Postoperative hungry bone syndrome in patients with secondary hyperparathyroidism of renal origin. World J Surg. 2012;36(6):1314-9.

[78] Jones RM, Davidson CM. Thyrotoxicosis and the hungry bone syndrome: a cause of postoperative tetany. J R Coll Surg Edinb. 1987;32(1):24-8.

[79] See AC, Soo KC. Hypocalcaemia following thyroidectomy for thyrotoxicosis. Br J Surg. 1997;84(1):95-7.

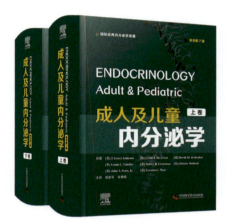

原著 [美] J. Larry Jameson 等

主译 赵家军　宋勇峰

定价 1980.00 元（上下两卷）

本书引进自世界知名的 Elsevier 出版集团，由多位国际知名的内分泌专家共同编写，是一部经历了 40 余年学术辉煌的国际经典权威内分泌学著作。

全新第 7 版，分上、下两卷，共十六篇 154 章，内容极为丰富，涵盖了内分泌在临床与基础研究的新进展。与前一版相比，对原有章节进行了大量更新，新增了代谢手术、内分泌环境干扰物、兴奋剂等内容，充分体现了内分泌学及相关学科近几年来的理念更新及技术进步。

参与本书的翻译人员均为内分泌学界的知名专家学者，他们在忠于原著的基础上，力求贴近国内语言表述习惯和实际诊疗情境，旨在服务广大涉足内分泌学科的医务工作者，为内分泌学及相关专业临床医师、护理人员及研究人员了解本学科最新发展、解决疑难诊治问题提供参考。

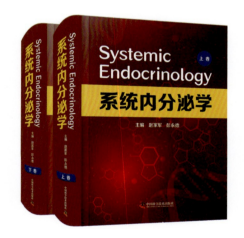

主审 宁　光　院士

主编 赵家军　彭永德

定价 499.00 元（上卷）/
　　　499.00 元（下卷）

现代研究发现，内分泌器官 / 系统与全身各器官 / 系统存在着"交叉点"，而这些"交叉点"正是未来内分泌学学术新发现、新进展的突破点。

书中所述全面覆盖了全身与内分泌代谢相关的系统、器官及组织，不仅从内分泌学专业层面进一步拓宽了经典内分泌学的范畴，而且从多维视角深度融合了内分泌学与各学科、各系统之间的联系，反映了当前系统内分泌学的最新发展及其与疾病关系的最新认识，代表了国内当前内分泌领域研究的最高水平，且兼具科学性、创新性、系统性、完整性、权威性和实用性。本书内容系统全面，重点突出，可作为内分泌专业科研人员与临床医师的实用参考工具书，对新踏入该领域的研究者亦有重要引导作用。

出版社官方微店